失能老年人照护手册

主　编　常　红　丁卫华

副主编　乔雨晨　景丽伟

编　者　（按姓氏笔画排序）

丁卫华　北京市卫生健康委

邓咏梅　首都医科大学附属北京天坛医院

乔雨晨　首都医科大学宣武医院

齐晓玖　北京医院

阮石爽　首都医科大学宣武医院

杨　璇　首都医科大学宣武医院

肖树芹　首都医科大学护理学院

张艳明　首都医科大学宣武医院

范凯婷　首都医科大学宣武医院

曹闻亚　首都医科大学宣武医院

常　红　首都医科大学宣武医院

董凯生　首都医科大学附属北京朝阳医院

景丽伟　首都医科大学护理学院

傅晓瑾　北京大学第一医院

魏　娜　首都医科大学宣武医院

人民卫生出版社

·北　京·

图书在版编目（CIP）数据

失能老年人照护手册 / 常红，丁卫华主编 . —北京：
人民卫生出版社，2023.10
ISBN 978-7-117-35483-7

Ⅰ.①失…　Ⅱ.①常…②丁…　Ⅲ.①老年人 —护理
学 —手册　Ⅳ.①R473.59-62

中国国家版本馆 CIP 数据核字（2023）第 198944 号

人卫智网	www.ipmph.com	医学教育、学术、考试、健康，
		购书智慧智能综合服务平台
人卫官网	www.pmph.com	人卫官方资讯发布平台

失能老年人照护手册

Shineng Laonianren Zhaohu Shouce

主　　编：常　红　丁卫华
出版发行：人民卫生出版社（中继线 010-59780011）
地　　址：北京市朝阳区潘家园南里 19 号
邮　　编：100021
E - mail：pmph @ pmph.com
购书热线：010-59787592　010-59787584　010-65264830
印　　刷：鸿博睿特（天津）印刷科技有限公司
经　　销：新华书店
开　　本：710×1000　1/16　　印张：18
字　　数：323 千字
版　　次：2023 年 10 月第 1 版
印　　次：2023 年 12 月第 1 次印刷
标准书号：ISBN 978-7-117-35483-7
定　　价：69.00 元
打击盗版举报电话：010-59787491　E-mail: WQ @ pmph.com
质量问题联系电话：010-59787234　E-mail: zhiliang @ pmph.com
数字融合服务电话：4001118166　E-mail: zengzhi @ pmph.com

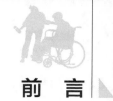
随着我国老龄化进程逐步加快,失能问题已成为医疗卫生服务和社会支持系统的重大挑战。失能老年人数量的迅速增长,导致其长期照料问题成为近年来养老的焦点和难点。本书在参考国内外文献资料的基础上集多位临床、教育、管理等方面专家对失能老年人照料的实践经验总结编写而成。

本书全面阐述失能老年人照护问题,包括绪论、失能老年人综合评估、失能老年人常见健康问题及护理、失能老年人常见疾病的护理、失能老年人照护技术、老年人用药安全、失能老年人突发事件的预防及应对、失能老年人功能障碍康复护理、安宁疗护、沟通、适老环境,共十一章。全书以失能老年人照护需求为核心,集照护模式、策略、技能于一体,形式新颖,语言生动,辅以临床及居家常见操作视频,更为直观易懂,具有较强的实用性和可操作性。希望通过本书让大家了解失能老年人具体的照护方式,掌握照护要点,切实解决失能老年人及其照护者的实际问题。本书可供医院、社区、养老机构等从事失能老年人照护工作的护士、护理员及居家照护者阅读。

在整个书籍编写过程中,感谢首都医科大学宣武医院、北京市卫生健康委员会老龄健康处及所有编者所在单位的大力支持。衷心希望本书的出版能对失能老年人照护提供专业指导,提升对失能老年人的照护能力,满足需求。然而,由于编写水平有限,难免存在不足之处,殷切希望读者提出宝贵的意见和建议,以便我们不断努力完善,更好地为失能老年人提供服务。

常 红 丁卫华

2023 年 7 月

目　录

第一章 绪 论

一、我国人口老龄化及失能的现状与趋势

老年人指 60 周岁以上者。目前,全球已进入人口老龄化阶段。联合国人口司发布《世界人口展望(2019 年)》,对未来世界人口发展趋势进行了新一轮的展望,一方面,全球范围内人口寿命延长,2019 年全球人均预期寿命为 72.6 岁,比 1990 年提高了 8 岁,预计到 2050 年将提高到 77.1 岁,人口老龄化形势进一步严峻;另一方面,中国的人口老龄化速度非常快,将在未来 30 年呈现爆发性增长趋势,即由 2019 年 12.6% 增长至 2050 年的 26.1%。

按照联合国最新标准,65 岁及以上的人口占该国家(地区)总人口的 7%,即意味着该国家(地区)进入了人口老龄化社会。随着社会老龄化的日益加重,中国的老年人越来越多,所占人口比例也越来越高,2021 年我国第七次全国人口普查数据显示,60 岁及以上老龄人口为 2.6 亿,占总人口的比例为 18.7%,65 岁及以上人口为 1.9 亿,占总人口的 13.5%;截至 2022 年末,我国 60 岁及以上老年人达到 2.8 亿。我国已经进入人口老龄化社会,同时,老年人口整体呈现高龄化发展趋势,60~69 岁低龄老年人占比为 55.8%,70 岁及以上的中高龄老年人的占比逐年提高,由 2000 年的 41.2% 上升至 2020 年的 44.2%,绝对数量也不断增多,由 2000 年的 5 350 万增至 2020 年的 1.17 亿。然而,老年人是失能人群的主体,严重的老龄化尤其是高龄化,会使失能老年人数量增加,成为我们需要积极面对与关注的社会问题。

失能是指由于身心功能受损或认知功能障碍,导致缺乏在正常范围内或者以

1

正常方式从事活动的能力,从而在日常生活中需要他人协助的状态。据第四次中国城乡老年人生活状况抽样调查结果,2015 年我国失能、半失能老年人达到 4 063 万人,占老年人口的 18.3%;2022 年我国失能、半失能老年人大约 4 400 万,80 岁以上的老年人群中,失能、半失能者约占 40%。预计到 2025 年我国失能总人口将上升至 7 279.2 万人,2030 年将达 1 亿人。

二、失能老年人照护需求

失能老年人照护过程中应始终贯彻"全人"理念,以人为本,了解失能老年人日常生活照护、疾病照护、精神慰藉、社会支持、安宁疗护等方面的照护需求,为实施照护提供依据。

(一)日常生活照护

日常生活照护是失能老年人照护需求的重要组成部分。老年人的失能程度越高,独立完成日常生活的能力越低,与生理相关的日常生活需求越高。重度失能老年人常伴有多种慢性疾病,易出现并发症,且不易治愈,日常生活照护需求也相对更高。调查显示,92% 的失能老年人需要日常生活照护服务,照护需求由高到低依次为协助移动、沐浴、洗脸刷牙、穿着修饰、如厕、头发护理和进食。除基本日常生活照护需求外,失能老年人对维持个体独立生活的工具性日常生活活动也存在不同程度的照护需求,工具性日常生活活动能力中最先失去的是洗衣,然后是做饭、扫地等。由此可见,除满足失能老年人基本日常生活照护需求外,还需要满足其购物、做家务、户外交通、使用电话和管理财务等方面照护需求。

(二)疾病照护

当失能老年人合并多种慢性疾病时,则需要身体检查、建档、健康咨询、预防知识、用药指导和康复训练等照护服务,在多数失能老年人选择居家养老的现状下,需要上门提供照护服务或远程指导,解决其不便出门的问题。调查显示,失能老年人中 69% 需要测量生命体征,61% 需要代办陪同,57% 需要健康教育,48% 需要协助医疗保健服务和健康筛查,47% 需要定期访视和康复训练及指导。医疗护理方面,一是失能老年人需要进行定期的体格检查,如肝肾功能、血糖、血压、尿常规和心电图等,来判断身体的健康状态,照护者需要掌握常见症状如体温异常、疼痛、便秘等处理措施,多重用药时需要进行用药指导,需要掌握糖尿病、冠心病及骨质疏松等老年人常见疾病的预防和控制方法;二是中重度失能的老年人如出现长期卧床、大小便失禁及肢体功能退化等,需要对老年人和照护者进行适时指导和健康教育,包括经外周静脉穿刺的中心静脉导管换药、留置导尿、伤口换药、压力性损伤护理、失禁性皮炎护理、造口护理和引流管护理等。康复护理方面,当失能老年人存在肢体运动障碍、语言障碍、吞咽障碍及认知功能障碍等问题时,对康复训练也存在不同程度的需求。轻度失能老年人的康复需求以教育康复为主,也包括躯体运动的康复需求、个人移动辅助器具的使用,以达到通过康复自主完成日常生活活动的目的。因此,失能老年人对专业医疗护理服务的需求强烈,迫切希望通过健康指导等来尽可能避免疾病的发展和再患病。

(三) 精神慰藉

失能老年人因常年受病痛折磨、躯体功能障碍、抗压能力差等原因致使心理健康状况较差,但他们希望能够有尊严、有质量地生活。尤其是独居、空巢,或须亲属或其他照护者看护的失能老年人,由于家庭能给予的关怀有限,自身的交际和活动范围又受限,更渴求精神上的关怀。躯体功能障碍使失能老年人不能参与正常社交活动,时常也会产生较强的无助和自卑感。因此,失能老年人需要心理疏导、文娱活动、情感支持等方面的精神慰藉,注重失能老年人在心理、情感支持方面的需求是改善其生活质量的重要方法。值得注意的是,不同程度的失能老年人需要的精神慰藉服务内容各异,如轻、中度失能老年人除情感支持外,还需要给予新技能、新知识等,以实现个人价值。

失能老年人的照护者在照护过程中承受着较大的心理压力,同时还需要学习与其疾病相关的知识与技能。照护过程也具有长期性、复杂性和烦琐性的特点,照护者在照护时需要付出更多的爱心、耐心和责任心,体力和心理上的长期透支难免会让照护者产生精神负担及负面情绪。因此,照护者精神压力方面的需求同样也应得到重视。

(四) 社会支持

随着失能程度的加重,失能老年人需要更多的家庭成员以及社工、志愿者等参与照护。另外,合并多种疾病的失能老年人通常需要较多的医疗服务,长期卧床者甚至需要上门服务等。失能老年人及家庭经济负担沉重,而我国长期照料保险试点政策在一定程度上减轻了家庭照护负担。此外,还需要在立法、服务、机构建设和资源整合等方面给予失能老年人大力支持。

(五) 安宁疗护

对于大多数失能老年人而言,在生命的最后阶段或长或短都有一段时期十分虚弱、失去部分或全部生活自理能力,因而需要他人帮助和照料。医护人员应通过掌握相关知识、技能等对其进行安宁疗护,使其树立正确的生命观,接受即将离开的现实,共同度过生命的最后阶段,有尊严、无痛苦、无遗憾地离开这个世界。

三、失能老年人长期照料模式

长期照料(long term care,LTC),又称长期照护,是指在相当长的一段时间内,持续为患有慢性疾病或处于伤残状态下,即功能性损伤的失能人群提供照护,依据其需求提供不同层次和等级的护理服务。长期照料服务的内容主要是日常照料、医疗护理、康复保健、精神慰藉、社会支持及临终关怀等,涉及物质需求、精神需求和医疗服务等方面。

长期照料有长期性、专业性、持续性等特征。①长期性:长期照料主要针对的群体是失能老年人,因其不能或部分不能独立进行日常生活,所以需要一段相当长时期的照顾,可能是两三个月,也可能是两三年或更久。②专业性:由服务的本质所决定的。失能老年人作为接受长期照料服务的主体有其特殊性,家庭成员照护的专业化程度和时间精力有限,不能满足失能老年人对照护服务的要求,所以长期照料服务由受过专业训练的照护人员来提供,既能满足失能老年人照护需求,又能减轻家庭成员的压力。③持续性:根据老年人失能程度的不同,所需要的长期照料服务不同。当老年人失能程度比较严重时,需要24h全天候的照护服务;随着其身体逐渐好转,能够部分自理的时候,可以转入康复护理,进行康复训练;整个照护过程是衔接紧密的专业化过程。随着社会进步、理念更新,照护模式不断完善,适合失能老年人的医养结合、"互联网＋养老"和自立支援等新型照护模式也不断涌现。

(一)居家照护

居家照护是指由家人、亲属以及社区为居住在家的失能老年人提供长期照料的方式。照护服务主要由家人以及政府、社会、市场等外部支持提供,居家照护是相对于社区照护和集中机构照护而言的。居家照护主要包括两个部分,一是家庭主要的成员即配偶和成年子女提供的照护;二是居家上门服务,使老年人能够接受除家庭非正式照护外的专业照护服务,服务来自社区、养老机构以及医疗机构,甚至是志愿者队伍。

居家照护在保证失能老年人在家里居住,享受家庭成员带来的精神慰藉和部分日常生活照料同时,又能够享受专业长期照料,但也有一定的局限性。首先,我国家庭结构越来越小型化、核心化,多子女多代共同生活的大家庭越来越少,"4-2-1"三代家庭或两代家庭所占比例越来越高,使得传统大家庭中多子女轮流照顾失能老年人的模式越来越难以实现;其次,随着城市化、工业化发展,城乡之间和不同城市之间的人口流动、人口迁移日益增多,使得年轻一代与失能老年人共同生活的机会减少,空巢家庭的数量和比例急剧上升,社会化照护需求出现;最后,部分失能老年人和子女分开居住,距离的因素加重照护的时间和经济成本,家庭照护者专业照护知识相对缺乏,一旦需要难度较大的照护行为及比较专业的照护时,就会给照护者带来负担和困扰。

(二) 机构照护

机构照护是指为入住照护机构的失能老年人提供日常生活照护、医疗康复护理及精神慰藉等长期照料,这种照护模式主要是针对失能程度高而缺乏家人照护的失能老年人。在专业机构内,可以为失能老年人提供24h的专业照护服务,照护服务比较全面。首先,它除了对失能程度较高的老年人提供服务外,对一些缺乏家人照护的老年人也给予帮助;其次,可以给予失能老年人日常生活照料,也能够提供专业医疗护理服务,帮助失能老年人减轻疾病痛苦,并给予精神慰藉;最后,能够减少失能老年人孤独感,提高安全感,提升生活质量。

(三) 社区照护

社区照护是指老年人居住在各自的家中,照护服务主要由社区提供,不排除来自家庭成员的照护,主要有日常生活照料和日间托养等,同时为家庭提供居家上门服务。其服务的性质是社会性的专业照护服务,从本质上区别于家庭照护。社区照护方式适合于病情较稳定、有一定生活自理能力的老年人。

社区作为联系家庭和社会的服务平台,既能提供人性化的温馨生活环境,提高社区内外资源的利用率,节约了政府的财政支出,又避免了单纯依靠家庭成员的家庭照护的局限性,能有效地综合协调失能老年人的需求和照护服务的关系,充分整合来自家庭、社区、政府、非政府组织、个人的参与力量,形成长期照料的社会安全网。现在国内已开展的社区照护内容包括饮食照顾、个人卫生清洁、代办、陪同看病、聊天解闷等以日常生活照护为主的服务。然而,对于失能老年人来说,社区长期照料的服务功能发挥得并不显著。目前能够享受到社区长期照料服务、实现居家养老的失能老年人所占比例较低,半数以上的失能老年人表示附近没有托老所,大部分的社区所提供的居家养老服务仅限于家政服务的范围内,基本上不具备为失能老年人提供医疗保健护理、精神慰藉等服务的能力,而这些却恰恰是失能老年人极为需要的。

(四) 医养结合养老

医养结合是指医疗资源与养老资源相结合,实现社会资源利用的最大化,是满足失能、半失能老年人医疗卫生服务需求和生活照料需求的重要举措。其中,"医"包括医疗康复保健服务,具体有医疗服务、健康咨询服务、健康检查服务、疾病诊治和护理服务、大病康复服务以及临终关怀服务等。"养"包括生活照护服务、精神心理服务、文化活动服务。由于其将现代医疗服务技术与养老保障模式有效结合，实现了"有病治病、无病疗养"，已经成为政府和社会着力推进的新型养老模式。

1. 通过资源整合实现全面照护　医养结合养老模式不仅包括传统的生活照料养老服务，即文娱活动、生活照料、精神慰藉等服务，而且更加注重老年人的医疗保健、康复理疗、疾病诊治以及临终关怀等专业医护服务。失能老年人一般均患有不同程度的慢性疾病，所需要的照护必须由包括医生、护士、护理员、社会工作者以及其他专业人员组成的团队进行整合性的照护。通过紧密衔接失能老年人的医疗和照护需求，充分整合资源，有效利用闲置资源，实现医疗和照护资源的优化配置，使失能老年人无论在家、养老院还是医院，都能享受到专业的医养结合养老服务。"医"主要是医疗护理服务的功能，"养"主要是养老服务的功能，功能不同的医疗护理服务和养老服务是一个不断耦合的有机整体，充分发挥着机构养老的"医养结合"长期照料服务功能，满足失能老年人 24h 全方位的长期照料服务需求。同时，两种资源的整合也有利于形成规模经济，在一定程度上降低照护成本，使尽可能多的失能老年人能享受高质量的专业医疗和养老服务。

2. 服务无缝对接，提升失能老年人的生活质量　医养结合模式能够最大限度提升老年人生活质量。首先，能够有效缓解医疗机构床位不足，而家庭照护资源紧张且专业性不强及照护质量低的问题。其次，医养结合照护模式还能提供持续的健康监测，一旦失能老年人身体有突发状况，能够通过方便、快捷的途径给予救助或通过绿色通道转诊至医疗机构救治，保障了老年人的安全。最后，医养结合除了提供优质医疗服务体验外，还能有效补充传统照护模式的功能缺失，夯实心理慰藉和社会工作等内容，关注失能老年人的精神需求，有益于其身心健康。最后，对于临终的老年人，也可通过专业的安宁疗护，减轻临终老年人的心理和身体上的痛苦，消除对死亡的恐惧，更加安详、有尊严地告别人生。

3. 有利于实现自我价值　一个人在与社会及他人相互作用时，可以体现出自己存在的价值和意义，失能老年人和其他老年人一样，也存在自我价值实现的需求。在机构中养老的失能和半失能老年人，更容易参与团体活动，更多地与其他老年人交流，也可以从对他人的关心和帮助角度，获得友谊和信赖，获得好评和尊重，并从中享受人生的乐趣，满足除了基本的衣食住行以外的精神需求。这也是很多失能及半失能老年人为了获得更高质量的老年生活，而选择医养结合机构内养老的主要原因之一。

(五)"互联网＋养老"

"互联网＋养老"是指运用互联网信息技术为老年人提供全面、快捷、灵活、低成本的多种多样的养老服务,为失能老年人提供生活及自我健康管理,同时提供的智能按键、智能康复、娱乐设施及远程探亲系统等智能服务可以全方位满足失能老年人生活照料及心理慰藉需求。智慧健康照护可以从两个层面来理解,一是利用"互联网＋"方式,对单个的照护产品以及线下的照护服务资源进行整合,为失能老年人提供多种照护服务;二是单个照护产品的智慧照护,如适合失能老年人的多种智能穿戴设备、智能居家产品,可提高照护的质量、效率,也是解决照护人力不足的有效手段之一。

1. 提高失能老年人自护能力 "互联网＋养老"具备微视频、语音、拍照、监控等多种功能,为失能老年人提供永久、便捷、高效、经济、全面的健康指导和随访,帮助提高其自护能力。一方面,老年人通过语音识别,无须起身,即可实现开灯、开电视、开空调、开关窗帘,不仅如此,还能通过人工智能工具实现语音购物、手机充值、外卖下单等,在较大程度上便利失能、半失能老年人的生活。另一方面,通过智能可穿戴设备和智能远程监测设备,加强健康监测和安防监护,避免失能老年人出现意外。智能机器人的出现,能够帮助失能、半失能老年人进行翻身等日常护理和康复训练等专业护理,在较大程度上提升失能、半失能老年人的生活质量。

2. 促使养老服务精准化、高效供给 "互联网＋养老"可通过智能传感器记录、收集老年人相关居住环境及身体健康等数据,这些数据不仅是进一步提升人工智能养老效率的基础,而且有助于建立养老对象微观数据库,每个老年人有自己的急救卡,通过扫描二维码可以了解失能老年人相关基础信息及健康信息,有助于进行个性化的精准治疗。"互联网＋养老"还可通过养老金融专家系统和养老健康专家系统,因人施策,解决失能老年人养老金融服务和养老健康服务方面的需求。不仅如此,"互联网＋养老"还能参与到智能评估中,针对失能老年人过去的行为进行评估,更有针对性地满足养老服务需求。"互联网＋养老"的应用不受时间和空间的约束,能够对信息资源以及社会资源进行有效整合,从而解决照护资源缺乏、配置不合理的问题,利用数据处理、分析软件,对老年人的照护需求进行有效挖掘,根据分析合理分配照护任务,从而高效、快捷地满足失能老年人的照护需求。

3. 为家庭照护者提供照护支持 随着科学技术的发展,满足失能老年人需求的智能照护设备为家庭照护提供了新的可能性。对于老年人及照护者而言,提高了照护水平及质量,减轻了照护负担,还能提高失能老年人的生活质量;对医务工作者而言,可以动态监测失能老年人身体状况和行为变化,对血压、心率等生命体征及活动轨迹实时监护,必要时提供指导。同时,通过手机端程序能与家属全天候无障碍视频互动,信息化的管理系统和服务为失能老年人的健康、舒适养老插上智慧的翅膀。

(六) 智慧居家照护

"智慧养老"的定义是指利用信息技术等现代科学技术如互联网、社交网、物联网、移动计算等,围绕老年人的生活起居、安全保障、医疗卫生、保健康复、娱乐休闲、学习分享等各方面,为老年人提供生活服务和管理。将"智慧养老"的地点设置在家庭,将对象从老年人扩展至失能、失智、残疾人群,称为"智慧居家照护"。

1. 使高品质的服务具有可及性　智慧居家照护顺应了时代发展要求,智慧照护产品在设计时考虑到了适老化问题,更加体现人性化。产品设计时采用人工智能技术,降低养老服务产品的使用难度,失能老年人可以投入较少的学习成本来熟练掌握操作流程。

2. 降低就医成本　通过家庭成员和社区增加失能老年人对智慧居家照护的了解程度,使信息获取更加敏感,对信息的理解更加专业化,自我健康管理的责任意识和能力也变得更强。通过使用智慧照护系统,能够减少失能老年人入院 / 住院的次数,节省等待看病的时间,从而降低就医成本。

3. 个性化的健康管理模式　针对失能老年人健康管理,智能照护系统中的监控系统能够提供精确的、可靠的数据,并赋予其自我管理的权利,影响他们的态度和行为,潜在地改变患者的医疗环境,是一种以患者为中心的健康管理方式。智慧居家照护作为一种新型的健康管理模式,能够增加医疗信息的多样性,提高医疗信息转换的效率与质量,健康服务提供者可以根据智慧居家照护平台的医疗信息,及时发现危险信号并做出有效干预,针对患者的健康发展动态做出更适宜的临床决策,真正实现预防疾病发展,提供个性化的健康管理。

(七) 自立支援

自立支援(self-supporting)是指通过多学科团队合作,以人为中心,鼓励老年人在可动范围内,挖掘潜在能力并利用现有能力完成日常起居。自立支援旨在追求更加有自主性和选择权的、更佳生活状态的老年生活。"自立"不仅仅指生活上,也包括心理上,让老年人能够在参加一些社会活动时,同样有"自立"的表现。

2017 年四川省成都市举办"自立支援"养老服务体验活动,使体验者深刻感受到了失能老年人的内在需求以及"自立支援"照护理念的重要价值与意义。

1. 提升自主生活能力　失能老年人由于身体功能、疾病、认知等综合因素的影响,生活自理能力在不同程度上需要部分或全部辅助,从而导致其生活自主性和活动范围都受到限制,呈现身体活动水平低、卧床时间长、社会活动参与度低。自立支援的重点是:①让失能老年人做能做的事情;②与失能老年人一起讨论还能做哪些事情;③协助失能老年人达成目标,过想要的生活;④在与失能老年人的沟通中,找到兴趣。这种照护模式可充分发掘并最大限度发挥失能老年人的潜在能力,通过针对失能老年人机体潜能的照护措施,激发其自理意识,使其意识到自身有能力完成或做好一些日常生活行为,提高日常生活自理能力及生活质量,可在满足失能老年人生存及安全感需求的同时,增强其归属感和自尊,进而改善记忆、精力等潜在能力。

2. 提高生活品质 自立支援有四大基本照护原则:①每天饮水 1 500ml;②每天至少排便 1 次;③每天摄取能量 1 500kcal 1kcal=4.18kJ;④每周运动 3 次,每次30min。补充充足的水分是启动自立支援的第一步,当水分摄取不足时,会引发一系列的症状,如食欲减退、尿量减少、便秘,甚至谵妄等;水分充足时,便秘的现象会相应改善,食欲增强,有运动的动力。因此,要掌握失能老年人喝水的最佳时机,一般来说,容易口渴的时间点是起床后、运动后及聊天时。也可以依照失能老年人的喜好和季节给予不同的茶饮,提高喝水意愿。提出自立支援者表示,做到以上原则,可以改善失能老年人的能力,大大提升其生活品质。

3. 让长期照料更加有品质、有成效 自立支援照护理念强调提升照护品质。在有医嘱的情况下,照护者会使用身体约束确保失能老年人的安全,然而,身体约束的使用在限制老年人行动的同时,也剥夺了其人身自由,造成照护者与被照护者之间关系恶化。因此,不轻易使用身体约束,可谓是提升照护品质的重要策略。对于存在尿失禁的失能老年人,当其有尿意请求照护者协助如厕时,不要对其说"你穿着纸尿裤呢,直接尿就好",这样会使失能老年人逐渐习惯被要求尿在纸尿裤里,逐渐丧失尿意。照护者应知道使用纸尿裤是最后采取的手段,必须使用时应掌握纸尿裤移除的时机及方法。协助进食也是失能老年人长期照料中的常见问题,自立支援理念在进食量、进食时间、多种食物分开处理放置、照护人员的姿势动作等方面提出了细致入微的护理措施,进一步保证了失能老年人享有高品质的照护。

总之,自立支援长期照料模式强调以人为本,照护者通过引导,提升失能老年人自主生活能力,使失能老年人即使需要他人照顾,也能过自己想过的、快乐的生活。这需要老年人与照护者共同努力,改变照护的理念,提升照护品质。

（景丽伟 范凯婷 丁卫华）

第二章　失能老年人综合评估

第一节　综合评估的目的及意义

老年综合评估是指采用多学科方法评估老年人的躯体情况、功能状态、心理健康和社会环境状况等,并依据此制订以维持及改善老年人健康和功能状态为目的的治疗计划,最大程度地提高老年人的生活质量。老年综合评估的目标人群是60岁以上,出现生活或活动功能不全,多重共病,多重用药,合并精神方面问题,存在独居、疏于照顾等社会支持问题者。对于失能老年人以及健康老年人可根据情况开展评估工作。

失能老年人由于疾病或身体功能受损等导致一部分功能减弱或消失,在实施照护前,医护人员或专业评估人员着重对轻、中、重度失能老年人从身体、认知、情感、社会、经济、环境、精神因素等方面进行综合评估。

一、失能老年人综合评估的目的

失能老年人综合评估的目的是为其照护服务提供依据,实现照护的精准化。由于失能老年人的能力和情况各不相同,因此需要不同的照护方案。通过统一的评估或筛查工具,为失能老年人进行分级,充分了解失能老年人日常生活、康复锻炼、心理护理、照护者健康教育等方面存在的问题,及早发现其潜在的安全风险,从而制订个体化的干预方案,使失能老年人获得更好的照护效果,促进功能康复、提高生活质量并且延长寿命。

二、失能老年人综合评估的意义

通过对失能老年人专业、客观、多维度地综合评估,提高医疗照护机构及医护人员对失能老年人安全风险和不良结局的关注意识,对失能老年人长期管理具有重要意义:①使照护机构为失能老年人提供优质、适宜、多样化的服务,满足失能老年人的服务需求,实现医疗资源的充分利用和合理化分配;②使相关政策制定人员充分了解当前失能老年人的综合能力情况,制定符合失能老年人照护需求的政策措施;③使各级医疗卫生机构为失能老年人提供更加适宜的医疗卫生服务和专业化的照护服务,延缓失能老年人失能进程,进而提高其自我照护能力。

第二节　综合评估的内容及方法

本节将以老年人能力评估为基础,结合失能老年人躯体功能、认知功能和情绪状态以及社会支持情况,对目前应用的量表或问卷进行介绍以帮助相关机构广泛使用。失能老年人综合评估对老年人能力等级进行科学划分,对失能老年人的整体健康和功能状态进行充分了解,更深入全面地反映失能老年人的健康状况,及时发现和了解失能老年人长期照料需求,以为其提供专业的个性化照护服务。

一、失能等级评估

通过对自理能力、基础运动能力、精神状态、感知觉与社会参与等4项指标的综合评估,将老年人能力等级划分为5个等级:0级-能力完好,1级-能力轻度受损(轻度失能),2级-能力中度受损(中度失能),3级-能力重度受损(重度失能),4级-能力完全丧失(完全失能),以判定老年人是否失能,客观界定失能等级(表2-2-1)。通过对老年综合征罹患情况的评估来判定其护理需求等级(表2-2-2、表2-2-3)。

(一)自理能力评估

失能老年人自理能力受限或丧失,其心理状态和生理功能都有不同程度受损,甚至可能影响生命结局,自理能力评估包括进食、修饰、洗澡、穿/脱上衣、穿/脱裤子和鞋袜、小便控制、大便控制、如厕等8项,共计32分(表2-2-4)。

表 2-2-1　老年人能力等级划分

能力等级	等级名称	等级划分
0	能力完好	总分 90
1	能力轻度受损(轻度失能)	总分 66~89
2	能力中度受损(中度失能)	总分 46~65
3	能力重度受损(重度失能)	总分 30~45
4	能力完全丧失(完全失能)	总分 0~29

注:1. 处于昏迷状态者,直接评定为能力完全丧失(完全失能)。若意识状态改变,应重新进行评估。

2. 有以下情况之一者,在原有能力级别上应提高一个级别:①确诊为痴呆;②精神科专科医生诊断的其他精神和行为障碍疾病;③近 30d 内发生过 2 次及以上照护风险事件(如跌倒、噎食、自杀、自伤、走失等)。

表 2-2-2　老年综合征罹患情况

老年综合征	评价	
跌倒(30d 内)	□无	□有
谵妄(30d 内)	□无	□有
慢性疼痛	□无	□有
老年帕金森综合征	□无	□有
抑郁症	□无	□有
晕厥(30d 内)	□无	□有
多重用药	□无	□有
痴呆	□无	□有
失眠症	□无	□有
尿失禁	□无	□有
压力性损伤	□无	□有
其他(请补充)		

表 2-2-3　护理需求等级评定

护理需求等级	维度	
	老年人能力分级	老年综合征罹患项数
0 级(能力完好)	完好	1~2 项
1 级(轻度失能)	完好	3~5 项
	轻度受损	1~2 项
2 级(中度失能)	轻度受损	3~5 项
	中度受损	1~2 项

续表

护理需求等级	维度	
	老年人能力分级	老年综合征罹患项数
3级(重度失能)	中度受损	3~5 项
	重度受损	1~2 项
4级(完全失能)	重度受损	3~5 项
	—	5 项及以上

表 2-2-4　自理能力指标和评分

序号	能力指标	指标说明	评分及说明
1	进食	使用适当的器具将食物送入口中并咽下	4 分:独立使用器具将食物送进口中并咽下,没有呛咳
			3 分:在他人指导或提示下完成,或独立使用辅具,没有呛咳
			2 分:进食中需要少量接触式协助,偶尔(每月 1 次及以上)呛咳
			1 分:进食中需要大量接触式协助,经常(每周 1 次及以上)呛咳
			0 分:完全依赖他人协助进食,或吞咽困难,或留置营养管
2	修饰	洗脸、刷牙、梳头、刮脸、剪指(趾)甲等	4 分:独立完成,不需要协助
			3 分:在他人指导或提示下完成
			2 分:需要他人协助,但以自身完成为主
			1 分:主要依靠他人协助,自身给予配合
			0 分:完全依赖他人协助,且不能给予配合
3	洗澡	清洗和擦干身体	4 分:独立完成,不需要协助
			3 分:在他人指导或提示下完成
			2 分:需要他人协助,但以自身完成为主
			1 分:主要依靠他人协助,自身给予配合
			0 分:完全依赖他人协助,且不能给予配合
4	穿/脱上衣	穿/脱上衣、系扣、拉拉链等	4 分:独立完成,不需要协助
			3 分:在他人指导或提示下完成
			2 分:需要他人协助,但以自身完成为主
			1 分:主要依靠他人协助,自身给予配合
			0 分:完全依赖他人协助,且不能给予配合

序号	能力指标	指标说明	评分及说明
5	穿/脱裤子和鞋袜	穿/脱裤子和鞋袜等	4分：独立完成，不需要协助
			3分：在他人指导或提示下完成
			2分：需要他人协助，但以自身完成为主
			1分：主要依靠他人协助，自身给予配合
			0分：完全依赖他人协助，且不能给予配合
6	小便控制	控制和排出尿液的能力	4分：可以自行控制排尿，排尿频次、排尿控制均正常
			3分：白天可以自行控制排尿次数，夜间出现排尿次数增多、排尿控制较差，或自行使用尿布、尿垫等辅助用品
			2分：白天大部分时间可以控制排尿，偶尔出现（每周至少出现1次但不每天发生）尿失禁，夜间控制排尿差，或他人少量协助使用尿布、尿垫等辅助用品
			1分：白天大部分时间不能控制排尿（每天≥1次，但尚未完全失控），夜间出现尿失禁，或他人大量协助使用尿布、尿垫等辅助用品
			0分：小便失禁，完全不能控制排尿，或留置导尿管
7	大便控制	控制和排出粪便的能力	4分：可自行控制大便排出
			3分：有时出现（每周<1次）便秘或大便失禁，或自行使用开塞露、尿垫等辅助用品
			2分：经常出现（每周至少出现1次但不每天发生）便秘或大便失禁，或他人少量协助使用开塞露、尿垫等辅助用品
			1分：大部分时间均出现（每天≥1次）便秘或大便失禁，但尚未完全失控，或他人大量协助使用开塞露、尿垫等辅助用品
			0分：严重便秘或大便失禁，需要依赖他人协助排便或清洁皮肤
8	如厕	上厕所排泄大、小便，并清洁身体	4分：独立完成，不需要协助
			3分：在他人指导或提示下完成
			2分：需要他人协助，但以自身完成为主
			1分：主要依靠他人协助，自身能给予配合
			0分：完全依靠他人协助，且不能给予配合

注：如厕评估中强调排泄前解开裤子，完成排泄后清洁身体、穿上裤子。

（二）基础运动能力评估

老年人基础运动评估包括床上体位转移、床椅转移、平地行走、上下楼梯 4 项日常生活中基本活动能力,共计 15 分(表 2-2-5)。

表 2-2-5 基础运动能力指标和评分

序号	能力指标	指标说明	评分及说明
1	床上体位转移	卧床翻身及坐起、躺下	4 分:独立完成,不需要协助 3 分:在他人指导或提示下完成 2 分:需要他人协助,但以自身完成为主 1 分:主要依靠他人协助,自身给予配合 0 分:完全依赖他人协助,且不能给予配合
2	床椅转移	从坐位到站位,再从站位到坐位的转换过程	4 分:独立完成,不需要协助 3 分:在他人指导或提示下完成 2 分:需要他人协助,但以自身完成为主 1 分:主要依靠他人协助,自身给予配合 0 分:完全依赖他人协助,且不能给予配合
3	平地行走	以双脚交互的方式在地面行动,总是一只脚在前	4 分:独立平地步行 50m 左右,不需要协助,无摔倒风险 3 分:能平地步行 50m 左右,存在摔倒风险,需要他人监护或指导,或使用拐杖、助行器等辅助工具 2 分:在步行时需要他人少量扶持协助 1 分:在步行时需要他人大量扶持协助 0 分:完全不能步行
4	上下楼梯	双脚交替完成楼梯台阶连续的上下移动	3 分:可独立上下楼梯(连续上下 10~15 个台阶),不需要协助 2 分:在他人指导或提示下完成 1 分:需要他人协助,但以自身完成为主 0 分:主要依靠他人协助,自身能给予配合;或者完全依赖他人协助,且不能给予配合

注:平地行走包括他人辅助和使用辅助工具的步行。

（三）精神状态评估

失能老年人易出现精神心理功能问题并产生相应异常行为,精神状态评估是失能老年人综合评估的重要组成部分,精神状态评估包括时间定向、空间定向、人物定向、记忆能力、理解能力、表达能力、攻击行为、抑郁状态及意识水平等 9 项,共计 28 分(表 2-2-6)。

表 2-2-6 精神状态指标和评分

序号	能力指标	指标说明	评分及说明
1	时间定向	知道并确认时间的能力	4分:时间观念(年、月)清楚,日期(或星期几)可相差一日
			3分:时间观念有些下降,年、月、日(或星期几)不能全部分清(相差两日以上者)
			2分:时间观念较差,年、月、日不清楚,可知上半年或下半年或季节
			1分:时间观念很差,年、月、日不清楚,可知上午、下午或白天、夜间
			0分:完全无时间观念
2	空间定向	知晓并确认空间的能力	4分:能在日常生活范围内单独外出,如在日常居住小区内独自外出并购物等
			3分:不能单独外出,但能准确知道自己日常生活所在地的地址信息
			2分:不能单独外出,但知道较多有关自己日常生活所在地的地址信息
			1分:不能单独外出,但知道较少自己居住或生活所在地的地址信息
			0分:不能单独外出,无空间观念
3	人物定向	知道并确认人物的能力	4分:认识长期共同一起生活的人,能称呼并知道关系
			3分:认识大部分共同生活的人,能称呼或知道关系
			2分:认识部分日常同住的亲人或照护者等,能称呼或知道关系
			1分:只认识自己或极少数日常同住的亲人或照护者等
			0分:不认识任何人(包括自己)
4	记忆能力	短时、近期和远期记忆能力	4分:总是能保持与社会、年龄相适应的记忆能力,能完整的回忆
			3分:出现轻度的记忆紊乱或回忆不能(不能回忆即时信息,3个词语经过5min后仅能回忆0~1个)
			2分:出现中度的记忆紊乱或回忆不能(不能回忆近期记忆,不记得上一顿饭吃了什么)
			1分:出现重度的记忆紊乱或回忆不能(不能回忆远期记忆,不记得自己的老朋友)
			0分:记忆完全紊乱或完全不能对既往事物进行正确的回忆

序号	能力指标	指标说明	评分及说明
5	理解能力	理解语言信息和非语言信息的能力（可借助平时使用的助听设备等）	4分：能正常理解他人的话 3分：能理解他人的话，但需要增加时间 2分：理解有困难，须频繁重复或简化口头表达 1分：理解有严重困难，需要大量他人帮助 0分：完全不能理解他人的话
6	表达能力	表达信息能力，包括口头的和非口头的，即表达自己的想法	4分：能正常表达自己的想法 3分：能表达自己的需求，但需要增加时间 2分：表达需要有困难，须频繁重复或简化口头表达 1分：表达有严重困难，需要大量他人帮助 0分：完全不能表达需要
7	攻击行为	身体攻击行为（如打/踢/推/咬/抓/摔东西）	1分：未出现 0分：近一个月内出现过攻击行为
8	抑郁症状	存在情绪低落、兴趣减退、活力减退等症状，甚至出现妄想、幻觉、自杀念头或自杀行为	1分：未出现 0分：近一个月出现过负性情绪
9	意识水平	机体对自身和周围环境的刺激做出应答反应的能力程度，包括清醒和持续的觉醒状态	2分：神志清醒，对周围环境能做出正确反应 1分：嗜睡，表现为睡眠状态过度延长，当呼唤或推动老年人的肢体时可唤醒，并能进行正确的交谈或执行指令，停止刺激后又继续入睡，意识模糊，注意力涣散，对外界刺激不能清晰认识，空间和时间定向力障碍，理解力迟钝，记忆力模糊和不连贯 0分：昏睡，一般的外界刺激不能使其觉醒，给予较强烈的刺激时可有短时的意识清醒，醒后可简短回答提问，当刺激减弱后又很快进入睡眠状态；或者昏迷，意识丧失，对一般刺激全无反应

（四）感知觉与社会参与评估

感知觉与社会参与评估包括视力、听力、执行日常事务、使用交通工具外出、社会交往能力 5 项，共计 15 分（表 2-2-7）。

表 2-2-7　感知觉与社会参与指标和评分

序号	能力指标	指标说明	评分及说明
1	视力	感受存在的光线及物体的大小、形状的能力（在个体的最好矫正视力下进行评估）	2 分：视力正常 1 分：能看清楚大字体，但看不清书报上的标准字体；视力有限，看不清报纸大标题，但能辨认物体 0 分：只能看到光、颜色和形状；完全失明
2	听力	辨别声音的方位、音调、音量和音质的有关能力（可借助平时使用助听设备等）	2 分：听力正常 1 分：在轻声说话或说话距离超过 2m 时听不清；正常交流有些困难，需在安静的环境或大声说话才能听到 0 分：讲话者大声说话或说话很慢，才能部分听见；完全失聪
3	执行日常事物	计划、安排并完成日常事物，包括但不限于洗衣服、小金额购物、服药管理	4 分：能完全独立计划、安排和完成日常事物，无需协助 3 分：在计划、安排和完成日常事物时需要他人监护或指导 2 分：在计划、安排和完成日常事务时需要少量协助 1 分：在计划、安排和完成日常事务时需要大量协助 0 分：完全依赖他人进行日常事务
4	使用交通工具外出	—	3 分：能自己骑车或搭乘公共交通工具外出 2 分：能自己搭乘出租车，但不会搭乘其他公共交通工具外出 1 分：当有人协助或陪伴，可搭乘公共交通工具外出 0 分：只能在他人协助下搭乘出租车或私家车外出；完全不能出门，或者外出完全需要协助
5	社会交往能力	—	4 分：参与社会，对社会环境有一定的适应能力，待人接物恰当 3 分：能适应单纯环境，主动接触他人，初见面时难让人发现智力问题，不能理解隐喻语 2 分：脱离社会，可被动接触，不会主动接触他人，谈话中很多不适词句，容易上当受骗 1 分：勉强可与他人接触，谈吐内容不清楚，表情不恰当 0 分：不能与人交往

二、躯体功能评估

躯体功能评估是失能老年人综合评估的重点,通过该项评估结果,可确定评估对象在躯体功能方面所具备的能力和存在的问题,为制订照护计划和随访方案提供依据。躯体功能评估包括运动功能评估、平衡评估、步态评估、吞咽功能评估和视听功能评估。

（一）运动功能评估

肌力评估:逐步对肢体肌力进行评估。

1. 一般方法　观察肢体主动运动时力量的强弱,两侧对比有无差异。嘱受试者依次做有关肌肉收缩运动,检查者施以阻力;或嘱受试者用力维持某一姿势时,检查者用力改变其姿势,以判断肌力。

2. 肌力的记录　采用 0~5 级分级法。

0 级:完全瘫痪。

1 级:肌肉可收缩,但无肢体活动。

2 级:肢体能在床面上移动,但不能抵抗自身重力抬离床面。

3 级:肢体能抬离床面,但不能对抗阻力。

4 级:能对抗阻力动作,但较常人差。

5 级:肌力正常。

（二）平衡评估

伯格平衡量表（Berg balance scale,BBS）1989 年被报道,是目前国际上应用较广泛的平衡能力评估量表。BBS 测试时选择了 14 个动作对被测试者进行评定,每个动作又依据被测试者的完成质量分为"0、1、2、3、4 分" 5 个级别,总分 56 分,评分越低,表示平衡功能障碍越严重,低于 40 分表示有跌倒的危险。该量表有很好的信度和效度,广泛用于评定老年人的平衡功能,见表 2-2-8。

（三）步态评估

Tinetti 步态量表包括起始步态、步伐的长度及高度、步态均匀及连续性、走路路径（行走约 3m）、躯干稳定性和脚跟距离,共 7 个条目,总分 12 分。也有将"步伐的长度或高度"拆分为两个条目进行评估,即"步伐的长度"和"步伐的高度",虽然条目数发生变化,但评估内容及评分标准完全一致,无实质性差别,见表 2-2-9。

表 2-2-8　伯格平衡量表

序号	项目	评分标准	得分
1	从坐位到站立位 指令：请站起来，不要使用你的手支撑	4分，能不使用手支撑而站起，且独立、稳定 3分，能不使用手支撑而站起 2分，能不使用手支撑而站起，但需用手支撑桌子保持稳定 1分，需用手支撑桌子站起和保持稳定 0分，需在别人帮助下用手支撑桌子站起和保持稳定	□分
2	持续无支持站立 指令：请站立 2min	4分，能安全地站立 2min 3分，能在监督下站立 2min 2分，能持续站立 30s 1分，需要支撑桌子站立 30s 0分，不能站立 30s	□分
3	无支持坐位 指令：请双臂相抱保持坐位 2min	4分，能十分安全地坐 2min 3分，能在监督下坐 2min 2分，能坐 30s 1分，能坐 10s 0分，在没有支持时不能坐 10s	□分
4	从站立到坐 指令：请坐下	4分，安全并且最小程度地用手帮助坐下 3分，使用手控制身体的下降 2分，用腿部控制身体的下降 1分，能独立地坐下，但不能控制身体下降 0分，需要帮助才能坐下	□分
5	转移 指令：请从床转移到椅子上	4分，不太明显的使用手安全地转移 3分，较明显的使用手安全地转移 2分，需口头指示或在监督下转移 1分，需要一人帮助 0分，需要二人帮助或监督	□分
6	闭眼睛无支持站立 指令：请闭上你的眼睛站立 10s	4分，能安全地站立 10s 3分，能在监督下安全地站立 10s 2分，能站立 3s 1分，不敢闭眼睛站立 3s，但是可以安全地站立 0分，无法完成闭眼站立	□分

续表

序号	项目	评分标准	得分
7	无支持双足并齐站立 指令:把你的双脚并在一起站立	4分,能独立地双足并在一起站立 1min 3分,能在监督下独立地双足并在一起站立 1min 2分,能双足并在一起站立 30s 1分,能双足并在一起站立 15s 但需要帮助 0分,需要帮助达到姿势要求,但不能站立 15s	□分
8	站立状态下,双上肢抬举前伸 指令:上臂举起 90°,伸展你的手指尽可能伸向前	4分,能达到伸向前距离>25cm 3分,能安全地达到伸向前距离>12.5cm 2分,能安全地达到伸向前距离>5cm 1分,需要监督伸向前 0分,当尝试做伸向前动作的时候会失去平衡	□分
9	以站立姿势从地板上取物 指令:拾起被放置在你脚前的拖鞋	4分,能安全且容易地拾起拖鞋 3分,能拾起拖鞋但是需要监督 2分,不能拾起,但是可达到距拖鞋 2~5cm,而且独立地保持平衡 1分,不能拾起并且尝试的时候需要监督 0分,不能尝试或需要帮助,避免丧失平衡或跌倒	□分
10	站立状态下,转身向后看 指令:转身向后看	4分,转身向后看做得很好 3分,转身向后看,一边重心变化比另一边好 2分,可以转身向后看,但是不能维持平衡 1分,需要监督才能转身向后看 0分,需要帮助,避免丧失平衡或跌倒	□分
11	身体在原地旋转 360° 指令:身体在原地旋转 360°	4分,能从任何一侧安全地在 4s 内转 360° 3分,能从一侧在 4s 内安全地转 360° 2分,能安全地转 360°,但是速度较慢 1分,需口头指示或监督 0分,当在原地旋转时,需要协助	□分
12	当无支持的时候,交替把足部放在凳子上 指令:交替把足部放在凳子上,直到每侧足部接触凳子 4次	4分,能独立且安全地在 20s 内交替把足部放在凳子上各 4次 3分,能独立地站和安全地在>20s 内交替把足部放在凳子上各 4次 2分,能在监督但没有帮助下交替把足部放在凳子上各 2次 1分,能在最小的帮助下交替把足部放在凳子上>2次 0分,不能尝试或需要帮助,避免丧失平衡或跌倒	□分

续表

序号	项目	评分标准	得分
13	持续一足在前站立 指令:持续一足在前站立	4分,能持续单足在前直排(无间距)地独立地站立 30s 3分,能单足在前(有间距)独立地站立 30s 2分,能迈一小步独立地站立 30s 1分,需要帮忙迈步,但是能站立 15s 0分,当迈步或站着的时候失去平衡	□分
14	单腿站立 指令:单腿站立	4分,能独立地单腿站立>10s 3分,能单腿站立 5~10s 2分,能单腿站立 3~4s 1分,尝试举起腿部无法单腿站立>3s,但可以独立站立 0分,不能尝试或需要帮助,避免丧失平衡或跌倒	□分

注:评分 0~20 分,有较大跌倒风险,建议坐轮椅;21~40 分,有跌倒风险,建议辅助步行;41~56 分,无跌倒风险,可独立行走。

表 2-2-9 Tinetti 步态量表

序号	需完成的任务	评分标准	得分
1	起始步态(指令后立刻开始)	0分,有些犹豫或多次尝试后开始 1分,毫不犹豫	□分
2	步伐的长度	0分,右足迈出的距离没超过对侧站立的左足 1分,右足迈出的距离超过对侧站立的左足	□分
		0分,左足迈出的距离没超过对侧站立的右足 1分,左足迈出的距离超过对侧站立的右足	□分
3	步伐的高度	0分,右足不能完全离开地板,抬脚的高度超过 2.54cm 1分,右足能完全离开地板,高度不超过 2.54cm	□分
		0分,左足不能完全离开地板,抬脚的高度超过 2.54cm 1分,左足能完全离开地板,高度不超过 2.54cm	□分
4	步态均匀	0分,左右步幅不相等(估计) 1分,左右步幅几乎相等	□分
5	步态的连续性	0分,迈步停顿或不连续 1分,迈步基本是连续的	□分

续表

序号	需完成的任务	评分标准	得分
6	路径(用宽度为 30cm 的地板砖进行估计,在老年人连续走 3m 以上后观察其走路路径情况)	0 分,明显偏离 1 分,轻度或中度偏离或使用步行辅助器 2 分,直线无需步行辅助器	□分
7	躯干稳定性	0 分,明显摇晃或使用步行辅助器 1 分,不摇晃,但行走时,膝盖或背部弯曲,或张开双臂 2 分,不摇晃,不弯曲、不使用胳膊,不使用步行器	□分
8	脚跟距离	0 分,行走时双足跟几乎相碰 1 分,双足跟分离	□分

注:总分 12 分,分值越低,步态异常的程度越大。

(四)吞咽功能评估

洼田饮水试验由日本学者洼田俊夫提出,分级明确清晰,操作简单。要求被评估者意识清楚,并能够按照指令完成试验,患者端坐,喝下 30ml 温水,观察所需时间和呛咳情况,由接受过培训的医护人员评估。吞咽功能判定标准,正常:1 级,5s 之内;可疑:1 级,5s 以上,或 2 级;异常:3、4、5 级。评估时间大约 2min,见表 2-2-10。

表 2-2-10　洼田饮水试验

分级	评定标准
1 级(优)	坐位,能 5s 内不呛一次饮下
2 级(良)	分 2 次以上,能不呛咳饮下
3 级(中)	能 1 次饮下,但有呛咳
4 级(可)	分 2 次以上饮下,但有呛咳
5 级(差)	频繁呛咳,不能全部饮下

(五)视听功能评估

1. 视力

(1)中心视力:简称视力,即敏感度,是衡量眼功能是否正常的尺度。视力检查通常使用通用国际标准视力表检测。检查视力时,两眼应分别检查,要遮盖未检查眼。

(2)视野:当单眼注视一目标时,除了看清这个目标处,同时还能看到周围一定范围的物体,这个空间范围称为视野。视野的缺失对生活有很大的影响,通过简单的面对面视野检查法,可发现受试者是否存在视野问题。检查者与受试者相对而坐,相距约 50cm,两眼分别检查。两人互相注视,眼球不能转动,然后检查者伸出手指并不断摆动,在受试者与检查者之间相同距离处分别在上、下、左、右、左上、左下、右上、右下等八个方向,由周边向中心缓慢移动。如两人同时看到摆动的手指说明受试者视野正常,如受试者比检查者晚发现摆动的手指说明受试者的视野有所缩小。由此,检查者可根据自己的视野,对比出受试者视野的大概情况,前提是检查者的视野必须是正常的。

(3)立体视觉:也称深度觉,是感知物体立体形状及不同物体相互远近关系的能力,一般需以双眼单视为基础。简单的评估方法是,让受试者看门框等有无变形、重影等现象。

(4)视力的快速筛查:使用看报纸的方法进行评估,若平时佩戴老花镜或近视镜,应在佩戴眼镜的情况下进行评估,见表 2-2-11。

表 2-2-11 老年人视力评估方法

序号	评估内容	评分
1	能看清书报上的标准字体	0
2	能看清楚大字体,但看不清书报上的标准字体	1
3	视力有限,看不清报纸大标题,但能辨认物体	2
4	辨认物体有困难,但眼睛能跟随物体移动,只能看到光、颜色和形状	3
5	没有视力,眼睛不能跟随物体移动	4

注:0 分,视力正常;1 分,低视力;2~3 分,盲;4 分,完全失明。

2. 听力

(1)听力检查:在安静室内,受试者闭目坐于椅子上,两耳分别检测。用手指和耳塞堵住非受检耳道,评估者立于受试者背后,手持机械手表(或拇指与示指捻搓)从 100cm 以外逐渐移向受试侧耳部,嘱受试者听到声音立即示意。同样方法检查对侧耳,比较双耳的检测结果,并与评估者的听力比较。听力正常时约在100cm 处即可听到。记录方法以受检耳听距(cm)/该表标准听距(cm)表示,如100/100cm、50/100cm。

(2)听力的快速筛查:使用交流的方法进行评估,若平时佩戴助听器,应在佩戴助听器的情况下评估,见表 2-2-12。

表 2-2-12　老年人听力评估方法

序号	评估内容	评分
1	可正常交谈,能听到电视、电话、门铃的声音	0
2	在轻声说话或说话距离超过 2m 时听不清	1
3	正常交流有些困难,需在安静的环境或大声说话才能听到	2
4	讲话者大声说话或说话很慢,才能部分听见	3
5	完全听不见	4

注:0 分,听力正常;1 分,听力下降;2~3 分,听力障碍;4 分,完全失聪。

三、精神心理评估

失能老年人易出现情绪低落、焦虑、抑郁等心理问题及认知功能下降等老年精神障碍和痴呆等疾病。日常生活能力的丧失与老年人心理疾病和认知功能受损相关。由于失能老年人长期需要他人照料,更容易产生心理压力,从而导致心理疾病的产生,这也是痴呆的高风险因素。失能老年人的精神心理问题不及时进行干预将会严重影响其生活质量,进一步加重家庭负担。因此,应及早评估失能老年人精神心理状况,对有问题的失能老年人积极采取针对性措施。

(一) 抑郁

老年抑郁量表(geriatric depression scale,GDS)于 1982 年编制,用于老年人抑郁筛查,针对老年人最近一周的感受进行测评。该量表共 30 个条目,代表了老年抑郁的核心症状,可更敏感地检查老年抑郁受试者所特有的心理及躯体症状。总分范围为 0~30 分,得分越高,表示抑郁情绪越严重。评价标准:0~10 分为正常范围;11~20 分为轻度抑郁;21~30 分为中重度抑郁。超过 11 分应该进行进一步检查。该量表具有良好的信度和效度,克龙巴赫 α 系数是 0.846。该量表由被试者本人或医护人员协助完成,需要 15min,见表 2-2-13。

表 2-2-13　老年抑郁量表(GDS)

序号	请选择最近一周来最适合您的感受	是	否	得分
1	您对生活基本上满意吗?	0	1	□分
2	您是否已经放弃了很多活动和兴趣?	1	0	□分
3	您是否觉得生活空虚?	1	0	□分
4	您是否常感到厌倦?	1	0	□分

序号	请选择最近一周来最适合您的感受	是	否	得分
5	您觉得未来有希望吗?	0	1	□分
6	您是否因为脑子里有一些想法,摆脱不掉而烦恼?	1	0	□分
7	您是否大部分时间精力充沛?	0	1	□分
8	您是否害怕,有不幸的事落到你头上?	1	0	□分
9	您是否大部分时间感到幸福?	0	1	□分
10	您是否常感到孤立无援?	1	0	□分
11	您是否经常坐立不安,心烦意乱?	1	0	□分
12	您是否希望经常待在家里而不去做些新鲜事?	1	0	□分
13	您是否常常担心未来?	1	0	□分
14	您是否觉得记忆力比以前差?	1	0	□分
15	您是否觉得现在生活很惬意?	0	1	□分
16	您是否常感到心情沉重、郁闷?	1	0	□分
17	您是否觉得像现在这样生活毫无意义?	1	0	□分
18	您是否常为过去的事忧愁?	1	0	□分
19	您觉得生活很令人兴奋吗?	0	1	□分
20	您开始一件新的工作很困难吗?	1	0	□分
21	您觉得生活充满活力吗?	0	1	□分
22	您是否觉得您的处境毫无希望?	1	0	□分
23	您是否觉得大多数人比您强得多?	1	0	□分
24	您是否常为些小事伤心?	1	0	□分
25	您是否常觉得想哭?	1	0	□分
26	您集中精力困难吗?	1	0	□分
27	您早晨起床开心吗?	0	1	□分
28	您希望避开聚会吗?	1	0	□分
29	您做决定很容易吗?	0	1	□分
30	您的头脑像往常一样清晰吗?	0	1	□分

（二）焦虑

1. 焦虑自评量表（self-rating anxiety scale, SAS）　于1971年编制,主要用于测评一周内焦虑状态的主观感受。量表共有20个条目,每个条目采用4级评分,"1"表示没有或很少时间有,"2"表示有时有,"3"表示大部分时间有,"4"表示绝大部分或全部时间有。其中 5 个条目(5、9、13、17、19)是反向计分。计算总分时,先将反向计分的条目进行分值转换后(1 → 4、2 → 3、3 → 2、4 → 1),再将 20 个条目得分相加,即得到粗分;粗分乘以 1.25 后四舍五入取整数得到标准分,粗分 ≥ 40 分或标准分 ≥ 50 分为有焦虑存在。以标准分 50 分为划分界线,得分 25~49 分为无焦虑,50~59 分为轻度焦虑,60~69 分为中度焦虑, ≥ 70 分为重度焦虑。SAS 信度效度良好,评估时间大约 5min,见表 2-2-14。

表 2-2-14　焦虑自评量表(SAS)

序号	评估内容	无或偶尔	有时	经常	总是	得分
1	我觉得比平时容易紧张和着急(焦虑)	1	2	3	4	□分
2	我无缘无故地感到害怕(害怕)	1	2	3	4	□分
3	我容易心里烦乱或觉得惊恐(惊恐)	1	2	3	4	□分
4	我觉得我可能要发疯(发疯感)	1	2	3	4	□分
5	我觉得一切都很好,也不会发生什么不幸(不幸预感)	4	3	2	1	□分
6	我手脚发抖打颤(手足颤抖)	1	2	3	4	□分
7	我因为头痛、颈痛和背痛而苦恼(躯体疼痛)	1	2	3	4	□分
8	我感觉容易衰弱和疲乏(乏力)	1	2	3	4	□分
9	我觉得心平气和,并且容易安静坐着(静坐不能)	4	3	2	1	□分
10	我觉得心跳很快(心悸)	1	2	3	4	□分
11	我因为一阵阵头晕而苦恼(头晕)	1	2	3	4	□分
12	我有晕倒发作,或觉得要晕倒似的(晕厥感)	1	2	3	4	□分
13	我呼气吸气都感到很容易(呼吸困难)	4	3	2	1	□分
14	我手脚麻木和刺痛(手足刺痛)	1	2	3	4	□分
15	我因为胃痛和消化不良而苦恼(胃痛或消化不良)	1	2	3	4	□分
16	我常常要小便(尿频)	1	2	3	4	□分
17	我的手常常是干燥温暖的(多汗)	4	3	2	1	□分
18	我脸红发热(面部潮红)	1	2	3	4	□分
19	我容易入睡,并且一夜睡得很好(睡眠障碍)	4	3	2	1	□分
20	我做噩梦(噩梦)	1	2	3	4	□分

2. 汉密尔顿焦虑量表（Hamilton anxiety scale，HAMA）　于 1959 年编制而成，是最常用的评定焦虑严重程度的他评量表，该量表包含 14 个条目，分为躯体性和精神性两大类因子结构：躯体性焦虑由肌肉系统症状、感觉系统症状、心血管系统症状、呼吸系统症状、胃肠消化道症状、生殖泌尿系统症状和自主神经系统症状的 7 项组成；精神性焦虑由焦虑心境、紧张、害怕、失眠、认知功能、抑郁心境以及与人谈话时的行为表现等 7 项组成。每个条目得分范围在 0~4 分，总分>14 分为焦虑，7~14 分为可能存在焦虑，<7 分为无焦虑。该量表的克龙巴赫 α 系数为 0.93，简便易行，适用于有焦虑症状的老年人，见表 2-2-15。

表 2-2-15　汉密尔顿焦虑量表（HAMA）

序号	评估项目	评估内容	无	轻	中	重	极重	得分
1	焦虑心境	担心、担忧，感到有最坏的事情就要发生，容易被激惹	0	1	2	3	4	□分
2	紧张	紧张感、易疲劳、不能放松，情绪反应，易哭、颤抖，感到不安	0	1	2	3	4	□分
3	害怕	害怕黑暗、陌生人、一人独处、动物、乘车或旅行及人多的场合	0	1	2	3	4	□分
4	失眠	难以入睡、易醒、睡得不深、多梦、梦魇、夜惊、醒后感疲倦	0	1	2	3	4	□分
5	认知功能	或称记忆、注意障碍。注意力不能集中，记忆力差	0	1	2	3	4	□分
6	抑郁心境	丧失兴趣、对以往爱好的事物缺乏快感、忧郁、早醒、昼重夜轻	0	1	2	3	4	□分
7	躯体性焦虑（肌肉系统症状）	肌肉酸痛、活动不灵活、肌肉经常抽动、肢体抽动、牙齿打颤、声音发抖	0	1	2	3	4	□分
8	躯体性焦虑（感觉系统症状）	视物模糊、发冷发热、软弱无力感、浑身刺痛	0	1	2	3	4	□分
9	心血管系统症状	心动过速、心悸、胸痛、血管跳动感、昏倒感、心搏脱漏	0	1	2	3	4	□分
10	呼吸系统症状	时常感到胸闷、窒息感、叹息、呼吸困难	0	1	2	3	4	□分

续表

序号	评估项目	评估内容	无	轻	中	重	极重	得分
11	胃肠消化道症状	吞咽困难、嗳气、食欲不佳、消化不良(进食后腹痛、胃部烧灼痛、腹胀、恶心、胃部饱胀感)、肠动感、肠鸣、腹泻、体重减轻、便秘	0	1	2	3	4	□分
12	生殖、泌尿系统症状	尿意频繁、尿急、停经、性冷淡、早泄、勃起不能、阳痿	0	1	2	3	4	□分
13	自主神经系统症状	口干、潮红、苍白、易出汗、易起"鸡皮疙瘩"、紧张性头痛、毛发竖起	0	1	2	3	4	□分
14	与人谈话时的行为表现	(1)一般表现:紧张、不能松弛、忐忑不安、咬手指、紧握拳、摸弄手帕、面肌抽动、不停顿足、手发抖、皱眉、表情僵硬、肌张力高、叹气样呼吸、面色苍白 (2)生理表现:吞咽、呃逆、安静时心率快、呼吸加快(20次/min以上)、腱反射亢进、震颤、瞳孔放大、眼睑跳动、易出汗、眼球突出	0	1	2	3	4	□分

(三)认知功能评估

1. 简易精神状况检查(mini-mental state examination,MMSE)　于1975年编制,是国际上常用的认知筛查量表之一。该量表包括时间定向力(5分)、地点定向力(5分)、记忆力(3分)、注意力和计算力(5分)、回忆能力(3分)和语言能力(9分)5个认知域,共30个项目,满分30分,完成需要5~10min。MMSE具有良好的信度和效度,广泛应用于住院老年人、养老机构及社区老年人的认知功能评估,见表2-2-16。

2. 蒙特利尔认知评估量表(Montreal cognitive assessment,MoCA)　于2005年根据临床经验并参考简易精神状况检查(MMSE)的认知项目和评分编组而成。评定项目包括视空间结构与执行能力(5分)、命名(3分)、记忆(0分)、注意与计算(6分)、语言(3分)、抽象思维(2分)、延迟回忆(5分)、定向力(6分)等8个认知领域,总分30分。总分<26分为存在认知功能障碍,校正文化程度偏倚(教育年限≤12年加1分),得分越低,认知功能障碍越严重。该量表有较好的信度和效度,适合用于筛查轻度认知障碍者,见表2-2-17。

表2-2-16　简易精神状况检查(MMSE)

检查项目	序号	评估项目	正确	错误
时间定向力(5分)		现在我要问您一些问题,多数都很简单,请您认真回答		
	1	今年是哪一年?	1	0
	2	现在是什么季节?	1	0
	3	现在是几月份?	1	0
	4	今天是几号?	1	0
	5	今天是周几?	1	0
地点定向力(5分)	6	您住在哪个城市?	1	0
	7	您住在哪个县(区)?	1	0
	8	您住在哪个乡(街道)?	1	0
	9	咱们现在在哪个医院?	1	0
	10	咱们现在在几楼?	1	0
记忆力(3分)		现在我告诉您三种东西的名称,我说完后请您重复一遍(回答出的词语正确即可,顺序不要求)		
	11	皮球	1	0
	12	国旗	1	0
	13	树木	1	0
注意力和计算力(5分)		现在请您算一算,从100中减去7,然后从所得的数算下去,请您将每减一个7后的答案诉我,直到我说"停"为止(依次减5次,减对几次给几分,如果前面减错,不影响后面评分)		
	14	−7	1	0
	15	−7	1	0
	16	−7	1	0
	17	−7	1	0
	18	−7	1	0
回忆能力(3分)		现在请您说出我让您记住的三种东西		
	19	皮球	1	0
	20	国旗	1	0
	21	树木	1	0

续表

检查项目	序号		评估项目	正确	错误
语言能力 (9分)	22	命名能力	(出示手表)请问这个是什么东西?	1	0
	23		(出示钢笔)请问这个是什么东西?	1	0
	24	复述能力	我现在说一句话,请跟我清楚地重复一遍: 四十四只石狮子	1	0
			我给您一张纸,请您按我说的去做,现在开始:右手拿着这张纸,用两只手将它对折起来,放在您的左腿上		
	25	三步命令	用右手拿着这张纸	1	0
	26		用两只手将它对折起来	1	0
	27		放在您的左腿上	1	0
	28	阅读能力	请您念一念这句话,并按照这句话的意思去做(如老年人为文盲,该项评分为0分):请您闭上眼睛	1	0
	29	书写能力	请您写一个完整的句子,句子要有主语、谓语,能表达一定的意思(如老年人为文盲,该项评为0分)	1	0
	30	结构能力	请您照着这个样子把它画下来	1	0

(对:两个五边形的图案,交叉处有一个四边形)

注:正常与不正常的分界值与受教育程度有关,文盲(未受教育)组为17分,小学(受教育年限≤6年)组为20分,中学或以上(受教育年限>6年)组为24分。分界值以下为有认知功能缺陷,以上为正常。

表2-2-17 蒙特利尔认知评估量表(MoCA)

认知功能	操作指导	得分
执行能力	我们会用"1.2.3……"或者汉语"甲乙丙……"表示顺序,请按照从数字到汉字并逐渐升高的顺序画一条线,从这里开始(用手指向"1"),从1连向甲,再连向2,并一直连下去,到这里结束(指向汉字"戊")	___/1

续表

认知功能	操作指导	得分
视空间结构	请照着这幅图在空白处再画一遍	__/1
	请在空白处画一个圆形钟表,填上所有的数字并指示出 11 点 10 分　　　　　　　　轮廓[ ]　　指针[ ]　　数字[ ]	__/3
命名	[ ]　　　　　[ ]　　　　　[ ]	__/3
记忆	读出下列词语,然后由患者重复上述过程 2 次,5min 后回忆　　　第一次　　第二次	面孔　丝绸　学校　菊花　红色　不计分
注意	读出下列数字,患者重复(每秒 1 个)　顺背[ ]21854　倒背[ ]742	__/2
	读出下列数字,然后当数字出现 1 时,患者敲 1 下桌面　错误数大于或等于 2 不给分　[ ]52139411806215194511141905112	__/1
计算	100 连续减 7　[ ]　[ ][ ]　[ ]　[ ]　　93　　86　　79　　72　　65	__/3
	4~5 个正确给 3 分,2~3 个正确给 1 分,全部错误为 0 分	
语言	重复:"我只知道今天张亮是来帮过忙的人。"[ ]　　　　"狗在房间的时候,猫总是躲在沙发下面。"[ ]	__/2
	流畅性:在 1min 内尽可能多地说出动物的名字。[ ]_____　(N≥11 名称)	__/1

续表

认知功能	操作指导	得分
抽象思维	词语相似性:请患者说出每一对词语有什么方面类似或有什么共性,举例:问患者"香蕉和桔子有什么方面类似",患者回答的是一种具体特征(如:都有皮或都能吃),那再一次提示"请再换一种说法,它们在什么方面类似?",如果患者仍未给出准确答案(水果),则说:"您说的没错,也可以说它们都是水果",但不要给出任其他任何解释或说明。当练习结束后依次询问"火车与自行车""手表与尺子"的共性,如回答"火车和自行车都有轮子""手表和尺子都有数字",不给分 [　]火车—自行车:运输工具、交通工具、旅行用的 [　]手表—尺子:测量仪器、测量用的	__/2

认知功能							得分
延迟回忆	回忆时不能提醒	面孔 [　]	丝绸 [　]	学校 [　]	菊花 [　]	红色 [　]	仅根据非提示记忆得分
	分类提示:	身体的一部分	一种纺织品	一种建筑	一种花	一种颜色	__/5
	多选提示:	鼻子、面孔、手掌	斜纹布、棉布、丝绸	学校、商场、医院	玫瑰、菊花、牡丹	红色、蓝色、绿色	

定向力	星期[　]　月份[　]　年[　]　日[　]　地点[　]　城市[　]	__/6
总分		__/30

（四）精神行为评估

神经精神量表(neuropsychiatric inventory,NPI)于 1994 年编制,由 12 个痴呆常见的精神行为症状组成(妄想、幻觉、激越/攻击性、抑郁/心境恶劣、焦虑、欣快、情感淡漠、脱抑制、易激惹/情绪不稳和异常运动行为、睡眠/夜间行为和食欲/进食障碍)。该问卷由评估者根据知情者提供的信息进行评定,首先询问知情者,患者在过去 4 周内是否有该症状,如果有,评价其出现频率、严重程度和引起照护者苦恼程度。得分为每项症状的严重程度(1~3)乘以发生频率(1~4),见表 2-2-18。

四、社会评估

社会评估是失能老年综合评估的重要组成部分,可帮助我们更好地测量失能老年人与社会的关系,并正确指导失能老年人积极参与社会活动。社会评估不单对失能老年人社会支持系统进行评估,还涉及失能老年人照护者等多方面的综合情况。

表 2-2-18　神经精神量表（NPI）

序号	症状	是/否	频率	严重程度	频率×严重程度	引起照料者苦恼程度
1	妄想（错误的观念,例如:认为别人偷他/她的东西;怀疑有人害他;怀疑配偶不忠;怀疑要遗弃他）	☐	☐	☐	☐	☐
2	幻觉（视幻觉或听幻觉;看到或听到不存在的东西或声音;和实际不存在的人说话）	☐	☐	☐	☐	☐
3	激越/攻击性（拒绝别人的帮助;难以驾驭;固执;向别人大喊大叫;打骂别人）	☐	☐	☐	☐	☐
4	抑郁/心境恶劣（说或表现出伤心或情绪低落;哭泣）	☐	☐	☐	☐	☐
5	焦虑（与照料者分开后不安;精神紧张的表现如呼吸急促、叹气、不能放松或感觉紧张;对将来的事情担心）	☐	☐	☐	☐	☐
6	欣快（过于高兴、感觉过于良好;对别人并不觉得有趣的事情感到幽默并开怀大笑;与情景场合不符的欢乐）	☐	☐	☐	☐	☐
7	情感淡漠（对以前感兴趣的活动失去兴趣;对别人的活动和计划漠不关心;自发活动比以前少）	☐	☐	☐	☐	☐
8	脱抑制（行为突兀,如与陌生人讲话自来熟;说话不顾及别人的感受;说一些粗话或谈论性,而以前他不会说这些）	☐	☐	☐	☐	☐
9	易激惹/情绪不稳（不耐烦或疯狂的举动;对延误无法忍受;对计划中的活动不能耐心等待;突然暴怒）	☐	☐	☐	☐	☐
10	异常运动行为（反复进行无意义的活动,如围着房屋转圈、摆弄纽扣、用绳子包扎捆绑等;无目的的活动,多动）	☐	☐	☐	☐	☐
11	睡眠/夜间行为（晚上把别人弄醒;早晨很早起床;白天频繁打盹）	☐	☐	☐	☐	☐

续表

序号	症状	是/否	频率	严重程度	频率×严重程度	引起照料者苦恼程度
12	食欲和进食障碍(体重增加;体重减轻;喜欢食物的口味发生变化)	□	□	□	□	□

注:1. 频率分级(1~4)具体为:1 分 = 偶尔,少于每周 1 次;2 分 = 经常,约每周 1 次;3 分 = 频繁,每周几次但少于每天 1 次;4 分 = 十分频繁,每天 1 次或更多或者持续。

2. 严重程度分级(1~3)具体为:1 分 = 轻度,可以觉察但不明显;2 分 = 中度,明显但不十分突出;3 分 = 重度,非常突出的变化。

3. 引起照料者苦恼程度分为 6 级(0~5),具体为:0 分 = 不苦恼;1 分 = 极轻度的苦恼,照料者无须采取措施应对;2 分 = 轻度苦恼,照料者很容易应对;3 分 = 中度苦恼,照料者难以自行应对;4 分 = 重度苦恼,照料者难以应对;5 分 = 极度苦恼,照料者无法应对。

(一) 社会支持评估

社会支持评定量表(social support-rating scale,SSRS)于 1987 年编制,用于测量个体社会关系,共有 10 个条目,分为 3 个维度:客观支持(第 2,6,7 条)、主观支持(第 1,3,4,5 条)、支持利用度(第 8,9,10 条)。具体计分方法为:第 1~4 及 8~10 条,选项 1~4 项分别计 1~4 分,每个条目只能选一项;第 5 条 A、B、C、D、E 每项从"无"到"全力支持"分别计 1~4 分,最后计 A—E 五项总分;第 6、7 条,若"无任何来源"计为 0 分,否则回答"下列来源",有几个来源则计几分。社会支持评定量表总分是 10 个条目之和,评分越高,表明社会支持度越好。该量表具有较好的信度和效度,适合我国人群使用,完成一般需要 3~5min,见表 2-2-19。

表 2-2-19　社会支持评定量表(SSRS)

序号	评估内容	评分细则	评分标准	得分
1	您有多少关系密切,可以得到支持和帮助的朋友(只选一项)	一个也没有	1	□分
		1~2 个	2	
		3~5 个	3	
		6 个或 6 个以上	4	

续表

序号	评估内容	评分细则	评分标准	得分
2	近一年来您(只选一项)	远离家人,且独居一室	1	□分
		住处经常变动,多数时间和陌生人住在一起	2	
		和同学、同事或朋友住在一起	3	
		和家人住在一起	4	
3	您和邻居(只选一项)	相互之间从不关心,只是点头之交	1	□分
		遇到困难可能稍微关心	2	
		有些邻居很关心您	3	
		大多数邻居很关心您	4	
4	您和同事(只选一项)	相互之间从不关心,只是点头之交	1	□分
		遇到困难可能稍微关心	2	
		有些同事很关心您	3	
		大多数同事很关心您	4	
5	从家庭成员得到的支持和照顾	A. 夫妻(恋人)	每项从无/极少/一般/全力支持分别计1~4分	□分
		B. 父母		□分
		C. 儿女		□分
		D. 兄弟姐妹		□分
		E. 其他成员(如嫂子)		□分
6	过去,在您遇到急难情况时,曾经得到的经济支持和解决实际问题的帮助的来源	无任何来源	0	□分
		下列来源(可选多项): A. 配偶;B. 其他家人;C. 亲戚; D. 朋友;E. 同事;F. 工作单位; G. 党团工会等官方或半官方组织; H. 社会团体等非官方组织; I. 其他(请列出)	有几个来源就计几分	
7	过去,在您遇到急难情况时,曾经得到的安慰和关心的来源	无任何来源	0	□分
		下列来源(可选多项): A. 配偶;B. 其他家人;C. 亲戚; D. 朋友;E. 同事;F. 工作单位; G. 党团工会等官方或半官方组织; H. 社会团体等非官方组织; I. 其他(请列出)	有几个来源就计几分	

续表

序号	评估内容	评分细则	评分标准	得分
8	您遇到烦恼时的倾诉方式(只选一项)	从不向任何人诉述	1	□分
		只向关系极为密切的 1~2 个人诉述	2	
		如果朋友主动询问您会说出来	3	
		主动诉述自己的烦恼,以获得支持和理解	4	
9	您遇到烦恼时的求助方式(只选一项)	只靠自己,不接受别人帮助	1	□分
		很少请求别人帮助	2	
		有时请求别人帮助	3	
		困难时经常向家人、亲友、组织求援	4	
10	对于团体(如党团组织、工会、学生会等)组织活动,您(只选一项)	从不参加	1	□分
		偶尔参加	2	
		经常参加	3	
		主动参加并积极活动	4	

注:12~20 分,获得社会支持较少;>20~30 分,具有一般的社会支持度;>30 分,具有满意的社会支持度。

(二) 老年人受虐风险评估

照顾者虐待老年人评估表(the caregiver abuse screen,CASE)于 1998 年编制,用于评估老年人照顾者是否存在虐待倾向,包含 8 个条目,条目 1、2、3、4、6 和 8 评估"情感虐待",条目 5 和 7 是评估"疏忽照顾"。每个条目计分方法:是 =1 分,否 =0 分;得分范围:0~8 分;评价标准:得分在 2 分及以下者无虐待危险行为,3 分及以上者有虐待倾向,得分越高表明虐待危险越大。该量表克龙巴赫 α 系数为 0.77,见表 2-2-20。

表 2-2-20 照顾者虐待老年人评估表(CASE)

序号	问题	回答	
1	你有时难以控制他的脾气或攻击吗?	是□	否□
2	你会经常感觉自己被迫违背本人个性而行事或做你感觉很糟糕的事情吗?	是□	否□
3	你会发现很难控制他的行为吗?	是□	否□
4	你有时会感觉自己被迫对他粗鲁吗?	是□	否□

序号	问题	回答	
5	你有时会感觉你不能为他做真正必要的事情或应该做的事情吗?	是□	否□
6	你经常会感到你不得不拒绝或不理睬他吗?	是□	否□
7	你会经常感觉很疲倦或精疲力竭以致不能满足他的需要吗?	是□	否□
8	你会经常感到你不得不对他大声叫嚷吗?	是□	否□
9	照顾老年人还有什么困难吗?		

(三) 照顾者负担评估

1. Zarit 照护者负担量表(Zarit burden interview,ZBI)　ZBI 是 Zarit 等人于 1980 年在护理负担测量理论的基础上设计完成的自评式量表,是首个用于评估照顾者负担的测量工具,现广泛用于评估老年人和患者照顾人群的负担。量表包括实际负担、情感负担、社会支持、自我效能感和健康状况 5 个维度。实际负担涉及被照护者的健康状况、护理工作和家务等;情感负担关注照护者的情绪反应,包括情绪、思维;社会支持涉及照护者获得社会支持的程度;自我效能感关注照护者对自己能力的自信程度;健康状况涉及照护者自身的健康状况。中文版 ZBI 克龙巴赫 α 系数为 0.870,具有较好的信度,该量表可用于住院或失能的居家康复患者,见表 2-2-21。

表 2-2-21　Zarit 照护者负担量表(ZBI)

序号	项目	没有	偶尔	有时	经常	总是	得分
1	您是否认为,您所照料的患者向您提出过多照顾要求?	0	1	2	3	4	□分
2	您是否认为,由于照料患者会使自己的时间不够?	0	1	2	3	4	□分
3	您是否认为,在照料患者和努力做好家务及工作之间,您会感到压力?	0	1	2	3	4	□分
4	您是否会因患者的行为而感到为难?	0	1	2	3	4	□分
5	您是否认为,有患者在您身边会使您感到烦恼?	0	1	2	3	4	□分
6	您是否认为,您的患者已经影响到了您和您的家人与朋友间的关系?	0	1	2	3	4	□分
7	您对患者的将来,感到担心吗?	0	1	2	3	4	□分

序号	项目	没有	偶尔	有时	经常	总是	得分
8	您是否认为,患者依赖于您?	0	1	2	3	4	□分
9	当患者在您身边时,您感到紧张吗?	0	1	2	3	4	□分
10	您是否认为,由于照料患者,您的健康受到影响?	0	1	2	3	4	□分
11	您是否认为,由于照料患者,您没有时间办自己的私事?	0	1	2	3	4	□分
12	您是否认为,由于照料患者,您的社交受到影响?	0	1	2	3	4	□分
13	您有没有由于患者在家,放弃请朋友来家的想法?	0	1	2	3	4	□分
14	您是否认为,患者只期盼着您的照料,您好像是他唯一可依赖的人?	0	1	2	3	4	□分
15	您是否认为,除外您的花费,您没有余钱用于照料患者了?	0	1	2	3	4	□分
16	您是否认为,您有可能花更多时间照料患者?	0	1	2	3	4	□分
17	您是否认为,开始照料以来,按照自己的意愿生活已经不可能了?	0	1	2	3	4	□分
18	您是否希望,能把患者留给别人来照料?	0	1	2	3	4	□分
19	您对患者有不知如何是好的情形吗?	0	1	2	3	4	□分
20	您认为应该为患者做更多的事情是吗?	0	1	2	3	4	□分
21	您认为在照料患者上您能做得更好吗?	0	1	2	3	4	□分
22	综合看来您怎样评价自己在照料上的负担?	0	1	2	3	4	□分

注:分值说明:0=没有,1=很少,2=有时,3=经常,4=一直。

评价标准:总分88分。0~20分:无或很少负担;21~40分:轻到中度负担;41~60分:中度到重度负担;61~88分:极重度负担。

2. 照顾者负担问卷(caregiver burden inventory,CBI)　于1989年编制,用于评估家庭照顾者的负担水平。问卷包含5个维度:时间依赖性负担、发展受限性负担、身体性负担、社交性负担和情感性负担,共由24个条目组成,每个条目分为

0~4分5级评分,负担总分为96分,得分越高,负担越重。各维度得分因条目数不同,用标准化均数(各维度总分/所含条目数)表示。评价标准:0~32分为无或轻度负担,33~64分为中度负担,>64分为重度负担,完成该问卷需10~15min,见表2-2-22。

表2-2-22　照顾者负担问卷(CBI)

序号	为了照顾老年人,最近一周您有下列感受	非常同意	有些同意	中立	有些不同意	非常不同意	得分
1	我觉得我没有足够的睡眠	4	3	2	1	0	□分
2	我觉得身体相当疲惫	4	3	2	1	0	□分
3	我觉得照顾患者让我生病	4	3	2	1	0	□分
4	我觉得我的健康受到影响	4	3	2	1	0	□分
5	我和我的家人相处得没有像以前一样融洽	4	3	2	1	0	□分
6	我以患者为耻	4	3	2	1	0	□分
7	我觉得我的婚姻出了问题(已婚者回答)	4	3	2	1	0	□分
8	我觉得我的终身大事受到影响(未婚者回答)	4	3	2	1	0	□分
9	我对患者的行为感到不好意思	4	3	2	1	0	□分
10	我觉得我家务活工作做得不像以前那么好	4	3	2	1	0	□分
11	我觉得那些能帮忙但又不肯帮忙的亲人让我生气	4	3	2	1	0	□分
12	我对自己与患者的互动感到生气	4	3	2	1	0	□分
13	当朋友来访见到患者,我觉得不自在	4	3	2	1	0	□分
14	我讨厌患者	4	3	2	1	0	□分
15	患者需要我协助他处理许多日常生活事务	4	3	2	1	0	□分
16	患者依赖我	4	3	2	1	0	□分
17	我必须一直注意患者,以防他出现危险情况	4	3	2	1	0	□分
18	我必须协助他做许多最基本的照顾事项	4	3	2	1	0	□分

续表

序号	为了照顾老年人,最近一周您有下列感受	非常同意	有些同意	中立	有些不同意	非常不同意	得分
19	我忙于照顾患者而没有时间休息	4	3	2	1	0	□分
20	因照顾患者,我觉得人生有许多事情我没有经历过	4	3	2	1	0	□分
21	我希望我能逃离这情境	4	3	2	1	0	□分
22	照顾患者的工作影响了我的社交生活	4	3	2	1	0	□分
23	我觉得照顾患者让我心力交瘁	4	3	2	1	0	□分
24	我期盼在此时事情会变得不一样了	4	3	2	1	0	□分

(四) 照顾者能力评估

家庭照顾者照顾能力测评表(family caregiver task inventory,FCTI)是 2011 年针对老年患者家属照顾能力的照顾者照顾能力量表(caregiver task inventory,CTI)修订的中文版 FCTI 量表,包括 5 个维度,共 25 个条目,分别为适应照顾角色、应变及提供协助、处理个人情绪需要、评估家人及社区资源、调整个人生活与照顾需求。此量表采用 Likert 3 级计分法,0 分、1 分、2 分,分别表示不困难、困难和极困难,总分为 50 分,得分越高,表明受试者的照顾困难越多,见表 2-2-23。

表 2-2-23　家庭照顾者照顾能力测评表(FCTI)

维度	序号	条目	不困难	困难	极困难	得分
适应照护角色	1	观察患者情况及评估病情的变化	0	1	2	□分
	2	在患者有制动的限制下,协助其过正常的生活	0	1	2	□分
	3	照顾患者的日常起居生活	0	1	2	□分
	4	增加相关疾病知识	0	1	2	□分
	5	应付家庭面对未来的损失 / 限制	0	1	2	□分
应变及提供协助	6	向患者提供及时的协助	0	1	2	□分
	7	监督患者遵从医嘱	0	1	2	□分
	8	评估患者的能力及资源	0	1	2	□分
	9	处理患者做出的困扰行为	0	1	2	□分
	10	适当考虑患者的意见和偏爱	0	1	2	□分

续表

维度	序号	条目	不困难	困难	极困难	得分
处理个人情绪需要	11	消除对患者有负面感觉的愧疚感	0	1	2	□分
	12	为自己的现状及患者病况埋怨	0	1	2	□分
	13	区分对病况的感受和对患者的感受	0	1	2	□分
	14	消除对于个人技能不肯定的感觉	0	1	2	□分
	15	舒缓对患者的紧张	0	1	2	□分
评估家人及社会资源	16	预估未来所需的协助和服务	0	1	2	□分
	17	家庭成员是首要求助对象	0	1	2	□分
	18	处理对不能定时给予协助的家人的感受	0	1	2	□分
	19	长期维持家庭是做出有效决定的整体	0	1	2	□分
	20	联系专业人士包括医护及社会专业人士	0	1	2	□分
调整生活以满足照护需求	21	抵消日常烦琐事物	0	1	2	□分
	22	避免严重消耗体力	0	1	2	□分
	23	避免影响未来的计划	0	1	2	□分
	24	调整个人日常生活	0	1	2	□分
	25	弥补被打扰的睡眠	0	1	2	□分

注：总分50分，得分越高，承担照护职务的困难越多，家庭照护者综合照护能力越低。

五、居家环境评估

失能老年人由于机体功能减退，反应协调能力下降，导致意外伤害（如跌倒、坠床、误服、烫伤等）的风险增加，成为其常见的居家安全问题。对失能老年人居家危险环境改造，能降低安全问题的发生。因此，关注失能老年人的居家环境，准确评估居家环境安全对失能老年人的照顾具有重要意义。

居家环境安全评估量表可用于评估老年人居家环境安全。涉及整体生活环境（19个项目）、浴室（13个项目）、卧室（8个项目）、厨房（8个项目）4部分的48项家庭安全项目。量表的总分值最高143分，其中整体环境安全≤57分，浴室环境安全≤39分，卧室环境安全≤23分，厨房环境安全≤24分，得分越高，说明居家环境越安全。各项指标中,凡得分在 2 分以下的均为需改进项目。该量表克龙巴赫 α 系数为 0.871,见表 2-2-24。

表 2-2-24 居家环境安全评估量表

一、整体			
序号	项目	备注	得分
1	光照够明亮,方便老年人看清屋内物品及家具、通道等位置	1:白天需要开灯光才够明亮,但通常不开灯 2:白天需要开灯光才够明亮,且通常会开灯 3:白天不需要开灯,光照就够明亮	□分
2	屋内的电灯开关都有明显的特殊设计,例如:开关外环显示荧黄贴条	1:无明显特殊设计 3:有明显特殊设计	□分
3	光线强度不会让老年人感到眩晕或看不清物品位置	1:光线较弱,看不清物品 2:光线较强,使人感到眩晕 3:光线强度适中,使人眼睛舒适且能看清楚物品	□分
4	若有小地毯,小地毯内有牢固的防滑底垫	1:无牢固的防滑底垫 3:有牢固的防滑底垫	□分
5	若有小地毯,固定地毯边缘	1:未固定地毯边缘 3:有固定地毯边缘	□分
6	地板铺设不反光且防滑的材质	1:铺设反光且不防滑的材质 2:铺设不反光或不防滑的材质 3:铺设不反光且防滑的材质	□分
7	走道装设有扶手或安全绳可协助老年人行动	1:未设有扶手或安全绳 3:设有扶手或安全绳	□分
8	通过宽度保持 80~90cm	1:80cm 以下 2:等于 80cm 3:>80~90cm 之间 注:此通过宽度为房屋大门进出口	□分
9	家具(椅子、茶几等)足够坚固,可在倚靠它协助行动时提供支持	1:不够坚固且不能提供支持 3:足够坚固且能提供支持	□分
10	家具(椅子、茶几等)边缘或转角处光滑无直角突出(圆弧形),不易绊倒人	1:尖锐直角,易绊倒人 3:圆弧形,不易绊倒人	□分
11	家中老年人常使用的椅子高度(质地较硬)可使其容易起身及坐下,并配有扶手以协助移动	1:椅子高度不适合老年人起身坐下且无扶手 3:椅子高度适合老年人起身坐下并配有扶手	□分

续表

12	老年人所需使用之设备(如轮椅、拐杖、半拐杖、助行器等)都放在固定位置方便使用	1:未放在固定位置 3:放在固定位置	□分
13	以上这些设备(如轮椅、拐杖、半拐杖、助行器等)都能被老年人在所有场所安全使用	1:不能被安全使用 3:能被安全使用	□分
14	运用对比的素色(非花色、波浪或斜纹)区分屋内高度的变化(黄色和白色不易分辨,应避免)	1:未对比区分 3:有对比区分	□分
15	无高度与地面落差太大的门槛	1:落差在 10cm 以上 2:落差在 10cm 以内 3:无落差(0cm)	□分
16	固定延长线与电线	1:无固定且易绊倒人 3:固定且不易绊倒人	□分
17	门距够宽,可让老年人容易进出	1:宽度在 90cm 以下 2:宽度在 90~100cm 之间 3:宽度在 100cm 以上	□分
18	门把采用 T 形把手	1:不采用 T 形把手 3:采用 T 形把手	□分
19	走道宽度维持在 150cm 以上,并维持畅通(方便轮椅在走道上有回转空间)	1:宽度在 150cm 以下 2:宽度等于 150cm 3:宽度在 150cm 以上	□分

二、浴室

序号	项目	备注	得分
1	门槛与地面落差不大,不会让人绊倒	1:门槛在 20cm 以上 2:门槛在 15~20cm 之间 3:门槛在 10~14cm 之间	□分
2	地板经常保持干燥	1:经常潮湿 2:偶尔潮湿 3:地板干燥	□分
3	浴室地板铺设防滑排水垫	1:未铺设防滑排水垫 3:有铺设防滑排水垫	□分
4	浴缸或淋浴间有防滑条或防滑垫	1:无防滑条或防滑垫 3:有防滑条或防滑垫	□分

5	浴缸高度低于膝盖	1：高度高于膝盖 2：高度与膝盖一致 3：高度低于膝盖	□分
6	浴缸旁有防滑椅以坐着休息	1：无防滑椅及其他可以坐着休息的东西 2：无防滑椅，但有其他东西可以坐着休息 3：有防滑椅	□分
7	浴缸旁设有抓握的固定扶手可用，且扶手高度 80~85cm 与墙壁间隔 5~6cm	1：未设有扶手 2：设有扶手，但高度不适当 3：扶手高度在 80~85cm 与墙壁间隔 5~6cm	□分
8	马桶旁设有抓握的固定扶手可用，且扶手高度 42~45cm	1：未设有扶手且高度不适当 2：设有扶手或高度不适当 3：高度 42~45cm	□分
9	洗手台旁设有抓握的固定扶手可使用	1：未设有扶手 3：设有扶手可使用	□分
10	使用坐式马桶且高度适当，可方便老年人起身及坐下	1：非坐式马桶 2：坐式马桶但高度不适当 3：高度适当约 80cm	□分
11	采用上下开关式水龙头	1：未采用上下开关式水龙头 3：采用上下开关式水龙头	□分
12	燃气热水器应设置于室外通风的地方	1：设置于室内 2：设置于室外但不通风的地方 3：设置于室外且通风的地方 注：此室外为浴室外	□分
13	加装夜间照明装置，例如感应式或触控式小灯	1：未装有夜间小灯 3：装有夜间小灯	□分

三、卧室

序号	项目	备注	得分
1	夜灯或床侧灯光足够夜晚行动	1：没有留夜灯 2：留有夜灯但光度不足够 3：光度足够	□分
2	从床到浴室的通道能无障碍行动（尤其是晚上）	1：通道有障碍且影响行走 2：通道有障碍但不影响行走 3：通道无障碍	□分
3	床的高度合适（高度 45~50cm）上下床能安全移动	1：床的高度低于 45cm 以下或高于 50cm 以上 2：床的高度合适，为 45~50cm	□分

续表

4	床垫边缘能防止下跌,床垫的质地较硬(以提供良好的坐式支持)	1:两者均未符合 2:能防止下跌或床垫较硬 3:能防止下跌且床垫较硬	□分
5	地板不滑且平整无突出,不会被绊倒	1:两者均未符合 2:地板不滑或平整无突出 3:地板不滑且平整无突出	□分
6	老年人能从储物柜上拿取物品,而不需踮脚尖或借助椅子	1:需要借助椅子 2:需要踮脚尖 3:不需踮脚尖或借助椅子	□分
7	家具及墙壁有特殊防护设计(如铺设软布、转角处装有保护装置)	1:无特殊防护设计 3:有特殊防护设计	□分
8	床边放置手电筒与电话(手机)	1:尚未放置两者 2:放置手电筒或电话 3:放置手电筒与电话	□分

四、厨房

序号	项目	备注	得分
1	老年人能够拿到储藏室的东西,不需踮脚尖或借助椅子	1:需要借助椅子 2:需要踮脚尖 3:不需踮脚尖或借助椅子	□分
2	地板保持干燥不油腻	1:潮湿且油腻 2:潮湿或油腻 3:干燥不油腻	□分
3	有布制的防滑垫在地上,以吸收溅出的水分及油类	1:无防滑垫 2:有其他材质防滑垫 3:有布制的防滑垫	□分
4	厨房设计符合人体工学,料理台高度不超过79cm	1:高度超过79cm 3:高度不超过79cm	□分
5	如果要拿较高的东西,踏脚凳的高度适当	1:高度在25cm以上 2:高度20~25cm 3:高度在19cm以下	□分
6	踏脚凳的踏板无损坏且能防滑	0:踏板已损坏且无防滑 1:踏板防滑,但已损坏 2:踏板未损坏、无防滑 3:踏板无损坏且能防滑	□分

续表

7	踏脚凳的脚架够坚固且无磨损	1：脚架已损坏	□分
		2：脚架不够坚固	
		3：脚架够坚固且无磨损	
8	照明充足，尤其是在夜间留有一盏小灯	1：照明不足且未留小灯	□分
		2：照明不足或未留小灯	
		3：照明充足且留有小灯	

第三节　失能老年人常见问题评估

一、跌倒

失能老年人因年龄、疾病、智力障碍、所处环境等因素更容易诱发跌倒，跌倒发生率为 33.9%，为普通老年人的 3 倍。同时，与普通老年人相比，失能老年人一旦发生跌倒，更容易导致骨折、软组织挫伤、脑部血肿、残疾甚至死亡，导致照护需求明显增高，进一步加重家庭和社会的经济负担。因此，预防失能老年人跌倒最重要的是进行全面跌倒评估。照护者制订相关照护策略。

老年人跌倒风险评估量表（fall risk assessment scale for the elderly，FRASE）于 1996 年为评估老年人的跌倒风险而开发。该量表包含跌倒史、运动、自控能力、精神不稳定状态、感觉障碍、用药史、睡眠情况、相关病史等 8 个维度共 35 个项目。每个项目权重不同，为 0~3 分，总分 53 分，分数越高，表示跌倒风险越大。分数评定标准：总分 1~2 分为低危，3~9 分为中危，≥ 10 分为高危。该量表具有较好的信度和效度，克龙巴赫 α 系数为 0.796，需由经专门培训人员完成，耗时 10~15min，可用于医疗机构和社区老年人的跌倒风险筛查，见表 2-3-1。

表 2-3-1　老年人跌倒风险评估量表（FRASE）

序号		项目	权重	得分
1	运动	步态异常	3	□分
		行走需要辅助设施	3	□分
		行走需要旁人帮助	3	□分

续表

序号		项目	权重	得分
2	跌倒史	有跌倒史	2	□分
		因跌倒住院	3	□分
3	精神不稳定状态	谵妄	3	□分
		痴呆	3	□分
		兴奋 / 行为异常	2	□分
		意识恍惚	3	□分
4	自控能力	大便 / 小便失禁	1	□分
		频率增加	1	□分
		保留导尿	1	□分
5	感觉障碍	视觉受损	1	□分
		听觉受损	1	□分
		感觉性失语	1	□分
		其他情况	1	□分
6	睡眠情况	多醒	1	□分
		失眠	1	□分
		夜游症	1	□分
7	用药史	新药	1	□分
		心血管疾病	1	□分
		降压药	1	□分
		镇静催眠药	1	□分
		戒断治疗	1	□分
		糖尿病用药	1	□分
		抗癫痫药	1	□分
		麻醉药	1	□分
		其他	1	□分
8	相关病史	精神疾病	1	□分
		骨质疏松症	1	□分
		骨折史	1	□分
		低血压	1	□分
		药物 / 乙醇戒断	1	□分
		缺氧症	1	□分
		年龄 80 岁及以上	3	□分

二、压力性损伤

布雷登压疮危险因素预测量表（Braden scale for predicting pressure sore risk）由美国 Bergstrom 和 Braden 博士共同于 1984 年研制，是世界上最广泛用于预测压力性损伤的量表。该量表由 6 个被认为是压力性损伤最主要的危险因素组成，从感觉、移动、活动能力、皮肤潮湿、营养状况、摩擦力和剪切力 6 个方面进行评估。摩擦力和剪切力分为 3 个等级，分别赋予分值 1~3 分，其他 5 个项目分为 4 个等级，分别赋予分值 1~4 分，总分为 6~23 分，得分越低，代表发生压力性损伤的危险性越高。评价标准：分值 ≤ 9 分为极度危险，10~12 分为高度危险，13~14 分为中度危险，15~18 分为低度危险。该量表克龙巴赫 α 系数为 0.71，具有良好信度和效度，使用该量表根据老年人状况进行动态评估，见表 2-3-2、表 2-3-3。

表 2-3-2　布雷登压疮危险因素预测量表

序号	项目	评分及依据				得分
		1 分	2 分	3 分	4 分	
1	感觉	完全丧失	严重丧失	轻度丧失	未受损害	□分
2	皮肤潮湿	持久潮湿	经常潮湿	偶尔潮湿	很少潮湿	□分
3	活动能力	卧床不起	局限于椅	扶助行走	活动自如	□分
4	移动能力	完全不能	严重限制	轻度限制	不受限制	□分
5	营养状况	严重不良	不良	中等	良好	□分
6	摩擦力和剪切力	有	有潜在危险	无	/	□分

注：分值 ≤ 9 分为极度风险，10~12 分为高危风险，13~14 分为中度风险，15~18 分为低度风险。

表 2-3-3　布雷登压疮危险因素预测量表细则

项目	评分			
	1	2	3	4
1. 感知 对压力相关的不适做有意义反应能力	完全丧失 ①接受疼痛刺激时，无法做出呻吟、退缩或抓握的反应（也可能是由于使用镇定药物或意识改变）；②绝大部分体表无法感知到疼痛刺激	严重丧失 ①当接受疼痛刺激时，只能以呻吟或躁动不安表示；②全身 1/2 以上的体表无法感知不适或疼痛刺激	轻度丧失 ①对言语指令有反应，但总是无法在感受到不适时，表达不适或须由他人协助翻身；② 1~2 个肢体无法感知不适或疼痛刺激	未受损害 对言语指令有反应，对不适与疼痛刺激的知觉能力正常

续表

项目	评分			
	1	2	3	4
2. 潮湿 皮肤暴露在 潮湿环境中 的程度	持久潮湿 皮肤几乎一直处于 潮湿状态(每次移 动时,皮肤都是潮湿 的)	经常潮湿 皮肤时常是潮湿 的,每班至少更换 床单1次	偶尔潮湿 每天更换床单2次	很少潮湿 皮肤通畅是干 燥的,依常规 更换床单即可
3. 活动能力 身体活动的 程度	卧床不起 活动范围限制在床 上	局限于椅 无行走能力或行走 能力严重受限,无 法承受自己的体 重,或须协助才能 坐进椅子或轮椅	扶助行走 大多数时间在床上 或椅子上,但在白 天偶尔可在协助下 或不需要协助自行 走动	活动自如 每天至少走出 病室2次,醒着 时至少每2h会 在病房内走动
4. 移动能力 改变或控制 体位的能力	完全不能 无法凭借自己的能 力对身体或肢体位 置做出调整,即使是 轻微调整	严重限制 偶尔能轻微地调 整身体或肢体位 置,无法凭借自己 的能力做经常或 大幅度的调整	轻度限制 时常能凭借自己的 能力小幅度地自由 调整身体或肢体 位置	不受限制 能凭自己的能 力时常改变体 位及做大幅度 的体位调整
5. 营养 通常的进食 状态	严重不良 ①从未吃完送来的 正餐,进食量很少超 过送来食物的1/3, 水分摄取差,未食用 液体营养补充品,如 太空饮食,每天吃 两份或以下蛋白质 (肉、蛋、奶制品等); ②无论是否接受静 脉营养补充,持续禁 食或进食清流质饮 食5d以上	不良 ①很少吃完送来 的正餐,一般只能 吃完1/2,偶尔食 用液体营养补充 品,每天吃3份蛋 白质(肉或豆、奶 制品);②所摄取 的液态食物或管 饲未达到理想需 要量,如每日灌进 食量<1 500kcal	中等 ①能吃完大部分送 来的正餐,偶尔不 吃正餐,但若予营 养补充品,通常会 食用,每天吃4份 蛋白质(肉或豆、 奶制品);②接受管 饲或全肠外营养疗 法,可能满足大部 分需求,如每日灌 进食量>1 500kcal	良好 每顿正餐都吃 掉大半,从不拒 绝用餐,在两餐 间偶尔进食点 心,不需要营养 补充品,通常食 用4份或以上 的蛋白质(肉 或奶制品)

续表

项目	评分			
	1	2	3	4
6. 摩擦力和剪切力	有 需中度到极大的协助，才能移动身体，且无法将身体完全抬起，在床上不滑动；卧床或坐轮椅时，常会向下滑动，需极大协助，有痉挛或躁动不安，表皮几乎持续受到摩擦	有潜在危险 不能有效移动，或只需些许协助，在移动过程中，皮肤可能在床单、椅子、约束带等设备上出现一些滑动；大多数时候，能在床或椅子上维持相当好的姿势，但偶尔会滑下来	无 可凭自己的能力在床或椅子上移动；在移动时可将自己完全抬起，总是能在床上或椅子上维持良好的姿势	

注：无危险：19~23 分，轻度危险：15~18 分，中度危险：13~14 分，高度危险：10~12 分，极度危险：≤9 分。

三、疼痛

失能老年人多患慢性疾病，常常受到疼痛的困扰，严重或持久的疼痛可引起失眠、血压异常、焦虑、抑郁等症状，降低整体生活质量。所以，对失能老年人的疼痛应及时准确评估并给予干预措施，促进老年人疼痛早日消除。

修订版 Wong-Baker 面部表情疼痛评估（Wong-Baker faces pain scale revision，FPS-R）将数字或程度形容词转变为不同的面部表情，使受试者更容易理解与配合，这些面部表情代表伤害所造成疼痛的严重程度。最左边的表情代表无痛，从左至右的表情表示疼痛越来越严重，最右边的表情代表最剧烈的疼痛，依次对应的疼痛得分为 0、2、4、6、8、10 分。让受试者选择一个能代表其疼痛程度的表情。该量表不包含任何疼痛相关的术语，适用于不同文化背景的老年人，在老年人群中均已被证实具有良好的信度和效度，见图 2-3-1。

图 2-3-1　Wong-Baker 面部表情疼痛评估

四、营养失调

　　失能与营养失调的发生密切相关,失能可导致老年人获取食物能力降低及进食量减少,加重老年人营养不良的程度。照护者通过对失能老年人营养状态的评估及营养风险的预判,合理搭配饮食,适时调整进食方式,减少失能老年人营养不良的发生。

　　营养风险筛查 2002(nutritional risk screening 2002,NRS2002)于 2002 年提出,是基于 128 个随机对照研究形成且是国际上唯一通过循证医学认证的营养风险筛查工具,筛查住院患者是否存在营养不良及监测营养不良发展的风险,需要专业的卫生保健人员进行评估。NRS2002 包括初筛和最终筛查两个部分。初筛的 4 个问题能简单反映住院患者的营养状况,并能预测营养不良风险。最终筛查是根据目前患者的营养状况和疾病损伤状况的风险而定,包括:①营养状况受损评分(0~3 分);②疾病严重程度评分(0~3 分);③年龄评分(≥70 岁者,加 1 分),总分为 0~7 分。NRS2002 ≥3 分具有营养风险,需要进行营养评定。欧洲临床营养和代谢学会(the European Society for Clinical Nutrition and Metabolism,ESPEN)与中华医学会肠外肠内营养学分会(Chinese Society for Parenteral and Enteral Nutrition,CSPEN)均推荐使用"营养风险筛查 2002(NRS2002)"筛查老年住院患者的营养风险。住院患者入院时筛查 NRS<3 分者虽暂时没有营养风险,但应每周重复筛查一次,一旦出现 NRS ≥3 分情况,即进入营养支持治疗程序,见表 2-3-4、表 2-3-5。

表 2-3-4　NRS2002 初筛表

序号	问题	是	否
1	体重指数(BMI)<20.5kg/m^2		
2	最近 3 个月体重是否减少		
3	最近一周膳食摄入是否减少		
4	是否患有严重疾病		

注:上述问题其中一项选择"是"即继续进行"营养风险筛查复筛表 2002"完善评估。

表 2-3-5　NRS2002 复筛表

序号		项目	分数	得分
1	疾病状态	正常营养需要量	0	□分
		骨盆骨折或者提示患者合并有以下疾病:肝硬化、慢性阻塞性肺疾病、需长期血液透析、糖尿病、肿瘤	1	
		腹部重大手术、脑卒中、重症肺炎、血液系统肿瘤	2	
		颅脑损伤、骨髓抑制、重症病患(APACHE>10 分)	3	

续表

序号		项目	分数	得分
2	营养状况	正常营养状态	0	□分
		3 个月内体重减轻>5% 或最近 1 周进食量（与需要量相比）减少 25%~50%	1	
		2 个月内体重减轻>5% 或 BMI 18.5~20.5kg/m² 或最近 1 周进食量（与需要量相比）减少 50%~75%	2	
		1 个月内体重减轻>5%（或 3 个月内减轻>15%）或 BMI<18.5kg/m²（或血清白蛋白<35g/L）或最近 1 周进食量（与需要量相比）减少 75%~100%	3	
3	年龄	<70 岁	0	□分
		≥70 岁	1	

五、排泄异常

尿、便失禁是失能老年人的常见疾病之一,给失能老年人带来生理上的损害与心理上的困扰。老年人患有尿、便失禁后常伴有羞耻感,严重影响其生活质量,并带来极大困扰。多数老年人发生尿、便失禁后,由于长时间刺激会阴或肛周皮肤导致皮肤发炎、破溃,出现失禁性皮炎。此外,老年人便秘的发生率随年龄增长而增加,长期行动不便需护理的老年人中甚至高达 80%。长期便秘易引起老年人焦虑、抑郁等情绪,降低其生活质量。

（一）尿失禁

国际尿失禁咨询委员会尿失禁问卷简表（International Consultation on Incontinence questionnaire short form,ICI-Q-SF）于 1988 年由国际尿失禁咨询委员会提出并进行简化,用于筛查尿失禁及评估症状对患者生活质量的影响或疗效。该问卷表共涉及 4 个与尿失禁相关的问题:溢尿次数（0~5 分）、溢尿量（0~6 分）、溢尿对日常生活的影响程度（0~10 分）以及溢尿的时间（非计分题）,总分范围为 0~21 分。得分越高代表尿失禁症状越严重,评价标准为:总分 ≤7 分为轻度,8~14 分为中度,14~21 分为重度。此量表具有良好的信度和效度,克龙巴赫 α 系数为 0.81,《中国老年综合评估技术应用专家共识》提出采用 ICI-Q-SF 评估尿失禁的发生率和尿失禁对患者的影响程度,见表 2-3-6。

表 2-3-6　国际尿失禁咨询委员会尿失禁问卷简表（ICI-Q-SF）

序号	评估项目	评分内容	得分
1	您溢尿的次数	0 分 = 从来不溢尿 1 分 = 1 周溢尿约 ≤ 1 次 2 分 = 1 周溢尿 2 或 3 次 3 分 = 每日溢尿 1 次 4 分 = 每日溢尿数次 5 分 = 一直溢尿	□分
2	在通常情况下,您溢尿量是多少(不管您是否使用防护品)	0 分 = 不溢尿 2 分 = 少量溢尿 4 分 = 中等量溢尿 6 分 = 大量溢尿	□分
3	总体上看,溢尿对您日常生活影响程度如何	请在 0(表示没有影响)~10(表示有很大影响)之间选择某个数字 (没有影响) 0 1 2 3 4 5 6 7 8 9 10 (有很大影响)	□分
4	什么时候发生溢尿	1. 从不溢尿 2. 在睡着时溢尿 3. 在活动或体育运动时溢尿 4. 在无明显理由的情况下溢尿 5. 未到厕所就会有尿液漏出 6. 在咳嗽或打喷嚏时溢尿 7. 在小便完和穿好衣服时溢尿 8. 在所有时间内溢尿	

(二) 便失禁

Wexner 便失禁评分于 1993 年编制,是国内外应用最普遍的评分量表,主要评估肛门失禁症状。该评分包括 5 个项目,对于每个项目根据“总是(4 分)”到“从不(0 分)”的不同频率进行评分。5 个项目总和是总分数,范围从 0(表示完全可控)到 20(表示完全失禁)。评价标准:0 分,大便能完全控制;1~3 分,大便能良好控制;4~8 分,大便轻度失禁;9~14 分,大便中度失禁;15~18 分,大便重度失禁;19~20 分,大便完全失禁。该评分量表简单、可靠、敏感,广泛用于评估大便失禁严重程度,见表 2-3-7。

(三) 失禁性皮炎

会阴部皮肤状况评估量表(perineal assessment tool, PAT)于 2002 年经文献回顾发展而来,用于评估失禁性皮炎的发生风险。该量表由刺激强度、刺激持续时间、会阴部皮肤状况及相关影响因素四部分组成,采用 Likert 3 级计分法,各子量表 1~3 分,共计 4~12 分,分值越高表示发生失禁性皮炎的风险越高,分值 ≤ 6 分属于低危险,分值 ≥ 7 分属于高危险,见表 2-3-8。

表 2-3-7　Wexner 便失禁评分

失禁情况	频率					得分
	从不	很少	有时	常常	总是	
干便	0	1	2	3	4	□分
稀便	0	1	2	3	4	□分
气体	0	1	2	3	4	□分
需要衬垫	0	1	2	3	4	□分
生活方式改变	0	1	2	3	4	□分

注:排便在失禁范围内评定,正常可控制排便不计算于其中。从不:在过去 4 周没有发生;很少:在过去 4 周发生 1 次;有时:在过去 4 周发生>1 次,但每周发生不超过 1 次;常常:每周发生次数>1 次,但每天发生不超过 1 次;总是:每天发生次数>1 次。

表 2-3-8　会阴部皮肤状况评估量表(PAT)

序号	评估项目	1分	2分	3分
1	刺激的类型和强度	成形的粪便或尿液	软便或尿液	水样便或尿液
2	皮肤暴露与刺激的时间	床单/尿布至少每8h更换	床单/尿布至少每4h更换	床单/尿布至少每2h更换
3	会阴部皮肤的状况	皮肤干净完整	红斑,合并或不合并念珠菌感染	皮肤剥落、浸渍,合并或不合并念珠菌感染
4	其他影响因素	0~1 个影响因素	2 个影响因素	2 个及以上影响因素

(四)便秘

慢性便秘在失能老年人群中普遍存在,主要表现为排便次数减少、粪便干结和/或排便困难。目前主要根据罗马Ⅳ诊断标准和患者主诉进行诊断,即诊断前症状出现至少 6 个月,其中至少近 3 个月有症状,且至少 25% 排便情况符合下列两项或两项以上:排便费力感、干球状便或硬便、排便不尽感、肛门直肠梗阻感和/或阻塞感、需手法辅助排便、每周排便少于 3 次,见表 2-3-9。

表 2-3-9 功能性便秘的罗马 Ⅳ 诊断标准

序号	项目
1	必须符合以下两项或两项以上：
	（1）至少 25% 的排便感到费力
	（2）至少 25% 的排便为干球状便或硬便
	（3）至少 25% 的排便有肛门直肠阻塞感或梗阻感
	（4）至少 25% 的排便需要手法帮助（如用手指助便、盆底支持）
	（5）便次 <3 次 / 周
2	在不使用泻药时很少出现稀便
3	没有足够的证据诊断肠易激综合征

六、睡眠障碍

老年人失能与睡眠障碍密切相关。研究发现睡眠障碍是老年人失能的主要预测指标。而失能老年人器官衰退，是循环、神经及呼吸系统疾病的高发人群，常常伴随多类躯体疾病。多数失能老年人存在睡眠问题，因自身慢性疾病干扰了原有的睡眠状态，影响睡眠和觉醒的节律，对睡眠质量产生不良影响。身患疾病的老年人会对服用药物的疗效及副作用、疾病导致的经济负担及疾病预后产生担忧，导致睡眠质量下降，睡眠缺乏反之也会导致躯体疾病的加重。因此，需要及时客观对失能老年人睡眠情况进行主动评估。

（一）失眠评估

阿森斯失眠量表（Athens insomnia scale，AIS）于 2000 年编写，是国际公认的睡眠质量自测量表，包括入睡时间、夜间苏醒、早醒、总睡眠质量、总睡眠时间、白天情绪、思睡和身体功能等 8 个项目，评定老年人近 1 个月内的睡眠质量和失眠情况，记录每周至少发生 3 次的项目。每个项目的得分按症状从无到严重依次 0~3 分，总分 0~24 分，得分越高表示失眠情况越严重。总分 <4 分表示无睡眠障碍，4~6 分表示可疑失眠，>6 分表示失眠。该量表具有较好的信度、效度，其克龙巴赫 α 系数为 0.900，是认可度较高的失眠评估工具，适用于门诊或社区场所的老年人，见表 2-3-10。

表2-3-10　阿森斯失眠量表（AIS）

序号	项目	选项	评分	得分
1	入睡时间（关灯后到睡着时间）	a. 没问题	0	□分
		b. 轻微延迟	1	
		c. 显著延迟	2	
		d. 延迟严重或没有睡觉	3	
2	夜间苏醒	a. 没问题	0	□分
		b. 轻微影响	1	
		c. 显著影响	2	
		d. 严重影响或没有睡觉	3	
3	比期望的时间早醒	a. 没问题	0	□分
		b. 轻微提早	1	
		c. 显著提早	2	
		d. 严重提早或没有睡觉	3	
4	总睡眠时长	a. 足够	0	□分
		b. 轻微不足	1	
		c. 显著不足	2	
		d. 严重不足或没有睡觉	3	
5	总睡眠质量（无论睡多长）	a. 满意	0	□分
		b. 轻微不满	1	
		c. 显著不满	2	
		d. 严重不满或没有睡觉	3	
6	白天情绪	a. 正常	0	□分
		b. 轻微低落	1	
		c. 显著低落	2	
		d. 严重低落	3	
7	白天身体功能（体力或精神：如记忆力、认知力和注意力等）	a. 足够	0	□分
		b. 轻微影响	1	
		c. 显著影响	2	
		d. 严重影响	3	

续表

序号	项目	选项	评分	得分
8	白天嗜睡	a. 无嗜睡	0	□分
		b. 轻微嗜睡	1	
		c. 显著嗜睡	2	
		d. 严重嗜睡	3	

注：本量表用于记录您遇到的睡眠障碍的自我评估，对于列出的问题，如果在 1 个月内每周至少发生在您身上 3 次，就请您在相应的自我评估结果项目上画√。

（二）睡眠质量评估

匹兹堡睡眠质量指数（Pittsburgh sleep quality index, PSQI）于 1989 年编制，主要用于评定被试者最近 1 个月的睡眠质量，由 18 个自评项目和 5 个他评项目构成，其中 5 个他评不参加计分，剩余 18 个自评项目组成 7 个成分：主观睡眠质量、入睡时间、睡眠时间、睡眠效率、睡眠障碍、催眠药物及日间功能。每个成分按 0~3 等级计分，各成分累积得分为 PSQI 得分，总分 0~21 分。0~5 分睡眠质量很好，6~10 分睡眠质量还行，11~15 分睡眠质量一般，16~21 分睡眠质量很差。该表可由医护人员及被测试者填写完成评估，总耗时 5~10min，经过验证该量表克龙巴赫 α 系数为 0.84。该量表适用于各类场所老年人睡眠质量评价和疗效观察，见表 2-3-11。

表 2-3-11 匹兹堡睡眠质量指数（PSQI）

序号	项目	评分标准			
		0	1	2	3
1	近 1 个月，晚上上床睡觉通常在____点钟				
2	近 1 个月，从上床到入睡通常需要____min	≤15min	>15~30min	>30~60min	>60min
3	近 1 个月，通常早上____点起床				
4	近 1 个月每夜通常实际睡____h（不等于卧床时间）				

续表

序号	项目	评分标准			
		0	1	2	3
	从下面问题中,选一个最符合你的情况作答				
5	近 1 个月,是否因下列情况影响睡眠而烦恼				
	a. 入睡困难(30min 内不能入睡)	无	<1 次 / 周	1~2 次 / 周	≥3 次 / 周
	b. 夜间易醒或早醒	无	<1 次 / 周	1~2 次 / 周	≥3 次 / 周
	c. 夜间起床上厕所	无	<1 次 / 周	1~2 次 / 周	≥3 次 / 周
	d. 出现呼吸不畅	无	<1 次 / 周	1~2 次 / 周	≥3 次 / 周
	e. 响亮咳嗽或鼾声	无	<1 次 / 周	1~2 次 / 周	≥3 次 / 周
	f. 感觉太冷	无	<1 次 / 周	1~2 次 / 周	≥3 次 / 周
	g. 感觉太热	无	<1 次 / 周	1~2 次 / 周	≥3 次 / 周
	h. 做噩梦	无	<1 次 / 周	1~2 次 / 周	≥3 次 / 周
	i. 感到疼痛	无	<1 次 / 周	1~2 次 / 周	≥3 次 / 周
	j. 其他影响睡眠的事情,如有请说明	无	<1 次 / 周	1~2 次 / 周	≥3 次 / 周
	如存在下列问题,请说明				
6	近 1 个月,总的来说,您认为您的睡眠质量	很好	较好	较差	很差
7	近 1 个月,您用药物催眠的情况	无	<1 次 / 周	1~2 次 / 周	≥3 次 / 周
8	近 1 个月,您常感到困倦,难以保持清醒	无	<1 次 / 周	1~2 次 / 周	≥3 次 / 周
9	近 1 个月,您做事情的精力不足	没有	偶尔有	有时有	经常有
10	询问照料者近 1 个月患者有无下列情况				
	a. 高声打鼾	无	<1 次 / 周	1~2 次 / 周	≥3 次 / 周
	b. 睡眠中较长时间的呼吸暂停	无	<1 次 / 周	1~2 次 / 周	≥3 次 / 周

续表

序号	项目	评分标准			
		0	1	2	3
	c. 睡眠中腿部抽动或痉挛	无	<1次/周	1~2次/周	≥3次/周
	d. 睡眠中出现不能辨认方向或意识模糊的情况	无	<1次/周	1~2次/周	≥3次/周
	e. 睡眠中存在其他影响睡眠的特殊情况	无	<1次/周	1~2次/周	≥3次/周

PSQI 总分

注:计分方法为 PSQI 总分 = 成分 A+ 成分 B+ 成分 C+ 成分 D+ 成分 E+ 成分 F+ 成分 G。

成分 A:睡眠质量,根据条目 6 计分。

成分 B:入睡时间,累加条目 2 和 5a 的计分,若累加分为 0 计 0 分,1~2 计 1 分,3~4 计 2 分,5~6 计 3 分。

成分 C:睡眠时间,根据条目 4 计分,>7h 计 0 分,>6~7h 计 1 分,5~6h 计 2 分,<5h 计 3 分。

成分 D:睡眠效率,①床上时间 = 条目 3(起床时间)− 条目 1(上床时间);②睡眠效率 = 条目 4(睡眠时间)/ 床上时间 × 100%;③睡眠效率,>85% 计 0 分,>75%~85% 计 1 分,65%~75% 计 2 分,<65% 计 3 分。

成分 E:睡眠障碍,条目 5b 至 5j 累加分为 0 计 0 分,累加分为 1~9 计 1 分,累加分为 10~18 计 2 分,累加分为 19~27 计 3 分。

成分 F:催眠药物,根据条目 7 计分。

成分 G:日间功能障碍,条目 8 和 9 得分累加分为 0 计 0 分,累加分为 1~2 计 1 分,累加分为 3~4 计 2 分,累加分为 5~6 计 3 分。

七、衰弱

衰弱和失能均能引起不良后果如跌倒甚至死亡,因此失能老年人出现衰弱更需要长期照料。重点关注由身体衰弱而造成失能的老年人,采用常见的衰弱量表识别老年人衰弱状态,并给予适当帮助和干预,以延缓衰弱加重失能老年人的躯体功能下降,提高其生活质量。

衰弱量表(frail scale,FRAIL)于 2008 年提出,适用于老年衰弱人群的筛查。该量表包括以下 5 项:①疲劳感,过去 4 周多数时间感到做每件事都很费力;②阻力感,自觉上 1 层楼有困难;③自由活动少,不能连续行走 1 个街区;④多病共存,≥5 种疾病;⑤体重下降,1 年内体重下降 ≥5%。每项内容测得"是"为 1 分,"否"为 0 分,总分范围为 0~5 分。评价标准:0 分为无衰弱,1~2 分为衰弱前期,≥3 分为衰弱。该量表应用简便,可以通过电话或自我报告形式进行问卷调查,5min 完成。此量表信度和效度良好,克龙巴赫 α 系数为 0.705,可区分不同自理能力老年人的衰弱状况,可作为社区老年人衰弱筛查的首选工具,见表 2-3-12。

表 2-3-12　衰弱量表(FRAIL)

序号	项目	询问方式
1	疲乏	过去 4 周大部分时间或所有时间感到疲乏
2	阻力增加 / 耐力减退	在不用任何辅助工具及不用他人帮助的情况下,中途不休息爬 1 层楼梯有困难
3	自由活动下降	在不用任何辅助工具及不用他人帮助的情况下,走完 100m 较困难
4	疾病情况	医生曾告诉你存在 5 种以上如下疾病:高血压、糖尿病、急性心脏疾病发作、卒中、恶性肿瘤、充血性心力衰竭、哮喘、关节炎、慢性肺病、肾脏疾病、心绞痛等
5	体重下降	1 年或更短时间内出现体重下降 ≥ 5%

(杨　璇　常　红)

第三章　失能老年人常见健康问题及护理

第一节　视觉障碍的护理

【概述】

视觉障碍（visual impairment，VI）是指由于先天或后天因素导致视觉器官的构造或功能发生部分或全部障碍，经治疗仍对外界事物无法做出视觉辨识。视觉障碍可由视觉感受器至枕叶皮质中枢之间的任何部位受损引起，包括视力障碍和视野缺损。视力障碍指单眼或双眼全部视野的视力下降或丧失，分为单眼视力障碍、双眼视力障碍。视野缺损是指视野的某一区域出现视力障碍而其他区域视力正常，可有偏盲和象限盲。

据报道我国 60 岁及以上老年人中，视力有不同程度问题的占 31.4%，视力障碍是老年人失能的影响因素及危险因素，其比例随年龄、慢性疾病患病种类的增长而升高。

【病因】

年龄增长、视觉器官构造或功能障碍、长期慢性疾病导致眼部受损、不良用眼习惯等均可导致老年人视力下降。

（一）生理性老化

随着年龄增长，晶状体逐渐硬化、弹性减弱，睫状肌功能逐渐降低，眼部调节能力逐渐下降称为老视，40~45 岁开始，出现阅读等近距离视物工作困难。

（二）疾病因素

眼部疾病常见于年龄相关性白内障、玻璃体后脱离、年龄相关性黄斑变性、老视、慢性疾病致眼部病变等。多病共存眼部并发症的发病率增高。

（三）不良生活习惯

不良生活习惯包括用眼习惯不当引起眼部干涩、疼痛等不适,长期刺激导致视觉障碍。

【检查方法】

（一）视力

视力检查使用标准对数视力表。双眼日常生活视力≥0.3 为正常或接近正常视力,任何一眼视力<0.3 为存在视觉障碍。如距视力表 1m 处不能识别最大视标时,分别进行指数、手动、光感或无光感检查。

近视力检查使用标准近视力表,检查时光源照在表上,避免反光,被检者手持近视力表放在眼前约 30cm 处,随意前后移动至能看到最小号字,渐渐移近至字迹开始模糊,记录尚未模糊以前能看清之处与角膜之间距离。

（二）视野

对照法是最简单的视野检查方法,检查者与受试者相向而坐并对视,眼位等高,距离约 1m,检查时遮盖另一眼,检查者将手指视为视标置于两者中间等距离处,分别从上、下、左、右各方向中央移动。

（三）眼底检查

通过检眼镜或眼底造影查看眼底血管改变。

【护理实践】

（一）护理评估

1. 健康生活方式　用眼习惯,慢性疾病的自我管理与疾病控制。

2. 症状评估　视觉障碍的表现及严重程度。

3. 安全风险评估　是否存在跌倒、烫伤等意外事件及其发生风险。

（二）护理问题

1. 感知改变:视力下降　与眼部疾病、神经退化有关。

2. 自我形象紊乱　与视觉障碍所致情绪低落、抑郁心境有关。

3. 日常生活能力受限　与视力下降有关。

4. 有受伤的危险　与视力下降、视野缺损有关。

5. 知识缺乏:缺乏眼部手术后护理、健康用眼习惯等的相关知识。

（三）护理策略

1. 保持良好用眼习惯

（1）轻度失能:①保持环境光线充足,鼓励其独立完成日常生活、社会交往等;

②当视觉障碍影响日常生活时,应积极应对,正向引导,给予部分帮助,降低事件完成难度;③合理佩戴与自身视力相符的框架眼镜改善视力,对于老视者根据用眼用途及时调整框架眼镜类型;④保持健康用眼习惯,生活用具专人专用,洗脸时用清洁柔软的毛巾,勿用手、脏手帕擦眼揉眼,避免脏水进入眼睛;⑤合理安排用眼时间,避免长时间观看电子产品,用眼 1h 后放松眼部,如闭目养神、窗外远眺、眼部按摩等,可通过铃声、语音提示阅读时长,降低眼疲劳。

(2)中重度失能:当中重度失能老年人出现视觉障碍时,阅读用眼应调整书报字体,选择印刷字体大、对比度高、行间距宽的书籍,必要时可借助放大镜。可使用音频、语音提示缓解视觉障碍带来的困扰,告知常用生活物品的位置,并保持相对固定,用手触摸物品的形状以增加触觉记忆。增加声音提示,房间门口放置感应铃声,摆放带有提示音的钟表提示时间及日期。

2. 指导眼部自我护理

(1)轻度失能:白内障摘除术后未植入人工晶状体者呈高度远视状态,指导佩戴框架眼镜或角膜接触镜,人工晶状体植入 3 个月后屈光状态稳定时可验光佩戴近用或远用镜。教会失能老年人眼部用药的正确方法,用药前清洁眼部,告知药物使用顺序、剂量、频次及用药时长,不要随意调整药物。积极控制血压、血糖,定期检查眼底变化,及时发现慢性疾病。

(2)中重度失能:中重度失能老年人术后独立进行眼部护理的能力下降,照护者应指导或协助完成。协助给予药物应用,正确观察异常情况并采取有效措施。保持眼部清洁,避免感染。

3. 提高角色适应能力

(1)轻度失能:轻度失能老年人因对视觉障碍原因不了解和对预后的担忧,可能会出现情绪低落、焦虑、抑郁等心理变化,不愿与人交流、不愿出门参与社会活动等。须及时发现异常心理变化,正视疾病,积极应对,告知视觉障碍的原因及干预对策,以及通过规范治疗可以改善或延缓视觉障碍的进展,为失能老年人树立战胜疾病的信心。

(2)中重度失能:随着视觉障碍加重,失能的程度也逐步加重,护理负担增加,失能老年人的心理状态可能会进一步恶化,情绪难以控制,对生活失去希望,部分中重度失能老年人缺乏积极主动性,不配合治疗。尊重失能老年人的个人意愿,在其能够接受的情况下适度给予帮助,协助其适应视觉障碍所带来的生活困扰,逐步调整生活方式及习惯,丰富个人生活,增加集体活动,有效控制情绪波动,增加对生活的信心。根据失能老年人的情况适时安排出行,与其描述所处环境,增加融入感。

4. 日常生活护理

(1)轻度失能：视觉障碍程度较低、不影响日常生活能力时,应鼓励与支持失能老年人主动、独立完成日常生活。失能老年人应丰富个人生活,主动参与社会活动,适度安排、合理进行体育锻炼,改善与维持现有视觉能力。

(2)中重度失能：视觉障碍程度达到辨别小物体困难、标准字体看不清时,对失能老年人日常生活已造成一定程度的影响,将常用的不易辨别的小物体替换为较大物体,注明标识,如使用的指甲剪可替换为较大型号,前端配置放大镜,行走、上下楼梯时光线充足,以便于看清楼梯或地面,避免受伤。护理过程中了解失能老年人的需求,协助其完成日常生活,提高生活质量。

当只能看到光、颜色和物体的大致轮廓、眼睛可随物体移动时,日常生活多方面受到影响,需协助完成。进食过程中将食物、餐具提前摆放,位置相对固定,食物利于拿取,餐勺代替餐筷。穿衣过程简化,建议选择开衫、大纽扣设计,裤子为松紧裤带,长短适宜,穿着合体,可将衣裤成套存放、固定位置,利于拿取。生活用具专人专用,洗脸时用清洁柔软的毛巾,勿用手、脏手帕擦眼揉眼,避免脏水进入眼睛。牙膏、牙刷、毛巾等洗漱用品外观颜色鲜明、位置固定、易于分辨,洗澡水"冷""热"标识明显,放置防滑垫,减少单独洗澡的时长。床旁放置床档,床面降至最低,床头桌粘贴防撞条。行走过程中穿防滑鞋,选择障碍物少、地面平整的线路,必要时使用拐杖等辅助用具。

5. 预防意外事件

(1)轻度失能：轻度失能老年人活动过程中,防止跌倒、磕碰伤等意外事件的发生,应保证环境光线充足、明暗适宜,使用柔和的白炽灯光源,室外强光照射可使用纱质窗帘遮挡,夜间启用夜灯照明,家具摆放合理,通道无障碍物,地面保持平整、清洁、防滑设计,台阶高度适度,台阶间有色差提示,在卫生间及走廊处安装颜色鲜艳、标识醒目的扶手。保证出行安全的情况下佩戴黄色或茶色眼镜以减少眩光,活动过程中避免持重物、打电话等分散注意力的行为。视野缺损者不能准确看到所处环境的全貌,部分遮挡,告知其周围环境物品、建筑的布局,移开不必要的物品,坐下时双手触及座椅扶手或床面以确定位置,减少上下楼梯。告知失能老年人意外事件的应急处理方法,降低受伤程度。

(2)中重度失能：中重度失能老年人机体对突发事件的反应及自我保护能力减弱或丧失,严重者可出现骨折、颅脑损伤等并发症,甚至危及生命。应准确评估安全风险,落实有效安全措施,适时使用辅具或床档,离床活动期间专人陪伴,及时满足生活需求,常用物品随手可及,移除尖锐、质地较硬的物品。适时改变如厕方式,夜间建议床旁或床上如厕,减少意外事件发生。

(四) 效果评价

1. 能够适应并积极应对视觉障碍所造成的生活困扰。
2. 情绪稳定,能够适应自身角色,维持自我形象。
3. 能够在指导、协助下完成日常生活。
4. 环境安全,适宜有视觉障碍的失能老年人居住,未发生安全意外事件。
5. 掌握眼部术后主要护理措施、健康用眼习惯等相关措施。

第二节　听觉障碍的护理

【概述】

听觉障碍可由听觉传导通路损害引起,表现为耳聋、耳鸣及听觉过敏。耳聋(deafness)即听力的减退或丧失,临床上分为传导性耳聋和感觉神经性耳聋。失能老年人最常见为感觉神经性耳聋,表现为高频音的听觉困难和语言分辨能力差。耳鸣(tinnitus)是指在没有任何外界声源刺激的情况下听到的一种鸣响感,可呈发作性,也可呈持续性,在听觉传导通路上任何部位的刺激性病变都可引起耳鸣。听觉过敏(hyperacusis)是指患者对于正常的声音感觉比实际声源的强度大。调查显示,60 岁及以上老年人中,听力有不同程度问题的占 32.5%。听觉障碍的比例随着年龄的增长、慢性疾病患病种类的增加而升高。

【病因】

(一) 生理性老化

随着年龄增长听觉器官退行性改变,其病理表现主要为耳蜗毛细胞和螺旋神经节细胞的凋亡。

(二) 疾病因素

疾病因素包括高血压、冠心病、糖尿病、高脂血症、动脉硬化、精神压力、代谢异常以及遗传因素等。其他如有无中耳炎病史、外伤、应用耳毒性药物(如链霉素、卡那霉素、多黏菌素、庆大霉素等)等。

(三) 不良生活习惯

不良生活习惯包括不正确的挖耳习惯、长期噪声刺激、长期佩戴耳机等。

【检查方法】

(一) 听力检查

询问两侧耳朵的听觉是否一致,如有差异则先对听力较好的耳朵进行测试。先用耳塞塞住听力较差侧耳朵,站在离老年人约50cm处对另一侧耳朵小声发出两音节的数字,让老年人复述。测试者的声音强度可由小声的耳语增强到中、大声的发音。

(二) 耳镜检查

耳镜检查双侧鼓膜多数无特征性表现,复合型者可伴有菲薄、钙化、内陷或穿孔。

(三) 听力学测试

通过纯音测听、耳蜗电图、言语识别率等辅助判定听觉障碍。按WHO耳聋分级标准,根据纯音测听的言语频率听阈的平均值分为5级:①轻度聋,语频听阈≤40dB,听低声谈话有困难;②中度聋,语频听阈41dB~55dB,听一般谈话有困难;③中重度聋,语频听阈56dB~70dB,需大声说话才能听到;④重度聋,语频听阈71dB~90dB,需在耳旁大声说话才能听到;⑤极重度聋,语频听阈>90dB,在耳旁大声说话也听不清。

(四) 量表测评

通过听力自我测试进行筛查,判断有无问题。

【护理实践】

(一) 护理评估

1. 健康生活方式　用耳习惯,慢性疾病的自我管理与疾病控制。

2. 症状评估　听觉障碍的表现及程度。

3. 安全风险评估　是否存在意外伤害事件及其发生的风险。

(二) 护理问题

1. 感知改变:听力下降　与耳部疾病、听觉器官血供减少、听神经退行性改变有关。

2. 社会交往障碍　与听力下降有关。

3. 防护能力低下　与听力下降有关。

4. 焦虑、抑郁　与外界沟通障碍有关。

(三) 护理策略

1. 保持健康生活方式

(1)轻度失能:失能老年人应保持合理饮食,规律生活,劳逸结合,保持健康平和的心态。饮食应清淡,多吃新鲜蔬果,禁食高糖、高盐、高胆固醇、低维生素的食物。多进食能延缓内耳老化的食物,比如黑木耳、胡萝卜、山药、芝麻、黑豆以及锌含量较高的海鱼、贝类等,还应多食用一些有预防血管硬化作用的不饱和脂肪酸类食品,有防治高脂血症、动脉硬化的作用,比如青花鱼、沙丁鱼、红花鱼和竹箕鱼等,鹌鹑肉蛋、玉米油、核桃等,适当补充B、C、D、E族维生素。早睡早起,保持充足的睡眠。戒烟、酒。坚持体育锻炼,增加户外活动量,根据自己的身体状况和条件选择锻炼项目,如散步、慢跑、打太极拳、做八段锦等,避免过度疲劳和情绪紧张。坚持科学的锻炼方法,增强机体免疫力,促进全身血液循环。

(2)中重度失能:中重度失能老年人保证饮食提供的多样性、进食的安全性及口味的偏好。维持合理睡眠时长,改善睡眠质量。合理安排日常活动,在身体状况承受范围内进行适宜锻炼,适当增加室内、床上锻炼项目。

2. 指导正确用药

(1)轻度失能:当发现听力下降、鼓膜穿孔或急性中耳炎等耳部疾病时,应引起重视,及时就医。使用药物时遵医嘱按时、按量坚持服用。不随意用药,避免服用具有耳毒性的药物,如链霉素、卡那霉素、新霉素以及水杨酸类、磺胺类药物等,避免损伤听神经。指导耳部用药给药方法,观察用药效果,注意用药后的反应并及时与医生沟通。定期进行听力检查,当听觉障碍短期内加重时及时检查和治疗。

(2)中重度失能:按时给药,给药过程中指导或协助完成,保证给药方式的正确性,动态观察并及时发现药物不良反应,有效处理。

3. 正确使用助听器

(1)轻度失能:对经药物治疗无效的老年性耳聋,应及早借助助听器或人工耳蜗植入等人工听觉技术,并运用言语仪、音频指示器等适当仪器,进行听觉言语训练,可使失能老年人能听懂。或借助读唇来了解他人口头语言,具备接受和表达语言的能力。自行佩戴助听器者,指导其每天使用专用毛刷清洁助听器各处,用软布轻轻擦拭,禁忌使用清洁液等。游泳、沐浴或洗衣服时应取出助听器,以免潮湿受损,切忌使用电吹风等干燥工具。若较长时间不使用,应取出助听器电池后将其放置于专用口袋内,存放于阴凉干燥处。

(2)中重度失能:部分中重度失能老年人无法自行佩戴助听器,需他人指导或协助完成。照护者需及时协助佩戴,评估佩戴的正确性及听力改善情况。取下后,妥善保存与维护。动态评估助听器使用的有效性,定期检测与调试。

4. 维持有效沟通

(1)轻度失能:在与听觉障碍的失能老年人交谈时应使其处于安静的环境中,

交流前先正面进入其视线范围内,可轻拍以引起注意。交谈过程中语速缓慢,吐字清晰,音量适中,使用鼓励性语言。与其交谈时使用词语、短句表达意思,每次表达一件事情,采用闭合式提问,亦可通过书面交谈或手势等非语言交流技巧提高沟通有效性,以提高其生活质量。指导耳部按摩,2 次 /d,实施过程中,以耳朵有放松、舒服的感觉为佳,以促进血液循环。

(2)中重度失能:听觉障碍会增加中重度失能老年人的照护难度,照护者应相对固定,通过对其听觉障碍特点的了解,采用习惯的方式进行有效的沟通,及时发现并满足失能老年人的需求,协助其完成各项生活所需。可缩短与其交流的距离,或蹲下倾听其讲话,拉近与其沟通的距离,并采取握手、抚摸、拥抱、微笑的面部表情、友善的目光等肢体语言进行安抚,多给予陪伴,增加安全感。协助其进行助听器佩戴及日常护理。

5. 积极参与社会活动

(1)轻度失能:鼓励其保持积极乐观的生活态度和心理状态,培养对周围事物的兴趣爱好,积极参与文娱活动、社会公益活动,参加广场舞、旅游等,使其能够保持年轻的心态和积极向上的精神,丰富业余生活,避免产生孤独感。如出现不愿与人交流、不愿参加社交活动的情况,帮助其树立克服困难的信心,鼓励其出门聊天、参加一些有意义的社会活动等,提高其社会功能,帮助其追求自我价值。鼓励家人、朋友给予良好的情感支持,体现积极、乐观的生活态度。

(2)中重度失能:指导照护者及亲朋好友对失能老年人给予更多的关心和帮助,协助其外出活动,使其有机会参与社会活动。重度失能老年人渐渐不愿意与他人交谈,不愿意参加社交活动,表现为自闭甚至抑郁。照护者应密切观察其心理状况,为其实施相应的心理疏导。如果其消极情绪明显,可以引导发泄情绪,通过沟通,让其将郁积已久的负面情绪倾诉出来,以更好地适应现有的生活。

6. 落实安全防范措施

(1)轻度失能:讲解生活中的安全措施。可适当调节生活设施的提示声音,如电话来电声音、听筒声音、家中门铃声音、报警器的声音等,应用有自动断电功能的电器等。当失能老年人无法接收到示警的声音信号,为使其对报警器有反应,报警器可设计成声音和光线同时刺激的装置。家中门铃可与室内灯相连接,以便失能老年人在家中应门,还可给家中的电话听筒增加扩音装置,佩戴智能手环,设置振动模式,以提醒其接听电话等,以利于失能老年人的日常生活。外出时应佩戴助听器,不去人多车多的场所,必须前往时有照护者陪同。

(2)中重度失能:照护者须协助其完成日常生活,为其提供适时的帮助与提醒,并保持居住空间与活动空间的安全,减少杂物的摆放。应为其佩戴助听器,勿留失能老年人独自居家,照护者陪同外出时应确保周围环境安全,避免因听力受损造成损伤。

(四) 效果评价

1. 能够适应并积极应对听觉障碍所造成的生活困扰。
2. 情绪稳定,能够适应自身角色,积极配合治疗。
3. 正确使用及维护听力辅助用具。
4. 环境安全,环境改造有助于听觉障碍者居住,未发生安全意外事件。

第三节　躯体感觉障碍的护理

【概述】

感觉障碍(sense disorders)指机体对各种形式的刺激(如温度、触、压、位置、振动等)无感知、感知减退或异常的一组综合征。感觉障碍可以分为抑制性症状和刺激性症状两大类。抑制性症状是指感觉传导通路破坏时功能受到抑制,出现感觉(痛觉、温度觉、触觉和深感觉)减退或缺失,包括完全性感觉缺失、分离性感觉障碍、皮质感觉缺失、痛觉减退(痛觉迟钝)。刺激性症状是指感觉传导通路受到刺激或兴奋性增高时出现的症状。可分为:感觉过敏、感觉异常、感觉倒错、疼痛。多种疾病均可造成感觉障碍。

【病因】

(一) 生理性老化

随着年龄增长,老年人周围神经系统也发生相应变化,表现为神经细胞树突变短或减少、周围神经节段性脱髓鞘、神经纤维变性、运动及感觉神经传导速度减慢。

(二) 疾病因素

脑卒中后、脊髓损伤等常出现浅感觉丧失或减退,糖尿病神经病变、神经炎、带状疱疹神经痛常出现感觉异常或感觉迟钝。脊柱结核、多神经病常出现深感觉障碍。人格解体、抑郁症等精神类疾病常出现主观的深、浅感觉障碍。

(三) 不良生活习惯

不良生活习惯包括不正确的坐姿、腋杖使用不当等压迫神经。

【检查方法】

选择环境安静、受试者情绪稳定的情况进行检查。检查者应耐心细致,尽量使受试者充分配合。检查时自感觉缺失部位查向正常部位,自肢体远端查向近端,注意左右、远近端对比,必要时重复检查,切忌暗示性提问,以获取准确的资料。

（一）浅感觉检查

1. 痛觉　用大头针的尖端和钝端交替轻刺皮肤,询问是否疼痛。

2. 触觉　嘱闭目,用棉签或软纸片轻触皮肤,询问触碰部位,或让受试者随着检查者的触碰数说出"1、2、3……"。

3. 温度觉　用装冷水（0~10℃）和热水（40~50℃）的玻璃试管,分别轻触皮肤,辨别冷、热感。

如痛、触觉无改变,一般可不必再查温度觉。如有感觉障碍,应记录部位、范围和是否双侧对称等。

（二）深感觉检查

1. 运动觉　嘱闭目,检查者用拇指和示指轻轻夹住受试者手指或足趾末节两侧,上下移动 5° 左右,让受试者辨别"向上""向下"移动,如感觉不明显可加大活动幅度或测试较大关节。

2. 位置觉　嘱闭目,检查者将其肢体摆成某一姿势,让受试者描述该姿势或用对侧肢体模仿。

3. 振动觉　将震动的音叉柄置于骨隆起处,如手指、桡骨茎突、尺骨茎突、鹰嘴、锁骨、足趾、内外踝、胫骨、膝、髂前上棘和肋骨等处,询问有无振动感和持续时间,两侧对比。

【护理实践】

（一）护理评估

1. 健康生活方式　不正确坐姿,慢性疾病的自我管理与疾病控制。

2. 症状评估　通过查体对浅感觉、深感觉进行评估。

3. 安全风险评估　是否存在皮肤受损、烫伤、冻伤、磕碰伤等安全事件及其发生的风险。

（二）护理问题

1. 感知觉紊乱　与脑、脊髓病变及周围神经受损有关。

2. 有受伤的危险（烫伤、冻伤、磕碰伤等）　与感觉减退有关。

3. 有皮肤完整性受损的风险　与感觉减退有关。

4. 焦虑、抑郁　与感觉过敏、感觉倒错有关。

(三) 护理策略

1. 增加舒适感

(1)轻度失能:日常生活中应注意穿着舒适,鞋袜清洁、宽松、柔软、合脚、透气性良好,着柔软舒适的棉质内衣,增加舒适度,避免因感觉障碍出现磨损而不自知的情况。当其下肢存在抑制性症状时,走路要慢,步伐要小,尽量走得少些,可选择较深的鞋子,根据自身的足部形态制作与足底形态吻合、匹配的鞋垫,以便将压力均匀地分布于足底。养成每晚观察、抚摸双足的习惯,及早发现异常情况,并采取措施保护患足。一旦感觉缺失的足部出现溃疡,应及时就诊,使患足绝对休息,避免继续受压,遵医嘱使用药物控制感染、促使愈合。动态观察局部情况,在医生的指导下进行活动。

(2)中重度失能:照护者应识别失能老年人感觉障碍的躯体症状,了解其主观感受,并查找原因。保持其床单位整洁、干燥、无渣屑,及时发现因感觉障碍导致的皮肤改变,提高舒适度。

2. 实施感觉刺激

(1)轻度失能:尽早进行康复训练,可进行肢体的拍打、按摩、理疗、针灸、被动运动和各种冷、热、电的刺激,应从简单到复杂,由易到难,循序渐进,有针对性地进行,适当给予安慰和鼓励。患侧肢体进行按摩拍打 4 次 /d,用粗布、纸、冰块等在皮肤上进行快速摩擦。对肢体进行按摩,有利于改善血液循环,消除肿胀,缓解疼痛,促进患侧肢体功能恢复。用大头针适度刺激来训练痛觉,用砂纸、棉签来训练触觉,用冷、热毛巾擦敷训练温度觉。对存在深感觉障碍者,要有计划地进行肢体负重、关节压缩训练,以刺激皮肤、皮下及关节的压力和本体感受器。在感觉障碍各关节处使用弹力绷带,根据其训练部位的关节活动度和肌力进行被动运动、主动运动和抗阻运动。用手轻捏手指、足趾远端两侧并向不同方向运动让其感觉并判断,以训练关节位置觉。利用音叉放置于关节骨隆起处训练振动觉。被动活动关节时反复适度地挤压关节,牵拉肌肉、韧带,让其注视患肢并认真体会其位置、方向及运动感觉,嘱其闭目寻找停滞在不同位置的患肢的不同部位,多次重复直至找准,这些方法可促进其本体感觉的恢复。还可通过用其肢体触摸或抓捏各种不同大小、形状和质地的物品进行反复训练,原则是物品由大到小、由简单到复杂、由粗糙质地到纤细质地、由单一类物体到混合物体。感觉训练时间不宜过长、过频,以每天训练 10~15min 为宜。注意对感觉障碍区的保护,不要用患手去触摸危险的物体,防止发生烫伤、刺伤等。对感觉过敏者,采用脱敏治疗,要多使用敏感区,并对敏感区进行自我按摩。选用不同质地不同材料的物体如棉球、毛巾、毛刷、米粒、沙子等刺激敏感区,刺激量宜逐渐加大,使之逐渐产生适应性和耐受力。

（2）中重度失能：每日用温水为其擦洗感觉障碍的身体部位，以促进血液循环。可为其进行全身或局部按摩，从远端到近端进行，刺激感觉障碍肢体，有利于机体的康复。按摩时可配合穴位按压以增加疗效。按摩时须注意：①操作者避免指甲过长损伤皮肤；②力度均匀、柔和、持久、渗透；③观察其反应，了解有无头晕、心慌、胸闷、异常出汗等不适症状，如出现应立即停止，必要时就医。

3. 有效落实安全防范措施

（1）轻度失能：指导失能老年人应用视觉与健侧肢体对其患肢进行保护，可用健侧手测量水温，不要用无感觉的部位去接触危险的物体，如运转中的机器、搬运重物。注意观察患侧周围的物品，活动区禁止放置利器，日常用具选用不易打碎的材质，避免使用玻璃、陶瓷等，并将物品放于固定位置，确保患肢处于安全环境中，防止做饭、烧水、吸烟时烫伤，避免磕碰伤等。可为烹调用具安装加长的木柄或塑料柄。戒烟或使用香烟嘴。对感觉丧失的手、手指，应保持清洁，可戴手套保护。剪指甲时避免指甲剪得太短，修剪胼胝时不要修得太深，避免出血。预防无感觉区发生皮肤损伤，观察固定肢体的夹板、石膏、支具等是否存在问题，边缘处予透气性良好的软垫衬垫，遇有不适应立即就诊，并教会失能老年人检查皮肤的方法，告诉其局部长期受压可能出现的结果。鞋子选用鞋底有防滑设计的，裤子长短适宜。不可赤脚行走，不穿拖鞋外出，浴室放置防滑垫，活动区域内保持地面整洁无障碍物，不用过于松软的地毯，以防跌倒及外伤的发生。床头、走廊、卫生间放置呼叫器，并将呼叫器置于失能老年人的健侧，以便有事时能及时呼叫。

（2）中重度失能：中重度失能老年人，由于感觉障碍易发生烫伤、皮肤完整性受损等问题，照护者应加强对其皮肤的观察。及时查看老年人大小便情况，随时清理排泄物，保证会阴部及肛周皮肤的清洁、干燥，同时观察皮肤有无淹红、破溃，必要时涂抹护臀霜进行保护，及时更换潮湿、污染的衣裤，干燥皮肤可使用润肤剂。根据温度变化及时为失能老年人增减衣物及被褥，避免高温或过冷刺激，慎用热水袋、"暖宝宝"或冰袋、冷敷贴等，防止烫伤、冻伤的情况发生。为其肢体保暖需用热水袋时，应在热水袋外包裹毛巾，水温不宜超过 50℃，且每 30min 检查并更换一次部位，使用冰袋时应在冰袋外包裹毛巾，防止冻伤。进行物理治疗时注意仪器与肢体间的距离，避免烫伤。安装床档，并用透气性良好的柔软物品包裹，避免使用栏杆式床档，以防肢体卡于缝隙中。可在辅助器具（如轮椅、拐杖、助行器等）上安装呼叫装置，指导其使用，有任何需求时均可呼叫照护者，并可用软布包裹患侧辅助器具。

4. 维持良好情绪

（1）轻度失能：当存在刺激性症状时，应将其安置于单独的房间，创造安静的空间,保持室内陈设整洁、光线充足、空气流通。可适当摆放绿植,运用色彩疗法原理在室内显眼处添加蓝色背景图案,缓解其紧张心理。根据其兴趣爱好,可为其播放喜爱的轻音乐,音量以其自觉舒适为准,转移其注意力、缓解紧张情绪。

（2）中重度失能:与之交流时应态度诚恳、耐心细致、表情和蔼、语气温和,使用积极性语言安抚情绪。根据治疗的轻重缓急,合理安排各项治疗护理操作,集中进行,减少肢体接触,以减少刺激。同时指导照护者了解感觉障碍的表现,增加沟通,增进情感交流,缓解其痛苦。

（四）效果评价

1. 能够适应并积极应对感觉障碍所造成的生活困扰。

2. 未发生烫伤、冻伤、磕碰伤等安全意外事件。

3. 皮肤完整,未发生皮肤受损。

4. 情绪稳定,能够适应自身角色,积极配合治疗。

第四节　认知障碍的护理

【概述】

认知是指人脑接收外界信息,经过加工处理,转换成内在的心理活动,从而获得知识或应用知识的过程,它包括记忆、语言、视空间、执行、计算和理解判断等方面。认知障碍是指上述几项认知功能中的 1 项或多项受损,当上述认知功能有 2 项或 2 项以上受累并影响个体的日常生活或社交能力时则是痴呆。根据认知障碍的程度分为轻度认知障碍和痴呆。

随着我国老年人口的增长,老年人神经系统变性疾病尤其是痴呆的患病率逐年增加,2020 年数据显示 60 岁及以上痴呆患病率 6.04%,患者人数 1 507 万,轻度认知障碍患病率为 15.54%,患者人数为 3 877 万。认知功能障碍给本人及家人带来了沉重的经济负担及照护负担。中国认知障碍患者的年总花费占国内生产总值的 1.47%,其经济负担高于全球平均水平(1.19%)。

【病因】

（一）生理性因素

生理性因素包括年龄、遗传因素、女性雌激素水平降低等。随着年龄增长,痴呆的患病率增加,女性显著高于男性。携带痴呆相关风险基因者较无风险基因携带者发病率高。

(二) 疾病因素

正常颅压脑积水、脑外伤、脑肿瘤、脱髓鞘病等原发神经系统疾病；甲状腺功能减退、维生素缺乏等代谢性疾病；中毒性脑病(酒精中毒、毒品、药物慢性中毒等)等神经系统以外疾病；获得性免疫缺陷综合征、梅毒、肝豆状核变性等同时累及神经系统以及其他脏器的疾病。高血压、糖尿病、高胆固醇血症、高同型半胱氨酸血症、血管相关疾病等。

(三) 不良生活习惯

不良生活习惯包括高糖、高脂、高钠饮食,吸烟、饮酒、缺乏运动、睡眠不足等增加认知障碍相关疾病的患病率,增加认知障碍的发生风险。

【检查方法】

(一) 神经心理学检查

通过大体评定量表、分级量表、精神行为评定量表、用于鉴别的量表等评价记忆功能、言语功能、定向力、应用能力、注意力、知觉(视、听、感知)和执行功能 7 个领域。选用量表、评价测验结果时必须结合临床表现和其他辅助检查结果综合得出判断。

(二) 影像及脑电图检查

通过头颅 CT、MRI、SPECT 和 PET 等影像学检查提示颅内改变及受损部位。通过脑电图提示脑电活动的异常改变。

(三) 实验室检查

通过脑脊液检查和基因检测明确病因。

【护理实践】

(一) 护理评估

1. 健康生活方式　饮食、运动及生活习惯,疾病的自我管理与控制。有无脑外伤、吸烟史、家族史等。

2. 认知功能评估　通过量表评估记忆功能、言语功能、定向力、应用能力、注意力、知觉(视、听、感知)和执行功能受损程度。

3. 精神状态评估　通过量表对焦虑、抑郁、睡眠质量、激越行为等进行评估。

4. 日常生活能力评估　对其日常生活能力进行量表评定。

5. 安全风险评估　评估是否存在跌倒/坠床、皮肤受损、走失等安全事件及其发生的风险。

（二）护理问题

1. 记忆障碍　与记忆进行性减退有关。

2. 自理缺陷（如厕 / 洗漱 / 进食 / 穿着修饰）　与认知障碍有关。

3. 有服药错误、走失、自伤 / 他伤的风险　与认知障碍有关。

4. 沟通障碍　与认知障碍有关。

（三）护理策略

1. 实施认知干预

（1）轻度失能：进行认知功能评估，与医生、康复治疗师共同制订有针对性的个体化认知康复训练计划，训练过程由易到难，循序渐进，并给予适时的鼓励。与失能老年人讨论感兴趣的主题，进行文字游戏、谜语、音乐和实践活动等，并适当进行体育锻炼，利用计算机软件的支持积极开展认知训练。对容易忘记的事或容易出错的程序，设立提醒标志，以帮助记忆，使其更好地维持现有认识水平及生活能力。

（2）中重度失能：根据失能老年人认知障碍程度开展认知刺激、认知康复，部分失能老年人可适当进行认知训练项目等多种认知干预方法。认知干预的实施应涉及全认知域或以某一认知域为主的多认知域干预，同时兼顾多样性、趣味性，通过给予适合的训练强度和充足的训练量以保证训练效果。选择失能老年人状态相对稳定的时段及感兴趣的训练内容，30min/ 次，3 次 / 周，如图片识别与分类、黏土制作、木块拼搭等。认知康复贯穿于失能老年人的日常生活，以维持和改善伴有认知障碍的失能老年人在日常生活中的独立性和关键个体功能，如穿衣、进食、沐浴、如厕等。实施认知康复过程中注意不要过多干预与替代，应给予充足的时间，最大限度地完成，给予适时鼓励与肯定，适度指导与协助。

2. 日常生活护理

（1）轻度失能：认知功能轻度障碍不会影响失能老年人的日常生活能力，但可出现转瞬即忘、学习新知识的能力下降。在日常生活中应更多以提示为主，过多地给予协助反而会加重失能老年人的挫败感。应合理安排其日常生活，作息规律，使其保持现有的工作和生活状态，积极参与社交活动。

（2）中重度失能：随着认知功能的下降，失能老年人的日常生活能力逐渐下降，需逐步给予协助或完全替代。应使其建立规律的生活习惯，合理安排日常活动，简化穿衣、如厕、沐浴等基本生活需求。通过图片、示范等提示须完成的事情及动作，如声音提示进餐饮水时间、图片提示洗漱动作等。照护过程中须注意不要过多的指责，维护其自信与自尊。

3. 安全用药

（1）轻度失能：认知功能轻度障碍的失能老年人，用药过程中常出现遗忘自己服药的经历，经常反复询问照护者，出现因担心未服药加重疾病进展而重复服药的情况，造成用药安全问题。照护者可协助失能老年人记录用药情况，如使用服药日记记录每次用药的名称、剂量及时间，还可通过提示软件、分盒放置等方式确定药物服用情况。

（2）中重度失能：伴有认知障碍的中重度失能老年人，服药期间需照护者协同，保证药品名称、剂量及给药方式正确。可使用分装药盒进行摆药，不同时间服用的药物用不同颜色进行区分，便于发现其漏服药或多服药。协助其服药，确认药物咽下，避免口腔内存药的情况。服药困难者，可将无特殊要求的药物研碎化于水中服用。鼻饲饮食者由胃管注入药物。当失能老年人无法诉说服药后不适感受时，照护者要细心观察有无不良反应，及时与医生进行沟通，调整给药方案。对伴有抑郁症、幻觉和自杀倾向者，要将药品置于其拿不到的安全且相对固定的位置。

4. 预防意外事件

（1）轻度失能：认知功能轻度障碍时，认知域受损的范围相对较小，程度相对较低，此阶段失能老年人行动能力相对较好。当出现视空间障碍时，不能正确判断物品位置，易发生跌倒、磕碰伤、烫伤等安全意外事件。应保证居住环境光线充足，保证夜间卧室、走廊和卫生间的照明。活动空间内无障碍物，走廊、卫生间内安装扶手，地面铺设防滑材料。教会其使用辅助器具，如拐杖、助行器、老花镜、助听器等。衣裤合体，穿防滑鞋。家具、窗户等安装防撞条。常用物品不要放在高处，避免高处取物。减少其独自使用热源的机会，如食物温度适宜进食再告知失能老年人进餐、减少其独自在厨房的时间、沐浴前为其调整水温等。当出现定向力障碍时，存在走失风险，居所及内部陈设应相对固定，外出互动应有人陪伴，配备电子定位设备及紧急联系方式，教会失能老年人寻求帮助的方法。当出现情绪激动、激越行为时，易出现自伤／他伤的情况，照护者不要与其发生争执，应温和对待，本着不争辩、不纠正、不正面冲突的原则，防止失能老年人出现脱抑制行为。在安全的前提下，可采取有意忽略的态度，减少敌对和不信任感，或可通过听音乐、深呼吸等方法使其放松，通过与老年人谈论感兴趣的话题、转移注意力等方式舒缓其情绪。

（2）中重度失能：伴有认知障碍的中重度失能老年人因其活动能力受限，活动范围缩小，反应相对迟钝，因此上述安全事件的发生风险相对降低，而出现压力性损伤、坠床、噎食等安全事件的风险提升。照护过程中，应评估床上移动及活动能力，可使用防压力性损伤压力垫、定时调整体位等降低局部皮肤压力，保持床单位平整。床旁加装安全护栏,改变夜间如厕方式以降低夜间离床的机会,避免坠床事件。

5. 促进有效沟通

(1)轻度失能:轻度失能老年人伴有认知障碍时,沟通能力进一步受到影响。失能老年人可能由于听觉障碍、视觉障碍导致沟通不顺畅,而认知功能障碍使其无法正确表达目前的功能障碍,照护者若不能及时发现失能老年人存在的沟通障碍原因,必然会影响沟通的效果。这就要求照护者通过细致观察,了解失能老年人的身体状况,对于听觉障碍严重者可佩戴助听器,确保助听器正常运行、音量适合,视力障碍者佩戴眼镜、老花镜或积极治疗眼部疾病。沟通过程中要心态平和、耐心倾听,当其说不出来时不要催促,耐心等待,给予其思考的时间,可适时提醒,减轻挫败感。

(2)中重度失能:随着认知障碍逐渐加重,部分失能老年人会出现语言能力障碍、理解能力障碍,不能正确表述自己的需求,不明白照护者所说的话的意思。照护者在与其沟通过程中,要能从失能老年人叙述的内容中分析出其想表达的真实意思,包括肢体语言、手势代表的含义。失能老年人反应能力下降也增加了沟通的难度,应减慢语速、吐字清晰、沟通内容简短、减少信息量、降低周围环境的干扰。当失能老年人出现反复说一件事或一句话时,应保持冷静和耐心,不要不理睬或强令其停止。

(四)效果评价

1. 能够适应并积极应对认知障碍所造成的生活困扰。

2. 在指导、协助下完成日常生活。

3. 环境安全,适宜有认知障碍的失能老年人居住,未发生安全意外事件。

4. 最大限度地保持社交能力。

第五节　营养失调的护理

【概述】

营养失调(nutritional disorder)是指营养物质摄入不足、过量或比例异常,与机体的营养需求不协调,从而对机体形态学和功能及临床结局造成不良影响的综合征,包括营养不足和营养过剩。营养不足(undernutrition)表现为能量 - 蛋白质缺乏或营养素缺乏,涉及摄入失衡、利用障碍、消耗增加3方面。营养过剩(overnutrition)表现为超重、肥胖,与多种慢性疾病如高血压、冠心病、糖尿病等发病相关。

我国老年人群营养风险整体较高,营养失调风险比例高达49.7%,营养失调发生率达14.7%。老年人的营养状况与失能程度密切相关,营养失调伴随着体重的减轻和骨骼肌质量的减少,影响其活动和自理能力;同时,日常生活能力下降和身体活动受限也会导致食物的获取和足量摄入变得困难。营养状况是影响老年人失能程度的重要可干预因素之一。

【病因】

(一) 生理性老化

随着年龄的增加,咀嚼吞咽功能减退、胃肠蠕动能力减退、胃酸分泌减少、胃排空延迟、肠黏膜萎缩和消化道分泌激素减少等均会影响营养物质的吸收和利用。

(二) 疾病因素

消化道炎症、恶性肿瘤等疾病增加机体的能量与蛋白质消耗。口腔疾病、精神疾病如厌食症等,使得摄入量减少。原发病用药治疗时,部分药物会增加胃肠黏膜糜烂、溃疡和出血的风险。

(三) 不良生活习惯

不良生活习惯包括偏食主食类食物、过食辛辣刺激性食物、忌食肉类、常吃零食、口味偏咸偏油等。

【检查方法】

(一) 一般检查

体格检查发现失能老年人出现脂肪及肌肉的萎缩、皮肤弹性下降、毛发光泽和柔软度丧失、凹陷性水肿以及肝脏和腮腺肿大等,均是营养失调的特征性表现。

(二) 体重指数

我国BMI评定标准: BMI ≥ $28.0kg/m^2$ 为肥胖,$24.0\sim27.9kg/m^2$ 为超重,正常值为 $18.5\sim23.9kg/m^2$,$BMI<18.5kg/m^2$ 为体重过轻。

(三) 皮褶厚度

三头肌皮褶厚度是临床上最常用的皮褶厚度测定方法。测量时取立位,上臂自然下垂,取左或右上臂背侧肩胛骨肩峰至尺骨鹰嘴连线中点,测量者用两指将皮肤连同皮下脂肪捏起呈褶皱,捏起处两边的皮肤需对称。正常测量值男性为12.5mm,女性为16.5mm。实测值占正常值的 90%~110% 为正常,80%~<90% 为轻度营养不良,60%~<80% 为中度营养不良,<60% 为重度营养不良,>110% 为肥胖。

（四）臂围

测量时自然站立，先将右上臂前屈，前臂缓慢伸直并松拳，将带尺放在右上臂肱三头肌处围绕一周，所测数值即为臂围。正常参考值男性为 25.3cm，女性为 23.2cm。实测值占正常值的 90% 以上为正常，80%~89% 为轻度营养不良，60%~79% 为中度营养不良，<60% 为重度营养不良。

（五）实验室检查

血浆蛋白质水平可以反映机体蛋白质营养状况，是目前最常见的营养评价指标之一，主要包括清蛋白、前白蛋白和转铁蛋白等。氮平衡是评价蛋白质营养状况最可靠和常用的指标，表明体内蛋白质的合成量和分解量之间的平衡。

（六）量表评估

常使用 NRS2002 和微型营养评定量表筛查营养风险。

【护理实践】

（一）护理评估

1. 健康生活方式　有无偏食主食类食物、过食辛辣刺激性食物、忌食肉类、常吃零食、口味偏咸偏油等饮食习惯。进食能力、进食方式、疾病的控制与管理状况。

2. 症状评估

（1）营养失调的严重程度：使用上述检查方法和相关量表，判断营养失调的严重（轻、中、重）程度，为进一步治疗提供指导。

（2）营养失调的类型：通过膳食调查和实验室检查明确营养失调的类型。

3. 安全风险评估　是否存在压力性损伤、跌倒／坠床等安全事件及其发生的风险。

（二）护理问题

1. 营养失调：低于或高于机体需要量　与摄入不足、消耗增加或摄入过量有关。

2. 有感染的风险　与免疫力下降有关。

3. 有皮肤完整性受损的危险　与低蛋白血症引起的组织水肿、皮肤防御能力下降引起皮疹和压力性损伤相关。

4. 潜在并发症：低蛋白血症、感染、营养性贫血、自发性低血糖。

（三）护理策略

1. 营养支持

（1）轻度失能：轻度失能老年人的营养失调多表现为轻度的营养不足，少部分可表现为营养过剩，通过饮食及营养教育后自主干预得到改善。评估其营养失调严重程度、类别及原因,结合性别、年龄、文化背景、心理状况、机体对营养需求、认知等方面的差异,提出针对性、个体化的饮食指导和营养宣教,可使用清晰、标准化的书面或视频教育资料宣教。改善饮食结构,可选择低血糖指数饮食或地中海饮食,以其喜好的、易吸收的植物性食物为主,包括全谷类、豆类、蔬菜、水果、坚果,鱼、家禽、蛋、乳制品、红肉及橄榄油等,采用多种烹饪方式加工食物。鼓励其与照护者共同进餐,用餐时间相对固定,并提供充足的用餐时间,保持健康饮食习惯,少量多餐,安装义齿等。对于可经口进食的吞咽困难者,可通过增加食物的黏稠度,以降低流速,延长食物进入咽喉的时间,从而保证摄入量。

营养不足者通过饮食及营养教育后营养状况未得到完全改善,可选择口服营养补充(oral nutritional supplement,ONS)。ONS 是以增加口服营养摄入为目的,除了正常食物以外,用特殊医学用途食品经口摄入补充日常饮食的不足,通常混合有蛋白质、碳水化合物和脂肪等宏量营养素和维生素、矿物质等微量营养素。一般而言,口服营养补充剂以液体形式出现,其营养素比例均衡,可以根据容量大小包装为纸盒装、瓶装或者软包装形式,部分口服营养补充剂也可以粉末或者半液体形式出现。如口服营养补充剂为肠内营养粉剂或蛋白粉时,依据配置比例,可冲水直接服用或加入食物中服用。根据失能老年人的能量需求,选择服用频次。

(2)中重度失能

1)肠内营养(enteral nutrition,EN)是指经导管或造口将液体配方食物或混合食物直接注入胃、十二指肠或空肠等消化道满足营养需求的治疗方式,适用于上述方法不能满足营养需求者。实施 EN 应掌握个体化原则,根据其实际情况选择合适的营养制剂类型、量、输注途径及方法。注意输注速度、营养制剂温度和浓度、失能老年人耐受程度及卧位坡度。腹泻、便秘者应使用含纤维素的喂养配方,合并糖尿病者可选择低糖、含慢消化的碳水化合物和单不饱和脂肪酸的喂养配方,观察消化道症状。

2)肠外营养(parenteral nutrition,PN)指通过静脉途径提供人体代谢所需的营养素。当失能老年人的胃肠道功能严重障碍时,建议给予 PN。采用"全合一"方式,即将其所需全部营养素混合后输注,使用时常规监测肝肾功能、血脂、血糖等代谢相关指标。

2. 预防感染

(1)轻度失能:保持环境清洁、空气新鲜、温湿度适宜,定时开窗通风,有条件者定期紫外线灯照射消毒。避免到人多拥挤、空气流通差的地方,医疗机构中限制陪住和探视的人数及频次。保持口腔和皮肤等部位的清洁,饭后刷牙或漱口,保持床单被褥清洁干燥,勤换衣物。观察体温的变化及伴随症状。口咽部感染的表现为溃疡或糜烂、咽部充血、扁桃体肿大及脓性分泌物等。呼吸系统感染的表现为气管炎、肺炎等,出现咳嗽、咳痰、胸痛和气促等。皮肤感染的表现为红肿、溃烂及脓性分泌物。尿路感染的表现为尿频、尿急、尿痛及血尿,外阴瘙痒、分泌物等。发现症状后及时就医,对症处理。定期进行口腔护理、会阴清洁、温水擦浴、肺部物理治疗、高蛋白饮食,必要时静脉输注白蛋白。

(2)中重度失能:失能老年人营养失调后,造成免疫力的下降,提示感染风险增加,白细胞、中性粒细胞、淋巴细胞、免疫球蛋白、补体(C3\C4\C 反应蛋白)等指标异常可综合反映其免疫力降低。随年龄增加,机体防御能力不能正常发挥保护作用,极易导致细菌、病毒、真菌等感染,通常症状无特异性,且患病后增加机体的消耗容易出现营养失调。免疫力严重下降时可进行保护性隔离,减少人员的进出,进出前后和接触前做好消毒。出现感染症状时,遵医嘱及时协助采集标本及影像学检查,监测感染指标。遵医嘱使用抗生素,观察效果和不良反应。当失能老年人出现烦躁、神情紧张、面色 / 皮肤苍白、口唇和甲床发绀、肢端湿冷、血压偏低和尿量减少等表现可考虑感染性休克的发生,遵医嘱积极补充血容量和抗感染治疗。

3. 并发症防范

(1)轻度失能:经口进食者可调整饮食结构促进营养物质的摄入和吸收。部分接受 ONS 者会出现不耐受现象,如恶心、呕吐、腹胀、腹泻、便秘等消化系统症状,可采用啜饮、分次口服或加入日常饮食等方法循序渐进地增加至目标量,提高其对 ONS 的耐受性。营养性贫血者,确定贫血类型进行有针对性干预,巨幼细胞贫血增加肉类食物,缺铁性贫血食用富含铁的食物如动物肝脏等,同时服用弱酸类食物或药物以增加铁吸收,合并出血及血小板减少者应食用流质或半流质食物。定时定量饮食维持血糖稳定,知晓低血糖的症状以及自我处理的方法,随身携带水果糖、巧克力、饼干等食物,当出现大汗、颤抖、视物模糊、饥饿、软弱无力、紧张、面色苍白、心悸、恶心、呕吐、四肢发冷等,考虑发生自发性低血糖,嘱其进食含糖食物或含糖饮料,如葡萄糖咀嚼片、饮料或果汁、苏打饼干、蜂蜜、糖浆等,15~20min 后如症状无缓解或血糖未上升,可再次进食,直到症状缓解且血糖达到 3.9mmol/L。定期监测血糖指标,以更好地了解身体的状态而进一步做出调整。

(2)中重度失能:严重低蛋白血症者,遵医嘱静脉输注白蛋白。输注前,观察药液有无混浊、沉淀、异物,瓶子有无裂纹、瓶盖松动、过期失效等情况。询问其既往有无使用血液制品出现过敏情况,遵医嘱注射苯海拉明等抗过敏药物。输注过程中,速度要慢,防止因血浆胶体渗透压的改变导致血容量增加而造成心脏负荷增加；单通路输注，输注前后使用0.9%氯化钠注射液冲管，避免与其他药物产生不良反应。输注期间监测生命体征、过敏反应等，包括血压、脉搏、呼吸，以及皮肤有无荨麻疹、潮红等异常。肠内营养时，恶心、呕吐、腹胀、肠鸣音减弱、胃残余量>200ml等胃潴留者，可遵医嘱使用促胃肠动力的药物。腹泻者，遵医嘱减慢喂养速度、总量和用药。严格无菌操作，加强肛周皮肤护理。便秘者，增加补充水分，予以通便药物和其他促进排便的措施。反流和误吸者，在鼻饲前翻身叩背、清理呼吸道分泌物等。

肠外营养时，观察导管固定及通畅情况，严格无菌操作，监测贫血、感染、电解质等相关并发症指标，遵医嘱给予药物治疗。一旦出现呼吸、心率加快，不能平卧，下肢水肿加重，牙龈或皮肤黏膜出血，发热等多提示病情加重，应及时就医。对于低血糖风险较高者，照护者应监测血糖变化，加强观察其有无意识不清、嗜睡、躁动不安、认知障碍、语言障碍、心动过速、瞳孔散大甚至昏迷等表现，如其已昏迷，不可强行喂食，应立即就医。密切监测各时段血糖变化，特别是睡前，警惕发生夜间低血糖。

（四）效果评价

1. 能够正确评定筛查营养失调的程度及类型。
2. 能够提出针对性营养失调改善方案。
3. 营养状况得到改善。
4. 能够早期预防和识别自发性低血糖。

第六节　排泄障碍的护理

【概述】

排泄障碍（elimination disorder）是指不恰当的排尿或排便行为。排尿和排便是人体排泄活动的主要方式，由于失能老年人机体调节功能减弱，或者因疾病影响常易发生排泄功能障碍。失能老年人常见的排泄功能障碍包括便秘、大便失禁、尿潴留和尿失禁。

便秘（constipation）是指2~3d或数日排便1次，粪便干硬。大便失禁（fecal incontinence）指粪便在直肠肛门时，肛门内、外括约肌处于松弛状态，大便不能自控，粪便不时地流出。尿潴留（urinary retention，UR）是指尿液大量存留在膀胱内而不能自主排出。尿失禁（urinary incontinence，UI）是指由于膀胱括约肌的损伤或神经功能障碍而丧失排尿自控的能力,使尿液不受主观控制而自尿道口溢出或流出的状态。

　　我国老年人便秘患病率为 15%~20%,长期卧床的失能老年人便秘发生率可高达 80%。老年人大便失禁患病率为 0.4%~20.7%。尿潴留多见于老年男性,约有三分之一的 80 岁以上老年男性经历过尿潴留。尿失禁在老年人中的发生率为 30%~40%,在长期护理机构中的发生率为 60%~70%。排泄障碍是失能老年人普遍存在的问题,常给老年人造成生理、心理上的多重压力,其程度随着排泄障碍的程度加深而逐渐加重,须引起广泛关注,有效处理,提高失能老年人生活质量。

【病因】

　　(一) 生理性老化

　　1. 排便障碍　随着年龄的增长,唾液腺、胃肠和胰腺的消化酶分泌减少,腹部和骨盆肌肉无力、敏感性降低,结肠肌层变薄,肠平滑肌张力减弱,肠反射降低,蠕动减慢导致便秘。肛门括约肌的肌纤维数目和收缩力加速退化,女性阴道分娩次数多、产伤等均可出现大便失禁。

　　2. 排尿障碍　随着年龄的增长,泌尿系统的结构与功能发生变化,如肾脏体积和肾单位的数量减少、膀胱容量下降、膀胱括约肌硬化等因素导致尿潴留。神经、肌肉和内分泌功能下降或不协调,女性分娩损伤等均可导致尿失禁。

　　(二) 疾病因素

　　1. 排便障碍　可由神经系统病变引起,也可为消化系统或全身性疾病引起。如脑血管病、认知障碍、炎性肠病、糖尿病等;精神心理因素,如焦虑、抑郁、受到惊吓等;因病服用阿片类镇痛药、三环类抗抑郁药、抗胆碱药、抗组胺药、非甾体抗炎药等。

　　2. 排尿障碍　由排尿中枢或周围神经病变所致,也可由膀胱或尿路病变引起。如脑血管病、脊髓损伤、手术损伤支配膀胱的感觉或运动神经,膀胱肿瘤、异物等。精神心理因素,如过度紧张、受到惊吓等。因病服用阿托品、东莨菪碱等。

　　(三) 不良生活方式

　　不良生活方式包括饮食结构不合理,体育活动减少,排便习惯不良,如厕体位的改变(如不适应卧床排尿),肥胖,吸烟,饮用含乙醇及咖啡因的饮料等。

【检查方法】

　　(一) 腹部检查

　　被检者取仰卧位,充分暴露腹部,操作者位于其右侧面对被检者。

　　1. 视诊　俯视全腹,从上腹部至下腹部视诊全腹。操作者视线与被检者腹平面处于同一水平,自侧面沿切线方向观察,注意有无腹部包块、膨隆等。

2. 触诊　被检者双腿屈曲。操作者全手掌放于腹壁上,使被检者适应片刻,从左下腹开始逆时针方向进行触诊。避免指尖猛戳腹壁,先触诊健康部位,逐步移向病变区域。查看有无腹部压痛、包块等。

3. 叩诊　被检者双腿屈曲。

(1)腹部叩诊:采用间接叩诊法进行。从左下腹开始沿逆时针方向行全腹叩诊,最后以脐正中结束。

(2)肝脏叩诊:沿右锁骨中线,由上向下叩诊,当叩诊音由清变浊时,即为肝上界。在右锁骨中线及前正中线上,自下往上叩诊,当叩诊音由鼓音变为浊音时,即为肝下界。

(3)移动性浊音:从腹中线(即脐部)开始,向左侧腹部叩诊,当叩诊音由鼓音变为浊音时,左手板指不动(不离开腹壁),嘱被检者右侧卧位,再次叩诊原浊音变为鼓音,左手板指向右侧逐步平移,继续叩诊,当叩诊音由鼓音再次变浊时,嘱被检者左侧卧位,继续叩诊,则原来的浊音再次变鼓。这种因体位不同而出现的浊音区变动现象称为移动性浊音。

(4)肋脊角叩击痛:沿背部第12肋骨触摸,找到第12肋骨与脊柱夹角的顶点,即为肋脊角。操作者左手掌放平,放在被检者肋脊角处,右手握拳,用由轻到中等的力量叩击左手背。每部位叩击1~2下,重复2~3次,同时询问被检者感觉,同样方法叩击另一侧肋脊角。两侧对比叩诊,操作过程中力量要适当。

(5)膀胱叩诊:在腹中线上自脐部开始,逐渐叩向耻骨联合,直至鼓音变为浊音,即可能为充盈膀胱的上界。叩诊时板指与腹中线垂直,边叩边向下移动,以同样手法叩诊下腹部左右两侧。

4. 听诊　被检者双腿屈曲,操作者握热听诊器体件后将其置于被检者腹壁上,自上而下,从左到右,全面听诊腹部各区,听诊肠鸣音时将听诊器体件放置于右下腹腹壁上,听诊时间不少于1min。

(二)膀胱检查

通过尿流动力学检查、超声检查、导尿试验、静脉尿路造影等检查评估泌尿系统功能、有无结构异常等,超声检查可对膀胱内尿液容积进行测量,同时导尿试验可达到治疗的目的。

(三)肠道检查

通过直肠指检、内窥镜检查、肛管内超声、胃肠X线检查、直肠肛门压力测定、肛管动力测量、结肠传输时间测定、排粪造影等检查评估肠道功能及有无结构异常。

（四）量表评估

通过罗马Ⅳ诊断标准、国际尿失禁咨询委员会尿失禁问卷简表等评估便秘、尿失禁程度。

【护理实践】

（一）护理评估

1. 健康生活方式 饮食、运动及生活习惯、如厕方式,疾病的自我管理与控制。

2. 症状评估 排泄异常的频率、程度,伴随症状等。

3. 安全风险评估 是否存在皮肤受损、跌倒/坠床、管路滑脱等安全事件及其发生的风险。

（二）护理问题

1. 便秘 与肠道蠕动减慢、不良生活习惯有关。

2. 大便失禁 与肠道蠕动增快和/或肛门括约肌松弛有关。

3. 尿潴留 与泌尿系统结构与功能变化有关。

4. 尿失禁 与膀胱括约肌损伤、神经功能障碍、腹腔压力增高有关。

5. 有皮肤完整性受损的风险 与尿/便刺激局部皮肤有关。

（三）护理策略

1. 保持大便通畅

(1)轻度失能:保持排便环境安静、舒适,选取适宜且习惯的排便姿势,如蹲位、坐位,身体前倾,有助于增加腹压,从而利于排便。养成定时排便的习惯,如即使无便意也要在晨起或早饭后定时如厕,如厕期间集中精力,不看书、不看报。合理搭配饮食,多吃蔬菜、水果、高纤维的食物,如韭菜、芹菜、香蕉、梨、西瓜、小米、玉米、燕麦等。保证饮水量,应做到定时定量补水,可加入适量蜂蜜,还可饮用含有益生菌的乳制品或口服益生菌补充剂调节肠道菌群。清晨起床后或早餐前可饮用一杯温水,促进肠道蠕动。鼓励失能老年人适量运动,可选择散步、打太极拳、做广播操、适量家务劳动等,同时可练习腹式呼吸、指导腹部按摩以增加排便功能,餐后30min 给予腹部按摩 10~15min,促进肠道蠕动,腹部按摩时嘱失能老年人取仰卧位,双膝屈曲,腹部放松,双手重叠,置于右下腹部,以鱼际肌和掌根着力,顺时针方向按摩腹部,使腹部下陷约 1cm,幅度由小到大。必要时遵医嘱给予口服轻泻药改善便秘症状,由于个体差异对药物的敏感程度不同,不要随意调整用药剂量,避免引起腹泻。直肠肛门、盆底肌功能紊乱者可至医院行生物反馈治疗,使腹肌、盆底肌肌群活动协调,重新建立正确的排便反馈通路,从而达到治疗便秘和盆底肌肌群功能紊乱的目的。

(2)中重度失能:提供适宜的排便环境,如床上排便者需屏风遮挡、关闭门窗,保护隐私。有便意排出困难者,可使用开塞露辅助排便。协助取左侧卧位,双腿屈曲,打开开塞露挤出少许润滑前端,将前端缓慢插入肛门到达开塞露颈部后,嘱其深吸气并将药液全部注入,保持原体位 10min 左右。亦可采用开塞露深部给药法,操作时注意动作缓慢轻柔,随时观察其反应,倾听主诉,如遇阻力不可强行插入,调整体位。必要时可戴手套,充分润滑手套及肛周行人工取便。

2. 大便失禁的预防及处理

(1)轻度失能:保证每日饮水量,以免引起脱水,动态监测电解质情况,必要时补充电解质。饮食应以营养丰富、易消化吸收、少渣少油食物为宜,注意饮食卫生、少量多餐、细嚼慢咽,禁食牛奶、咖啡、酒类、碳酸饮料,禁食生冷、过热、过酸、辛辣、油炸等刺激性食物。减少高蛋白、粗纤维食物的摄入量,以免加重失禁症状。避免进行腹部按摩、压迫等腹压增高的机械性刺激。可通过盖被、增加衣物等方式给予腹部保暖,避免直接使用热水袋、"暖宝宝"等,防止低温烫伤。指导进行肛门括约肌及盆底肌肉收缩的锻炼:取坐位或卧位模拟排便动作,将肛门上提收缩 10s,放松 10s,一提一松,反复进行,每次锻炼持续 20~30min,以不觉疲乏为宜。失禁程度严重、全身症状明显者卧床休息以减少能量消耗。观察大便失禁的缓急,有无发热、腹痛、里急后重、恶心、呕吐等伴随症状,及时就医。

(2)中重度失能:协助清理污染的皮肤,观察皮肤有无异常,采取保护性措施。可使用女性卫生棉塞入肛门,棉线外露,每 2h 取出,待大便彻底清理干净,再更换新的卫生棉,可有效防止由于肛门括约肌松弛引起的大便次数增多,降低肛周皮肤破溃的发生概率。亦可选用肛管引流的方式,如果肛管随大便排出体外或便液污染肛周皮肤,随时清洁并更换,因其易滑脱和遗漏,应加强观察和巡视,及时处理。

3. 诱导排尿改善尿潴留

(1)轻度失能:养成定时排尿的习惯,教会其自我放松的方法、调整体位和姿势,提供隐蔽的排尿环境。照护者日常应观察及询问失能老年人排尿的时间、是否下腹部胀满、是否经常有尿液流出、水摄入量的增减等。可尝试利用条件反射诱导排尿:如帮助去厕所、听流水声、轻叩耻骨上区、手指刺激肛门等,可刺激膀胱的反射性收缩和膀胱外括约肌的松弛,排空膀胱。但应注意手法,力度要适中,不要用力过猛。可采用下腹部热敷(避免烫伤)、膀胱区按摩(手法要轻)等方法,有助于缓解尿道括约肌痉挛,增加膀胱逼尿肌功能。在留置导尿期间或在间歇导尿之前,可使用耻骨上压腹手法或在耻骨弓上进行刺激以触发排尿。①耻骨上区轻叩法:用手指在耻骨联合上进行有节奏的拍打,拍7~8次,停3s,反复进行2~3min;②挤压法:先用指尖部对膀胱进行深部按摩,增加膀胱张力,再把手指握成拳状,置于脐下3cm处,用力向骶部加压,使身体前倾,并改变加压方向,直至尿流停止;③代偿性排尿方法的训练:取坐位,放松腹部,身体前倾,屏住呼吸10~12s,用力将腹压传到膀胱直肠和骨盆底部,屈髋关节和膝关节,使大腿贴近腹部,防止腹部膨出,增加腹部压力,从而增加膀胱的内压。若插入导尿管困难或上尿路积水严重者可行耻骨上膀胱造瘘术或其他尿流改道术。失能老年人亦可前往医院行物理因子治疗,如电刺激法、磁刺激法、超短波治疗等。

(2)中重度失能:中重度失能老年人可能存在无法表达自身感受的情况,照护者应及时关注其有无烦躁不安、出汗、心率加快、表情痛苦等,一旦出现应及时查看,如下腹部胀满应及时查找原因,刺激诱导排尿。如仍难以解除,必要时应给予导尿,引流膀胱尿液,置管后第一次放尿不宜超过1 000ml。尿潴留症状缓解后再进一步检查明确病因。留置导尿管期间,每天早晚进行会阴冲洗,并用0.5%碘伏溶液清洁尿道口。妥善固定导尿管,避免导尿管受压、打折,定时排空尿袋中的尿液,尿袋不得高于膀胱高度。观察尿量、颜色,有无混浊、沉淀。按时更换导尿管和集尿袋,更换导尿管前先观察失能老年人排尿情况,如膀胱功能已经恢复,不再复插。指导多饮水,达到自然冲洗尿路的目的。

4. 尿失禁的预防及处理

(1)轻度失能:鼓励日间定时饮水,睡前2~4h尽量不饮水。保证每天液体摄入量,切忌因存在尿失禁而限制饮水量。减少咖啡、茶及其他对膀胱有刺激性的饮料和食品的摄入。当失能老年人尿频、尿急时,须观察其尿量、次数、间隔时间等,可以在晨起、餐后、服用利尿药后等时间提醒排尿,或采用缩短排尿间隔时间的方式,以控制尿失禁的发生。

(2)中重度失能:观察其有尿意时的表情和动作,并教会失能老年人有尿意时的表达方法,及时提供便器并进行局部皮肤清洁。可为其使用纸尿裤、集尿器等,每2h更换1次,并及时清洁皮肤,观察局部皮肤有无异常。保持床单位清洁干燥,防止因长时间潮湿或尿液刺激引起皮肤破损。

5. 指导功能锻炼

(1)轻度失能:轻度尿失禁者可通过盆底肌锻炼和膀胱训练控制尿失禁的发生。①盆底肌锻炼:方法一,快速、有力地收缩盆底肌2s,并快速放松肌肉;方法二,收缩盆底肌并维持 5~10s,然后彻底放松盆底肌同样的时间。失能老年人每日可在坐位、立位、卧位 3 种不同体位下锻炼 2 次以上,每次锻炼盆底肌 15~30min,逐渐增加盆底肌锻炼的次数。②膀胱训练:主要针对急迫性尿失禁且认知功能良好的失能老年人,通过排尿记录调整其排尿的间隔时间,两次排尿间期出现的尿急通过收缩肛门、两腿交叉的方法来控制,然后逐步延长间隔时间,开始时每隔 2h 使用便器 1 次,夜间间隔 4h 使用便器 1 次,以后间隔时间逐渐延长。尿失禁影响正常生活和社交活动时,可使用尿垫,并通过相应的物理治疗或手术治疗以缓解症状,如经阴道无张力尿道悬吊术、阴道壁尿道悬吊术、经闭孔无张力尿道悬吊术等。对神经系统功能障碍(如脊髓损伤者)、非神经源性膀胱功能障碍(如前列腺增生者)、膀胱内梗阻导致排尿不完全、原因不明的排尿障碍者以及进行诊断性检查时均可采用间歇导尿术。

(2)中重度失能:对于中重度失能老年人,当其发生尿失禁时,不能很好地配合照护者进行功能锻炼,照护者应及时发现并保持局部清洁。

(四)效果评价

1. 能够积极应对排泄障碍所造成的生活困扰。

2. 轻度失能老年人能够主动寻求方法改善排泄障碍。

3. 中重度失能年人能够在协助下解决排泄障碍。

4. 能够保持良好的生活习惯,缓解排泄障碍。

5. 未出现皮肤破损等问题。

第七节　皮肤异常的护理

【概述】

　　皮肤是人体最大的器官,覆盖在人体表面,与人体所处的外界环境直接接触,由表皮、真皮、皮下组织和毛发、毛囊、汗腺、皮脂腺等皮肤附属器组成,具有屏障、吸收、感觉、分泌和排泄、体温调节、物质代谢、免疫等多种功能。当以上组织和器官受损时,则导致皮肤异常(dermal abnormalities)。

　　老年人由于皮肤原有的更新能力、屏障功能、化学清除能力、感知功能、免疫功能等各种皮肤功能减弱,容易发生皮肤异常,其中最常见的为老年瘙痒症,发病率为 29%。另外,相较于普通老年人,失能老年人还存在移动障碍、长期卧床、尿便障碍、认知障碍等其他多种因素,发生压力性损伤和失禁性皮炎等皮肤异常的概率大大增加。研究表明,在住院老年人中,压力性损伤发生率为10%~25%,且发生压力性损伤的老年人较无压力性损伤的老年人死亡率增加6倍。在长期住院患者中失禁性皮炎发生率为5.75%,其中老年患者失禁性皮炎发生率为28%~51%。皮肤异常不仅增加了失能老年人的痛苦及住院费用,使其住院时间延长,还增加了照护者的负担。

【病因】

(一) 生理性老化

随着年龄的增加,代谢减慢,触、温、痛觉等浅感觉减弱及皮肤表面敏感性降低,皮肤保湿能力降低,皮脂腺和汗腺分泌减少,皮肤屏障功能受损,对不良刺激的防御能力削弱,表皮细胞更新速率减慢,导致皮肤抵抗力全面降低。

(二) 疾病因素

1. 老年瘙痒症　由于皮肤的炎症、干燥或损伤等皮肤源性瘙痒而导致,可见于皮疹、银屑病、急性剥脱性皮炎、疥疮等。肾功能不全、糖尿病、甲状腺疾病、肝胆疾患、内分泌和代谢性疾病、某些恶性肿瘤及药物过敏等也可能导致皮肤瘙痒。女性外阴瘙痒可能与真菌、滴虫、阴虱、白带、糖尿等有关。阴囊瘙痒可能与精神因素、局部多汗、内裤刺激有关。肛门瘙痒与痔疮、肛瘘、便秘、腹泻、蛲虫、前列腺炎及粪便残迹刺激有关。

2. 压力性损伤　主要由脑血管病、骨折、骨关节病、晚期肿瘤等可引起失能老年人移动障碍的疾病导致。移动障碍致失能老年人长期卧床,身体局部组织长期受压,血液循环障碍,局部组织持续缺血、缺氧、营养缺乏,致使皮肤失去正常功能,引起组织破损和坏死而造成压力性损伤,通常位于骨隆突处。仰卧位时好发于枕骨粗隆、肩胛、脊柱椎体隆突处、骶尾、外踝和足跟等;侧卧位时好发于耳郭、肩峰、肘部、髋部、膝关节内外侧、内踝、外踝等;俯卧位时好发于前额、面部、耳郭、肩部、女性乳房、男性生殖器、髂嵴、膝部、足背、足趾等;坐位时好发于坐骨结节处。

3. 失禁性皮炎　主要由脊髓疾患、老年痴呆、脑血管病后遗症等引起的排泄障碍导致。排泄障碍使皮肤暴露于排泄物中而引起刺激性皮炎,以局部皮肤红斑、红疹、浸渍、糜烂甚至剥脱为主要表现。常见于会阴部、骶尾部、臀部、腹股沟、大腿内侧及后部。

(三) 不良生活习惯

1. 不良洗浴习惯　水温过热、用碱性洗浴用品、用力搓洗、长时间不沐浴更衣以及过度频繁洗浴。

2. 穿衣不当　穿着皮毛衣物或化纤织物、衣服过紧等。

3. 不良饮食习惯　饮酒、进食辛辣刺激食物等。

(四) 环境因素

环境因素包括粉尘、碎屑、玻璃纤维、尘螨、动物螨及其分泌物等。

【检查方法】

(一) 视诊

1. 性质　应注意区别原发性与继发性皮损,是否单一皮损或多种皮损并存。

2. 大小和数目　大小可实际测量,亦可用实物描述,如芝麻、小米、黄豆、鸽卵、鸡蛋或手掌大小,数目为单发、多发或用数字表示。

3. 颜色　正常皮色或红、黄、紫、黑、褐、蓝、白等。根据颜色的深浅,还可进一步划分描述,如红色可分为淡红、暗红、鲜红等。

4. 界限及边缘　界限可为清楚、比较清楚或模糊,边缘可整齐或不整齐等。

5. 形状　可呈圆形、椭圆形、多角形、不规则形或地图状等。

6. 表面　可为光滑、粗糙、扁平、隆起、中央脐凹、乳头状、菜花状、半球形等,还应观察有无糜烂、溃疡、渗出、出血、脓液、鳞屑和痂皮等。

7. 基底部　可为较宽、较窄或呈蒂状。

8. 内容物　主要用于观察水疱、脓疱和囊肿,内容物可为血液、浆液、黏液、脓液、皮脂、角化物或其他异物等。

9. 排列　可呈孤立或群集,排列方式可呈线状、带状、环状或无规律。

10. 部位和分布　根据皮损部位可对皮肤疾病的种类进行大致归类,应查明分布方式是否沿血管分布、神经节段分布或对称分布。

(二) 触诊

1. 主要通过指腹触摸了解皮损是坚实或柔软,是浅在或深在,有无浸润增厚、萎缩变薄、松弛或凹陷,局部温度是正常、升高或降低,是否与周围组织粘连,有无压痛,有无感觉过敏、减低或异常,附近淋巴结有无肿大、触痛或粘连等。触诊时手温保持常温状态,用力轻巧均匀,移动速度相对缓慢。另外检查皮肤温度时,应以自己的手背皮肤接触患者的皮肤,以测试其温度,或同对侧相应部位作对比。

2. 评估压力性损伤时,每次测量要使失能老年人保持相同体位,充分暴露测量部位,测量时不要拉扯创面的边缘。深度测量:将棉签用生理盐水湿润,棉签一头放置于伤口的最深处并垂直于创面。孔道测量:用经无菌生理盐水湿润的棉签插入孔道,当棉签探及伤口底部时,标记位置并取出,然后与直尺比对长度。伤口周围红色或裸露的皮肤需要分别测量,作为伤口周围的组成部分记录。

(三) 其他

皮肤组织病理学、必要的实验室检查及皮肤影像学检查对皮肤情况的判断具有重要价值。

(四) 量表评估

通过量表评估判断皮肤异常的程度。

【护理实践】

(一) 护理评估

1. 健康生活方式　皮肤相关卫生习惯,健康饮食习惯,慢性疾病的自我管理与疾病控制。

2. 症状评估　皮肤异常的类型、大小、深度。压力性损伤分期评估:分为 1 期、2 期、3 期、4 期、不可分期、可疑深部组织损伤。失禁性皮炎分级:按严重程度由轻到重分为 0 级(无失禁性皮炎)、1 级(轻度失禁性皮炎)、2 级(中重度失禁性皮炎)。

3. 安全风险评估　组织承受的压力、剪切力、摩擦力,潮湿,感觉缺失,营养,组织灌注状态等引起皮肤完整性受损的事件及其发生风险。

(二) 护理问题

1. 有皮肤完整性受损的危险 / 皮肤完整性受损　与皮疹、皮损破溃有关。

2. 有感染的危险　与皮损导致皮肤屏障功能丧失有关。

3. 自我形象紊乱　与皮肤改变、缺乏治疗信心有关。

(三) 护理策略

1. 养成良好生活习惯

(1)轻度失能:指导轻度失能老年人勤更换衣物,穿宽松、棉质衣服。保持个人卫生,养成良好的洗浴习惯,冬季洗澡不宜过频,水温不宜太高(40℃左右为宜),避免过度揉搓,沐浴时避免使用强刺激性或碱性洗漱用品,沐浴后使用软毛巾擦拭,并涂抹温和润肤露、硅霜、维生素软膏等保护皮肤。定期修剪指甲,避免指甲过长抓挠皮肤时造成皮肤破损感染。保证足够的能量和蛋白质摄入,增强机体抵抗力和组织修复能力,忌烟酒、浓茶、咖啡及辛辣刺激性食物。保证规律的生活,适当的休息,充分的睡眠以及适当的身体锻炼和精神愉悦。

(2)中重度失能:保持床单、被褥清洁干燥、平整、无皱褶、无碎屑。定期更换床单、被套,及时更换污染的被单,高热失能老年人出汗后及时擦干,并更换衣裤和床单。做好失能老年人口腔护理、洁面、耳后清洁、会阴部清洁、手足清洁等身体清洁工作,当皮肤污染时随时清洗,清洗时水温以 40℃左右为宜,使用温和的清洗剂以减少皮肤刺激和干燥。清洗皮肤时勿用力擦洗,以免摩擦力过大损伤皮肤。若老年人较为肥胖或长期卧床,腹股沟、会阴部皮肤较易处于潮湿状态,照护者可将其腿部分开,使局部通风,时刻保持皮肤干燥。

2. 去除诱因

(1)轻度失能:指导轻度失能老年人进行皮肤观察与触摸,提高自我意识。发现皮肤异常后积极寻找帮助,查找并消除病因,如糖尿病所致的外阴瘙痒应指导轻度失能老年人积极控制血糖、尿糖;甲状腺功能减退所致的全身瘙痒,口服甲状腺素可消除症状;老年瘙痒症适当选用丙酸睾酮等性激素。有些轻度失能老年人因皮肤瘙痒或疼痛等不适而抓挠、按压、触摸破溃皮肤,导致皮肤受损,受损后又可加重不适感,如此反复,最终成为顽疾;有的用热水清洗皮疹破溃皮肤,结果破溃更为严重,甚至烫伤。对于此类由于知识的缺乏、对疾病的不了解造成的皮肤异常,要向老年人介绍其皮肤异常的原因及护理常识,加强自我保护,避免不正确操作加重皮肤损伤。

(2)中重度失能:部分中重度失能老年人不能表达皮肤异常的情况,照护者发现异常后应积极寻找并去除诱因,做好皮肤的保护。严禁搔抓、挤压破溃皮肤,防止破溃加重影响愈合。出现皮肤破溃、有渗液时,使用水胶体敷料或泡沫敷料保护,及时更换被分泌物浸湿的敷料,换药时注意保暖,保护裸露面。皮肤破溃的重度失能老年人尽早使用薄膜敷料等对排泄物进行隔绝,护理用物、生活用品不交叉使用,避免交叉污染的风险。

3. 预防压力性损伤

(1)轻度失能:告知失能老年人压力性损伤的高危因素及好发部位,正确识别压力性损伤及其程度。当好发部位皮肤异常时能够与其他皮肤异常问题进行鉴别。

(2)中重度失能:评估压力性损伤风险,卧床者可使用气垫床,根据体重进行压力调节,定时检测。每2h翻身1次,视病情及局部受压情况及时予以调整,翻身时动作要轻柔,避免拖、拉、拽损伤皮肤,可用软枕、海绵垫保护骨隆突处和支持身体空隙处,降低隆突部位皮肤所受的压力。半卧位时,床头抬高不超过45°,膝部支起,避免卧床失能老年人滑向床尾,以减轻剪切力和摩擦力。根据化验结果中白蛋白、前白蛋白化验值及血红蛋白值,动态了解营养状况,保证足够的营养摄入量。对于2期及以上的压力性损伤者,应先对伤口进行清创处理,当渗液多时,每天或隔天进行换药,再根据创面坏死组织情况及渗液量逐渐延长时间。

4. 预防并处理失禁性皮炎

(1)轻度失能:及时如厕及更换清洁内裤,预防性给予护臀霜保护。告知失能老年人引起失禁性皮炎的原因,正确对待。

(2)中重度失能:尿、便失禁的失能老年人,可选用高吸收性、通气性良好的一次性尿垫、成人纸尿裤等吸收型产品,便后及时用温水清洗会阴部和臀部,必要时留置管路引流排泄物。可预防性使用皮肤保护剂,防止失禁性皮炎导致皮肤损伤。监测失能老年人体温、血常规等指标,一旦发现感染征兆,尽早遵医嘱处理。清洁皮肤过程中注意保护其隐私及自尊,保证操作环境的私密性,切忌为避免麻烦而不给中重度失能老年人穿衣服。皮损严重者可给予一件式大袍反穿利于穿脱,便于观察、清洁皮肤以及药物外用,保护隐私。

5. 合理用药

(1)轻度失能:进行镇静止痒,可应用氯苯那敏等抗组胺药物,必要时可用溴化物、地西泮等镇静剂。外用药物治疗应该以保湿、滋润、止痒为主,使用刺激性小的制剂。可用低 pH 的清洁剂和润滑剂,止痒剂(如炉甘石洗剂),含薄荷、樟脑的乙醇制剂,表面麻醉剂,维生素 E 霜、硅霜、鱼肝油等,也可外用免疫抑制剂或短期外用糖皮质激素以缓解症状。在应用药物治疗时要注意用药反应,如大量使用糖皮质激素类药物可导致多毛、向心性肥胖、骨质疏松、消化道黏膜损害等副作用;抗组胺药可导致困倦、乏力、头晕等副作用;抗病毒药物、抗真菌药物可引起恶心、呕吐、腹泻等胃肠道反应。应根据病因和发病机制选择适宜的药物,向轻度失能老年人详细解释药物使用方法、使用时间、部位、次数,指导轻度失能老年人及其照护者正确遵医嘱对症用药,避免滥用外用药物,自我观察用药后皮肤反应以及可能出现的不良反应,对轻度失能老年人良好的遵医行为予以充分肯定。

(2)中重度失能:注意保护失能老年人隐私及自尊,保证操作环境的私密性。向同病房其他老年人及其家属进行宣教,不轻视、嘲笑、议论失能老年人。皮损严重者可给予一件式大袍从前面往后穿,再将领口带系好,大袍前幅可以从上到下直接覆盖老年人的膝关节或者踝部,不仅保护了失能老年人隐私,而且穿脱方便,无须搬动即可完成,同时利于观察、清洁皮肤以及药物外涂。满足中重度失能老年人合理需求,如为其摆放舒适的体位,提供高度适宜的枕头,准备眼罩和耳塞,避免光源和噪声干扰睡眠引起烦躁等不良情绪。

6. 给予心理支持

(1)轻度失能:皮肤损伤如发生于头面部及躯干部,或者严重皮损面积较大,遍及全身,影响外在形象,会导致失能老年人出现情绪低落、焦虑、烦躁等心理变化以及不愿出门参与社会活动等现象。应主动关心失能老年人,多与其沟通,确认老年人对疾病及未来生活的忧虑,并针对其忧虑进行耐心解释、疏导,使其了解病情的发展与治疗,从而减轻焦虑与自卑,树立战胜疾病的信心。鼓励和支持轻度失能的老年人主动、独立完成日常生活,根据其兴趣爱好鼓励失能老年人听音乐、听戏曲、读书、看电视、练习书法、打太极等,帮其寻找生活中更有意义的事情。鼓励其多与亲人朋友联系,积极参加家庭聚会、交流会等集体活动,提供机会与有同样经历的人接触和交往,避免其孤立、封闭自我,在社交时可着长袖衣裤进行修饰,在改善形象的同时也增加了社交的信心。承认轻度失能老年人对已存在的皮损的心理反应是正常的,允许其进行宣泄,并给予正确的引导与暗示,告知其病情稳定之后皮肤外形可以恢复,鼓励其积极面对。

(2)中重度失能:综合运用语言、手势等交流形式增加对中重度失能老年人的情感支持,例如与中重度失能老年人沟通时,可适当进行身体接触,采用牵拉手指、活动四肢关节等肢体抚摸触碰方法,同时配合叩击、揉搓、按摩等手法,2~3 次 /d,10~15min/ 次,既有利于促进血液循环,又满足失能老年人被重视、被关注的情感需求。非探视时间内,积极帮助失能老年人口头转达或通过电话、视频等方式与家属进行沟通,不因空间限制而中断与亲朋好友的情感交流,减少失能老年人孤独感,及时向失能老年人传递病情好转的信息,增加疾病信息支持,增强失能老年人治疗信心及依从性。

(四) 效果评价

1. 了解皮肤异常相关知识,并积极配合治疗。皮损未导致失能老年人机体发生感染。

2. 皮肤异常情况得到改善。

3. 情绪稳定,维持自我形象。

第八节　慢性疼痛的护理

【概述】

疼痛(pain)是由感觉刺激而产生的一种生理、心理反应及情感上的不愉快经历,包含痛觉和痛反应,是多种疾病的共有症状,被称为第五生命体征。慢性疼痛是指持续或间歇性持续 3 个月以上的疼痛。

我国 65 岁以上老年人中慢性疼痛的发生率高达 41.1%,其中中重度疼痛发生率为 16.6%。57.7% 的失能老年人至少有一种明显的健康问题引发其身体疼痛,存在慢性疼痛的老年人其失能风险明显增加,慢性疼痛往往伴随身体功能的衰退,对睡眠、免疫功能、认知功能和活动能力产生不良影响,且更易出现激惹、抑郁等不良心理状态,使整体生活质量下降。

【病因】

随着年龄增加,老年人准确感觉和主诉疼痛的能力降低,而不明确的疼痛和由此引发的不适感明显增加。

(一)慢性肌肉骨骼疼痛

骨关节炎、慢性风湿性疾病、颈椎病、腰椎间盘突出症、骨质疏松症等,是失能老年人慢性疼痛的主要原因。

(二)神经病理性疼痛

神经病理性疼痛分为周围性和中枢性两种类型。前者主要包括疱疹后神经痛、糖尿病性神经病、三叉神经痛、根性神经病变等;后者则主要包括脑卒中后疼痛、脊髓空洞症疼痛、脊髓压迫症疼痛、脊髓损伤性疼痛等。

(三)癌性疼痛

癌性疼痛是由癌症及癌症治疗、化疗和手术引起的疼痛。

【检查方法】

询问失能老年人慢性疾病史、疼痛史、药物使用情况,评估疼痛部位、性质、持续时间、诱发因素、既往疼痛发生情况及治疗经过等。观察失能老年人临床症状表现,例如心绞痛特点为前胸阵发性、压榨性疼痛,可放射至心前区与左上肢,劳动或情绪激动时常发生;痛风表现为关节红、肿、热、痛,典型部位为足趾关节、踝、膝、腕、肘、掌指关节等;慢性骨骼肌疼痛造成关节疼痛、肿胀、活动受限,严重者关节畸形。除常规检查外,还须结合疼痛的临床特点,对神经系统、运动功能进行重点检查,必要时结合影像学及实验室检查,明确原发疾病、疼痛原因及部位。

【护理实践】

(一)护理评估

1. 健康生活方式 是否患有某些慢性疾病,是否有手术史或创伤史。

2. 症状评估 疼痛性质的描述(如疼痛特点、时间、部位)、相关的症状、如何缓解、疼痛的影响等。正确使用量表评价疼痛程度,评价时尊重失能老年人主观感受。

3. 安全风险评估 评估失能老年人是否存在压力性损伤、跌倒/坠床、自伤等安全风险。

(二)护理问题

1. 慢性疼痛 与组织损伤和反射性肌肉痉挛、关节与骨骼肌疾病、血管疾病、糖尿病、感染等有关。

2. 睡眠型态紊乱　与慢性疼痛发作导致睡眠障碍有关。

3. 焦虑、抑郁　与慢性疼痛病程长,引起紧张,担心治疗预后有关。

4. 有自伤/自杀的风险　与长期疼痛难以缓解、对生活失去希望有关。

（三）护理策略

1. 遵医嘱用药

（1）轻度失能：出现疼痛加剧时,应首先查找引发疼痛的原因,及时就医,不宜自行服用止疼药,避免影响对病因的诊断,延误治疗。镇痛药物应依据疼痛程度遵循医嘱使用,掌握用药原则,用药时应观察用药效果及不良反应,如非甾体抗炎药可导致包括肾脏衰竭、脑卒中、高血压、心力衰竭恶化、胃肠道并发症等不良反应,阿片类药物可导致包括便秘、恶心、嗜睡、尿潴留、谵妄、认知障碍、呼吸抑制等不良反应。

（2）中重度失能：合理使用药物,观察用药后效果。部分中重度失能老年人存在表达受限,照护者应根据表情、情绪、一般状态等客观判断疼痛缓解情况。动态监测药物不良反应,及时早期发现,积极应对。

2. 非药物治疗

（1）轻度失能

1）物理疗法：①冷疗镇痛。对于 24h 内的急性疼痛或慢性疼痛急性发作,采取冷敷常常可以达到减轻疼痛的目的。可将冰块放于塑料袋内,并用毛巾外包裹,置于疼痛部位。每次冷敷时间应控制在 15~30min,3~4 次/d。冷敷可减少局部血流,有助于降低组织水肿及微血管通透性,也可减少炎症介质的释放,还可以提高对疼痛刺激的阈值及耐受性,起到一定的镇痛作用。②热疗镇痛。主要用于亚急性或慢性疾患所致疼痛。通过热作用使局部血流加快,代谢产热增加,改善关节僵硬、肌肉痉挛。可将 50~70℃的水倒入热水袋,并用毛巾外包裹,置于疼痛部位,每次热疗镇痛时间 ≤ 30min;也可用烤灯照射疼痛部位,灯头与治疗部位距离一般为 30~50cm,照射时间以 20~30min 为宜,照射完毕嘱失能老年人休息 15min 再下地活动。由于失能老年人体表感觉灵敏度下降,应谨慎使用热疗。在使用热疗时应严密观察皮肤有无潮红、疼痛,热疗过程中如有过热、心慌、头晕等不适感立即停止治疗。③四肢的疼痛可通过使用拐杖、颈腕吊带等方式避免疼痛部位负重,使其得到充分休息。肢体、躯干的疼痛通常可以采用 RICE 或 POLICE 原则来实现急性疼痛的物理镇痛(表 3-8-1)。

表 3-8-1 RICE 及 POLICE 原则

RICE 原则	POLICE 原则
休息（rest）	保护（protection）
冰敷（ice）	适当负重（optimal loading）
加压（compression）	冰敷（ice）
抬高患肢（elevation）	加压（compression）
	抬高患肢（elevation）

2）运动疗法：急性疼痛期，失能老年人须制动，采取合适体位缓解疼痛。但失能老年人如果因慢性疼痛制动时间过长，将导致肌肉萎缩、关节挛缩、骨质疏松等废用综合征，反而使疼痛加重。应适当进行运动达到缓解肌紧张、加速血流、抑制痉挛、松解神经压迫等减轻疼痛的目的。可根据病情制订个体化的运动方案，如颈椎病可通过颈部保健操、羽毛球等运动项目缓解颈部不适；太极拳、散步、慢跑等相对缓和的运动项目适合三叉神经痛老年人；腰椎间盘突出症所致疼痛的失能老年人平时应注意保持良好的坐姿、站姿，适当进行功能锻炼，如飞燕式、拱桥式等。飞燕式：去枕俯卧位，双手背后，用力挺胸抬头，使头胸离开床面，同时膝关节伸直，两大腿用力向后抬离床面，持续 3~5s，然后肌肉放松休息 3~5s 为 1 个周期，每天重复 5~10 个周期。拱桥式：平卧于硬板床上，用双手、双脚将身体全部撑起，呈拱桥状，保持 10s，然后肌肉放松休息 3~5s 为 1 个周期，每天重复 5~10 个周期。总之，应根据轻度失能老年人的疼痛诱因、年龄、功能和健康状态等合理选择运动方式。

3）认知疗法：通过改变思维或信念和行为来改变不良认知，包括松弛术（如呼吸松弛训练法、渐进式肌肉放松法等）、正念冥想、自我暗示疗法、注意力训练等，消除不良情绪和行为，缓解症状。

呼吸松弛训练法：将失能老年人置于安静环境中，选择一个舒适的姿势，轻闭眼睛，鼻吸口呼，一般要求连续呼吸 20 次以上，每分钟呼吸频率在 10~15 次左右。呼吸过程中要集中注意力，可配合呼吸的节奏给予一些暗示和指导语，如"吸……呼……吸……呼……"，或是数数"1，2，3，4，……"。呼气的时候尽量暗示自己很舒服很放松，注意力集中在自己的呼气、吸气动作上，体会"深深地吸进来，慢慢地呼出去"的感觉。

渐进式肌肉放松法：是一种通过自我调整训练，由身体放松而引起整个身心放松，从而消除紧张的行为训练方法。要求患者交替收缩和放松自己的骨骼肌，同时体验自身肌肉的紧张和松弛程度以及有意识地去感受四肢和躯体的松紧、轻重、冷暖的程度,从而取得放松的效果。

正念冥想:①肌肉放松,让失能老年人以舒服的姿势坐好或躺好,深呼吸,完全放松身体,按照前额 - 面部 - 手臂 - 上身 - 腹部 - 腿部 - 足趾顺序感觉身体相应部位血液流动,在舒缓的背景音乐下引导身体肌肉渐进性放松;②调节呼吸,注意呼吸节律,从浅快呼吸过渡到深长平缓呼吸,默数呼吸次数,如从 1 到 10,再从 10 到1;③冥想,在安静舒缓的背景音乐下想象静谧的森林、蔚蓝的大海等让人心旷神怡的美景,引导失能老年人置身其中进行体验;④压力释放,指导轻度失能老年人从视、触、听、味、嗅觉等方面不加分析、不加批评地感知身边事物,不受外界干扰,接受所处的生活环境,释放压力。

自我暗示疗法:把疼痛划分为多个可控制的阶段,根据每个阶段的特点指导老年人控制情绪,改善疼痛。例如,如果按程度把疼痛划分为 10 个级别,当患者感到疼痛难忍时(7~10 级),可以让患者运用自我暗示的方法,告诉自己疼痛的强度是自己想象出来的,其实疾病本身没有那么疼,只是由于自己注意力全部集中在疼痛上才会有如此感觉;或者告诉自己这段最痛苦的时间只是短暂的,只要坚持下去,疼痛很快就会得到缓解。

注意力训练:对刺激的注意程度同样是影响疼痛的重要因素。当注意力高度集中于其他事情时,意识对疼痛的警觉减少,疼痛也随之降低,因此注意力转移可以减轻疼痛。可以让轻度失能老年人想象自己处于优美静谧的环境中或播放其偏好的音乐、戏曲,让其集中注意力在想象或播放的内容上,或鼓励其描述过去的成功经历,护理人员或家属与其一同分享成功的快乐,分散对于疼痛的关注从而减轻疼痛。

4)加强自我管理:慢性疼痛持续时间长、反复发作,导致失能老年人对身体活动或运动产生抵触或恐惧感,从而限制日常活动。应帮助轻度失能老年人正确认识疼痛,指导采取减轻疼痛的正确方法及应对疼痛的积极方式。鼓励轻度失能老年人积极参与管理和控制慢性疼痛症状的过程,包括管理原发疾病:知晓引起自我慢性疼痛的相关疾病,积极遵医嘱用药,治疗原发病;健康的行为方式:定期进行适当的运动锻炼、健康饮食、养成良好的作息习惯,避免因不良习惯引起疼痛,例如患有痛风的老年人避免饮酒、进食海鲜,腰椎疼痛的老年人避免久站久坐等;改变社会和职业角色:例如让失能老年人把生活中的各种问题按急缓程度排序——家庭、职业、人际关系、娱乐、经济状况、身体健康,这样患者就会意识到疼痛只是生命中需要解决的一个问题而不是生命的决定因素,从而增强失能老年人对其他角色的责任感,降低对疼痛的恐惧和焦虑,增加康复信心;利用适当的卫生和社会保健资源:如遵医嘱适当使用药物、必要时进行外科手术治疗缓解疼痛等。同时,可让轻度失能老年人记录疼痛日记,通过日记让失能老年人自我评估疼痛诱发因素、干预方法及治疗效果。

(2)中重度失能:中重度失能老年人受意识水平、精神状态、沟通能力、认知水平等影响,不能准确表达疼痛程度、部位,可通过观察精神状态、面部表情、发声(如呻吟)、肢体动作(摆动、颤动)来判断,如一侧下肢出现疼痛时呈疼痛步态,坐骨神经痛时常有间歇性跛行,强迫俯卧位时常见于脊柱或背部肌肉疾病,颈部活动受限多见于颈椎疾病后颈部肌肉病变,胃肠痉挛性疼痛发生在活动状态时,常表现为捧腹而行。协助功能锻炼,转移注意力,缓解疼痛。疼痛导致的活动减少会增加压力性损伤、肌肉萎缩、体位异常、活动障碍的风险,须协助采取舒适体位,并定时更换体位。慢性疼痛亦可引起食欲减退导致营养不良,可提供清淡、高蛋白、低脂、无辛辣刺激的易消化食物,少食多餐,同时注意保持大便通畅,减轻腹胀,以免诱发疼痛。

3. 缓解焦虑、抑郁情绪

(1)轻度失能

1)正确看待疼痛症状:对疾病的错误认知及对疼痛的恐惧是患者产生不良情绪及心理的主要原因,对于因知识缺乏而产生负性情绪的轻度失能老年人,应根据个体差异(年龄、性别、生活环境、文化程度等)进行针对性沟通,及时向其介绍导致疼痛的原发病发病特征和致痛原因、诱发因素,让失能老年人全面认识疾病和疼痛。列举相同疾病治疗成功案例,可邀请治疗成功的患者讲述自己的感受,一对一沟通,消除患者对疼痛的恐惧,增加患者对治疗的配合度。

2)积极疏导情绪:耐心倾听失能老年人的感受,排解其焦虑、抑郁情绪,鼓励其通过自我调控情绪保持最佳的状态是提高痛阈的良方。亦可利用上述呼吸松弛训练法、正念冥想、自我暗示疗法等认知疗法,积极进行心理疏导。鼓励轻度失能老年人参加社会活动,建立良好的人际关系和信赖关系,增强失能老年人的活动能力,培养广泛的兴趣爱好,促进失能老年人身心健康、回归社会、回归家庭。

(2)中重度失能:疼痛的感受与精神状态有密切关系,紧张、恐惧、焦虑等不良情绪均能降低疼痛的耐受力。中重度失能老年人由于活动受限,生活环境相对封闭、社交简单,遇到疼痛或健康问题时不善于或不能寻求帮助,易产生不良情绪。且长期疼痛和失能导致中重度失能老年人对照护者的依赖性增加,更容易存在内疚、自我感受负担等消极情绪。许多被疼痛折磨多年的失能老年人,非常渴望医护人员和家属认真询问和关心他们的疼痛。因此关心、鼓励、倾听和避免批评等情感支持能有效地控制和应对不良情绪。护士有必要对失能老年人及其照护者进行家庭照料和疼痛相关知识的健康宣教,并加强与失能老年人家属的交流,增强失能老年人和家属对疼痛护理的认同感,帮助提高居家安全性和照护者疼痛照护的能力。护士也要主动关心失能老年人家属心理状况,必要时为其提供心理援助,让照护者保持良好的心理状态,才能给予老年人更多的理解和支持。

4. 预防自伤

(1)轻度失能:慢性疼痛是顽固性、持续性的,很多患有慢性疼痛尤其癌性疼痛的轻度失能老年人因多年反复发作的疼痛以及曾经的失败治疗经历深受折磨,对慢性疼痛的治疗持消极的态度,认为治疗不会使疼痛缓解。且由于癌症等的高病死率、预后差、疾病症状负担严重以及治疗经济压力大等因素,易使失能老年人产生巨大的心理和社会压力,冲破心理防线,极易导致其抑郁、绝望甚至自杀。应密切观察情绪变化、及时去除不安因素、加强与他人的联系、促进家庭支持系统。当发现患者存在焦虑不安、抑郁情绪甚至自杀倾向,应及时通知主管医生及家属,加强巡视,做好交接班;移除可能用来伤害自己的物品,如尖锐物品、利器、绳索等,并有 24h 专人陪伴;加强药物管理,严格执行发药到口,避免药物储存;增加与失能老年人的沟通交流,在条件允许时还可根据轻度失能老年人的兴趣开展同伴支持等集体活动,增加病友间的相互了解和支持,丰富住院生活,扩大社交网络;指导家人照顾失能老年人的技巧,如掌握常用的护理技术:饮食指导、造瘘口的护理、引流袋的更换、口腔护理、皮肤及大小便的护理。与失能老年人及家属讨论治疗过程中遇到的问题、与家庭成员的关系,嘱咐患者家属多陪伴,给予精神上的安慰,增强其自信心。

(2)中重度失能:中重度失能老年人由于活动或交流受限,生活环境相对封闭,社交更为简单,易对难以治疗的疾病产生绝望感,认为现在的病情进展、剧烈疼痛难以克服,只会无限期持续甚至加重时,就会产生强烈的自杀意念,可能会产生绝食、拒绝接受治疗甚至自杀等消极行为。因此,在失能老年人剧烈疼痛时,应合理使用药物,及时、有效镇痛,减轻老年人痛苦。照护者平日应主动关心失能老年人,加强与其交流,耐心倾听其诉说,尽量满足失能老年人的合理需求,也可通过正念冥想等方法积极进行心理治疗。

(四)效果评价

1. 失能老年人能正确认识慢性疼痛,并保持情绪稳定。轻度失能老年人能够积极参与对慢性疼痛的自我管理。

2. 慢性疼痛症状有效缓解。

3. 睡眠充足,睡眠质量高。

4. 落实有效安全措施,未发生自伤事件。

第九节　情感障碍的护理

【概述】

情感障碍(affective disorder)是指以显著而持久的心境或情绪改变为主要临床特征的精神疾病,主要包括焦虑障碍、抑郁障碍和躁狂抑郁症等。焦虑障碍是指对实际不存在的危险产生紧张、担心和恐惧,或者其紧张不安和惊恐的程度与现实处境不相符,可伴有自主神经系统症状和运动性不安。抑郁障碍是一种表现为情绪低落,对平常喜欢的活动丧失乐趣,并伴有自责过度的精神疾病。躁狂抑郁症是一种既有躁狂发作又有抑郁发作,或两者复合交替的慢性复发性情感障碍,躁狂发作时表现为情感高涨、思维奔逸、语言行动增多,严重者出现幻觉、妄想等精神病性特征。

我国60岁以上老年人群中最常见的情感障碍为焦虑障碍和抑郁障碍,患有慢性疾病的老年人焦虑障碍发生率为26.0%~34.2%,抑郁障碍发生率为24.5%~48.5%,合并焦虑障碍和抑郁障碍的发生率为17.4%~20.0%。当失能老年人不能独立完成基本日常生活活动,很容易让其产生无用感,极易产生消极感,增加情感障碍的发生概率及严重程度,出现情感障碍后会增加跌倒、自伤等意外事件风险。

【病因】

(一) 生理性因素

随着年龄的增加,老年人各方面身体功能减退,会产生自卑、无能感,同时人的性格、人格等都有不同程度改变,如变得孤僻、被动、依赖、固执。

(二) 疾病因素

失能老年人因患病易产生不良心理反应,疾病导致不适感增加,疾病病程延长,使其无法亲力亲为解决诸多事件而产生挫败感,更容易产生悲观、焦虑、抑郁等不良情绪。有情感障碍家族史者患病概率更高。

(三) 生活事件

生活事件如家庭矛盾、角色改变和生活环境的改变等应激事件,均可引起情感障碍。

【检查方法】

（一）一般检查

交谈是评估情感障碍最常用的方法,可采用开放式或非开放式的提问方式与失能老年人交谈,让其表述自己的主观体验,并请照护者核实信息是否准确。通过观察失能老年人的面部表情、身体动作及语音语调等信号,收集失能老年人的情绪、情感相关的客观资料。

（二）量表评估

评估失能老年人的焦虑障碍、抑郁障碍和躁狂抑郁症等症状。

【护理实践】

（一）护理评估

1. 健康生活方式　疾病的自我管理与控制。

2. 症状评估　通过一般检查和量表评估初步判断不同类型情感障碍的诱因、临床表现、持续时间和严重程度等。

3. 安全风险评估　是否存在自伤和伤人等安全事件及其发生的风险。

4. 应激事件　评估有无离异、丧偶、亲人病故、重大经济损失或退休等应激事件的发生。

（二）护理问题

1. 焦虑、抑郁　与老化、疾病因素及发生应激事件有关。

2. 有自杀的倾向　与严重悲观情绪、无价值感、消极观念有关。

3. 有对他人实施暴力的危险　与躁狂发作、产生攻击行为有关。

（三）护理策略

1. 识别情感障碍及躯体症状

（1）轻度失能:绝大多数焦虑或抑郁障碍者的早期主诉是躯体症状,而非精神问题,尤其当躯体疾病和焦虑、抑郁障碍共存时,给早期识别造成困难,常表现为持续性精神紧张伴有头晕、胸闷、心悸、呼吸困难、出汗、震颤及运动性不安等症状,并非由实际的威胁或危险引起,其紧张的程度与现实事件不相称,包括精神症状、躯体症状和运动症状。精神症状表现为对日常琐事的过度和持久的不安,担心或恐惧灾难、意外及不可控的事件发生,焦虑障碍可同时伴有睡眠的改变、失眠、多梦、注意力集中困难、工作效率下降、易激惹、烦躁不安等。躯体症状主要表现为自主神经功能异常,涉及循环、呼吸、消化、泌尿及神经系统等,可表现为手心出汗、恶心、心慌、心率加快、口干、咽部不适、异物感、腹泻、多汗、尿频、尿急、性欲冷淡、耳鸣、视物模糊、刺痛感、头晕等。运动症状表现为表情紧张、姿势僵硬、烦躁不安、肌肉震颤、身体发抖、坐立不安、无目的的活动增多、易激惹、发怒、行为的控制力减弱等。

(2)中重度失能：中重度失能老年人由于功能障碍等因素，可能会导致抑郁障碍程度加重，常表现为情绪低落，总是心情压抑、忧愁伤感，甚至悲观绝望，思维迟缓，自觉脑子不好使，记不住事，思考问题困难，总觉得脑袋一片空白，没有自主思想，运动抑制，自觉精力不足，兴趣丧失，言语变少，走路缓慢，不爱活动，浑身无力。应专人看护，密切观察躯体情况的变化并记录，待情绪稳定时，应适时的为其做心理护理，向其讲解激烈情绪会造成身体的不适，让其从主观上控制情绪反应。指导照护者协助其洗漱、更衣等，做好个人卫生。中重度失能老年人应及时到专业的心理咨询和治疗机构寻求帮助，必要时遵医嘱使用药物，观察药物的疗效及不良反应。

2. 做好情绪舒缓

(1)轻度失能：与失能老年人进行深入沟通，了解其情感变化，评估其为何产生逃避与愧疚等消极应对心理，充分讨论，积极解决生活中的不良事件，遇到问题时，应采取积极情绪思考，也可将消极情绪与亲人、朋友倾诉，在倾诉过程中聆听不同的意见，并选择合适的方式发泄情绪，从根本上消除消极情绪。营造积极乐观、温馨和谐的氛围。针对消极情绪，照护者和医护人员要放平心态，耐心与其沟通，密切观察情绪波动。指导照护者陪伴与监护过程中的注意事项，防止意外伤害。鼓励失能老年人积极参与绘画、舞蹈或戏曲等社会活动，消除孤独感，增加沟通交流机会，促进相互关心与鼓励。同时，指导失能老年人舒缓情绪的方法。①深呼吸训练：保证训练过程中周围环境处于轻松、安静的状态，使其注意力能够集中。协助其保持舒适体位，闭上双眼，深吸气使膈肌上抬再缓慢呼气，每次训练15min，通过深呼吸过程中肌肉收缩与放松的循环，使其放松情绪，缓解大脑疲劳。②音乐疗法：于午休、睡前或者失能老年人习惯听音乐的时间，让其聆听喜欢的音乐，可以在照护者的带领下跟唱，音量大小以感到舒适为宜。③运动疗法：推荐其进行太极拳、八段锦、单车、健身操、慢跑、爬山等有氧运动，运动能促进人体血液循环，加快新陈代谢，提高机体抗病能力，并宣泄自己的负面情绪。

(2)中重度失能：中重度失能老年人情感障碍表现多样化且不典型，常多种形式并存，增加照料的难度，照料过程中应及时发现情感障碍，去除诱发因素。在照料过程中应及时了解失能老年人情感障碍的形式、诱发的因素，积极应对。通过丰富日常生活、安排失能老年人感兴趣的事情以缓解情感障碍的程度。避免责备或不闻不问，消极处理。由于情感障碍治疗的复杂性，且照护者在长期照料过程中，往往也承受着生活及心理压力。同时，照护者的不良情绪没有得到很好的控制，可能也会加重失能老年人情感障碍的程度。指导照护者学会个人情绪的管理,让照护者学会控制自己的情绪,合理舒缓释放压力,以积极乐观的情绪状态对待繁重的日常护理工作。

3. 心理疏导

(1)轻度失能:进行失能老年人心理疏导时,以坚定的语气、鼓励的语言,肯定其近期的表现,列举其每一时期的进步,给予积极暗示,帮助其保持坚毅、乐观的心态,增强治疗信心。照护者陪护、与其交流时应态度和蔼、语气亲切,耐心细致做好心理护理,分散其注意力,增加其自我效能感,消除不良冲动。症状严重时,及时到专业的心理咨询和治疗机构寻求帮助。由心理治疗师对其进行正念疗法,包括引导其关注自身,释放身体存贮的消极能量,进行正念呼吸训练、静坐冥想和行走冥想,表达自己内心的想法,包括"我做不到的""我讨厌的",制订一个压力预警,写下自己感知压力承受不住时的警告迹象,然后记录自己采取的进行压力应对的方式和效果等。

(2)中重度失能:中重度失能老年人往往合并一种或多种慢性疾病,进行疾病相关预防、治疗与保健指导,让其调整情绪正确认识及面对疾病。照护者协助规律监测血压、血糖、血脂等,指导进行康复训练,指导健康生活方式如日常饮食、生活起居及情绪管理,告知其饮食原则、食物宜忌、食谱推荐、不良生活方式和习惯的危害、促进睡眠等知识。

4. 防止自杀

(1)轻度失能:部分失能老年人有情绪低落的表现,如言语中流露出活着没意思的想法,突然情绪低落,垂头丧气,少动不语,焦虑不安,无明显原因拒食,卧床不起,哭泣,睡眠紊乱等,应防范自杀事件。①加强看护:24h专人看护,尤其是午间、凌晨重点看护。②去除不安全因素:每天进行安全检查,确保环境安全,限定窗户的推开角度和宽度,只提供透气的功能,门去掉上锁功能;防止失能老年人通过任何途径获取锐利工具,必须使用的尖锐物品可上锁;收起绷带、鞋带、皮带、围巾、管路等物品;服用镇静剂时,照护者必须看着其服下,服药后须检查口腔内有无药物残留;避免安排其在靠墙的床位,使其一切活动在工作人员的视线范围内。③注重保护性因素作用:在日常生活中,鼓励其主动参与社交活动,增强社会联系,提升社会支持水平。

(2)中重度失能:行动不便者可在家人及照护者的帮助下使用手机、收音机等电子设备进行聊天、听歌、听广播等日常消遣,增强积极情绪。照护者多给予关心,关注失能老年人情绪变化,早期识别情绪低落,积极防控意外事件发生。

（四）效果评价

1. 失能老年人情感障碍得到缓解。

2. 能够早期识别和干预失能老年人的自杀行为。

3. 躁狂发作期间未使自己或他人受伤。

第十节 睡眠障碍的护理

【概述】

睡眠障碍是指睡眠时间病理性延长或缩短，睡眠 - 觉醒节律紊乱，睡眠中出现异常行为等病理性睡眠状态及持续一段时间对睡眠的质和量不满意的状态。主要表现为入睡困难、夜间觉醒次数增加、睡眠时间缩短、早醒和日间疲劳等。常见的睡眠障碍类型包括失眠、发作性睡病、睡眠呼吸暂停综合征、睡眠时相延迟综合征、夜惊、梦游等。

60 岁以上老年人睡眠障碍患病率国外约为 30%~40%，常表现为失眠、发作性睡病、睡眠呼吸暂停综合征。

睡眠障碍易出现躯体功能障碍，诱发心脑血管疾病和精神疾病等相关疾病，进一步加重失能的程度。

【病因】

（一）生理性老化

随着年龄的增长，失能老年人褪黑素分泌不断减少，睡眠能力逐步减弱，活动量减少、光照不足、唤醒阈降低、交感神经活动能力改变、昼夜节律改变、生理储备下降等。

（二）疾病因素

各种躯体疾病引起的不适，如疼痛、咳嗽、气喘、皮肤瘙痒、尿频尿急、强迫体位和长期卧床等，可导致睡眠障碍。因应激事件如退休、离异、丧偶等导致焦虑或抑郁状态可影响睡眠。因疾病服用相关药物亦可导致睡眠障碍，如麻黄碱、茶碱等平喘药物能兴奋大脑皮质，利尿药会增加夜间排尿次数，抗精神病药如奋乃静、氯丙嗪会引起梦魇、幻觉等。

（三）不良生活习惯

白天午睡时间长，长时间躺在床上，白天打瞌睡，入睡环境嘈杂，大量饮酒、吸烟，睡前饮浓茶、咖啡等饮料和长时间观看视频等不良生活习惯均可引起睡眠障碍。

【检查方法】

（一）一般检查

询问失能老年人了解其疾病史,有无入睡困难、夜间易醒、早醒、打鼾、梦魇和服用助眠药物等,有无焦虑抑郁、尿频和身体不适等影响因素,有无日间嗜睡、困倦和做事情精力不足等睡眠质量不佳。通过睡眠日记了解近期的睡眠状况。

（二）客观检查

通过多导睡眠图和体动记录仪评价其睡眠状况。多导睡眠图用于监测睡眠结构、睡眠效率、觉醒次数、呼吸等。体动记录仪可获取睡眠 - 觉醒周期参数。检查有无下颌骨发育不良、鼻甲肥大、悬雍垂过长或后坠、舌根后坠、颈部软组织松弛和黏膜增厚等异常情况。

（三）量表评估

通过不同类型睡眠障碍的评估量表,评估失能老年人的失眠、嗜睡、睡眠呼吸暂停等症状。

【护理实践】

（一）护理评估

1. 不良生活方式　日间午睡时间长、打盹儿、睡前剧烈运动、吃含咖啡因的食物饮料、饮茶、饮酒、使用电子产品等。

2. 症状评估

（1）判断睡眠障碍的类型：不同类型睡眠障碍的临床表现有所不同,通过问诊和客观检查初步判断和确定。

（2）评估睡眠障碍的严重程度：评估失眠、日间过度思睡、睡眠呼吸暂停症状等睡眠障碍的严重程度。

3. 安全风险评估　是否存在跌倒 / 坠床、磕碰伤、窒息等安全事件及其发生的风险。

（二）护理问题

1. 睡眠型态紊乱　与躯体疾病、药物因素、环境因素有关。

2. 焦虑、抑郁　与睡眠障碍导致躯体不适和日常生活受干扰有关。

3. 有跌倒 / 坠床的危险　与疲乏、无力、头晕有关。

（三）护理策略

1. 养成良好睡眠习惯

（1）轻度失能：日间合理安排失能老年人感兴趣的团体娱乐活动,增加社会交往,减少日间睡眠,以不感觉疲劳为宜。对于躯体不适引起的睡眠障碍,对症处理,解除干扰睡眠的因素。存在不良睡眠习惯的失能老年人,应评估其影响因素并进行针对性健康宣教和干预。具体宣教内容和干预措施可包括:①睡前忌饮浓茶、咖啡等兴奋性饮料;②按时进餐,避免睡前进食,睡前可喝热牛奶、洗热水浴、热水泡脚等;③睡前禁止谈论过度兴奋的话题和观看惊险刺激的电视剧,可听广播、轻松阅读或低音量播放具有安神宁心作用且曲调柔和的音乐,保持心态平静;④营造良好的睡眠环境,降低噪声,使用眼罩和耳塞,夜间调暗灯光等;⑤告知失能老年人具体的睡眠觉醒时间或在可视范围内悬挂时钟、日历以保持时间概念;⑥在保证失能老年人医疗和护理需求的情况下,减少不必要的夜间照护活动;⑦减少卧床进行与睡眠无关的活动,如在床上进餐、阅读、思考、写作等活动导致机体对睡眠环境产生免疫。

(2)中重度失能:增加日间活动及光照时间,提高白天觉醒度,保证夜间睡眠质量。根据助眠药物的起效时间,指导服药,辅助定时入睡。长期卧床者,合理安排床上被动和主动肢体活动,通过益智游戏增加活动。对于持续睡眠障碍难以纠正者,可增加照护人员,轮流看护,保证失能老年人的夜间安全。

2. 正确使用双相气道正压通气呼吸机(又称无创呼吸机)

(1)轻度失能:对于睡眠呼吸暂停者,向其讲解该病的病因以及治疗措施,让其知道该病与肥胖、大量饮酒和吸烟等不良生活习惯有着密切关系,需要逐步改正不良生活习惯,有效控制体重。预防因呼吸道感染引起的气道狭窄、呼吸阻力增大。对其进行体位训练,指导其进行侧卧位睡眠,减少其打鼾和憋气,改善呼吸暂停,可以在其睡衣背部捆绑乒乓球或者网球,避免其在睡眠中转换为仰卧位。当其睡眠中打鼾或呼吸暂停症状较为严重时,遵医嘱使用无创呼吸机辅助通气,可使用便携式监测设备监测生命体征及血氧饱和度,观察呼吸机的使用情况、管路的密闭性和失能老年人的反应。根据脸型选择大小适合的鼻罩或面罩,正确佩戴及摘除,教会其如何配合呼吸机,合理调整呼吸机参数,避免人机对抗造成的憋气感。定时开启湿化器,正确添加湿化水至水位线并每日更换。正确连接管路,避免受压。如出现异常的胸部不适、气短或剧烈头痛等应立即就医。

(2)中重度失能:照护者协助失能老年人使用无创呼吸机,密切观察,及时处理。指导照护者如何正确使用和维护无创呼吸机,包括管道、面罩滤过膜的清洗消毒等,在完全晾干后再开始使用,同时应注意防震、防水、防摔,如主机不慎进水,嘱其禁止启动呼吸机。观察面部与鼻、面罩接触的皮肤情况,避免压力性损伤的发生,可将纱块裁剪成 O 型,紧敷于其口鼻一周,再固定面罩,调整松紧度以面颊旁轻松插入 1~2 指为宜。遇咳嗽、咳痰或呕吐等紧急情况迅速摘除,清理呼吸道。应及时查看和处理报警。观察失能老年人夜间睡眠状况和白天嗜睡程度,尤其密切关注鼾声变化及憋气现象存在的情况,如果鼾声时断时续或者白天嗜睡加重,提示病情进展,及时就医。

3. 遵医嘱用药

(1)轻度失能:必要时遵医嘱联合药物治疗,主要包括苯二氮䓬类受体激动剂、褪黑素受体激动剂和抗精神病药物及具有催眠效应的抗抑郁药物等。使用药物期间应遵循最小有效剂量、间断用药、短期用药、逐渐停药和防止停药后复发的原则,观察用药过程中或停药后出现睡眠时相改变、药物耐受、依赖现象等。告知失能老年人服用助眠药物可增加意外事件发生的风险,须密切关注。部分失眠者对药物治疗的反应有限,或者是仅能获得一过性的睡眠改善,当规范的药物治疗无法获得满意效果时,可联合使用认知行为疗法,如放松术、睡眠训练和睡眠限制疗法等。

(2)中重度失能:指导或协助失能老年人正确用药,观察药物效果及睡眠改善程度,采取有效措施,减少药物引起的意外伤害事件。

4. 预防跌倒 / 坠床

(1)轻度失能:告知失能老年人睡眠障碍可能会引起头晕、乏力等症状,导致跌倒风险增加,一旦出现应及时蹲下或扶靠牢固稳定的物体,如出现心悸、心前区不适、呼吸困难、头晕、眼花、面色苍白等疲乏的表现,应停止活动,就地休息。部分失能老年人在首次服用苯二氮䓬类受体激动剂时,也有可能出现头晕症状,建议睡前排空膀胱,睡前 2h 避免饮水,如有尿频、尿急,将便器放置床旁伸手可及处,避免夜间如厕发生跌倒。坐立位时,双脚放平着地,站立时借助扶手,改变姿势时注意一定的缓冲时间。晨起卧位转为站立位时,遵循"3 个 30s",即醒后平躺 30s、坐起 30s、站立 30s 再行走。

(2)中重度失能:观察其夜间如厕规律,及时协助。失能老年人以卧床休息为主,离床活动时尽量有人陪同,保持在照护者的视线范围内。加用围栏、床档及电子监测系统,必要时,使用保护性约束。改变夜间如厕方式,穿纸尿裤、使用集尿器。

(四)效果评价

1. 了解睡眠障碍的类型和程度。睡眠障碍得到改善。

2. 因睡眠障碍引起的情感障碍得到缓解。

3. 未出现跌倒 / 坠床和磕碰伤等意外事件。

(李翠景　阮石爽)

第一节　慢性阻塞性肺疾病的护理

【概念】

慢性阻塞性肺疾病(chronic obstructive pulmonary disease,COPD)简称慢阻肺,是一种常见的、可以预防和治疗的疾病,以持续的呼吸道症状和气流受限为特征,通常是由于明显暴露于有毒颗粒或气体引起的气道和/或肺泡异常所导致,是老年人的常见病、多发病,且随增龄而增多。因肺功能下降导致的呼吸障碍、功能活动受限等原因使 COPD 患者失能发生率高且程度较重。在各种慢性疾病中,COPD 患者失能率占 12.8%,2020 年 COPD 已成为失能的五大常见原因之一。

【病因及发病机制】

本病的病因主要为多种环境因素(如吸烟、职业性粉尘和化学物质、空气污染、感染)与机体自身因素(如遗传因素、支气管哮喘和气道高反应性)长期相互作用。

发病机制尚未完全明了,目前普遍认为 COPD 以气道、肺实质和肺血管的慢性炎症为特征,在肺的不同部位有肺泡巨噬细胞、中性粒细胞、T 淋巴细胞增加。激活的炎性细胞释放多种介质,这些介质能破坏肺的结构和/或促进中性粒细胞炎症反应。此外,肺部的蛋白酶和抗蛋白酶失衡及氧化与抗氧化失衡也在 COPD 发病中有重要作用。

【临床思维判定】

（一）临床表现

1. 慢性咳嗽　慢性咳嗽通常是 COPD 最早出现的症状，晨起明显，夜间有阵咳或伴有排痰。

2. 咳痰　通常在咳嗽后产生少量黏性较大的痰液，一般为白色黏液或浆液泡沫性痰，偶可带血丝，清晨排痰较多，急性发作期痰量增多，可有脓性痰。

3. 气短或呼吸困难　COPD 标志性症状，也是引起焦虑、生活能力下降的主要原因。随着气道阻力的增加，呼吸功能发展为失代偿期时，活动甚至静息时即有胸闷、气促发作。

（二）辅助检查

1. 肺功能检查　是判断持续气流受限的主要客观指标，对 COPD 的诊断、严重程度评价、疾病进展、预后及治疗效果等均有重要意义。表现为用力肺活量（FVC）和第一秒用力呼气容积（FEV_1）均下降，在吸入支气管扩张剂后，$FEV_1 < 80\%$ 预计值及 $FEV_1/FVC < 70\%$ 时，提示存在持续气流受阻。肺总量（TLC）、功能残气量（FRC）和残气量（RV）增高，肺活量（VC）减低，表明肺过度充气。可使用 GOLD 分级进行肺功能评估（表 4-1-1）。

表 4-1-1　COPD 患者肺功能分级

肺功能分级	患者肺功能 FEV_1 占预计值的百分比 /%
GOLD 1 级：轻度	≥ 80
GOLD 2 级：中度	50 ~ < 80
GOLD 3 级：重度	30 ~ < 50
GOLD 4 级：极重度	< 30

2. 影像学检查　胸部 X 线检查对确定肺部并发症、其他疾病（如肺间质纤维化、肺结核等）鉴别有重要意义。早期可无变化，后可出现肺纹理增粗、紊乱等非特异性表现，也可出现肺气肿表现。胸部 CT 检查可见 COPD 小气道病变，肺气肿及并发症，主要作用在于鉴别诊断。

3. 动脉血气分析　对确定低氧血症、高碳酸血症、酸碱平衡失调以及判断呼吸衰竭的类型有重要价值。

【护理实践】

（一）护理评估

1. 健康生活方式　吸烟史、职业性粉尘及化学物质接触史、室内生物燃料暴露、室外空气污染暴露等。

2. 一般状况　体温、血氧饱和度、呼吸频率、呼吸型态。

3. 相关症状　有无咳嗽、咳痰、气短和呼吸困难等症状及其程度。

4. 安全风险　是否存在跌倒 / 坠床、窒息等意外事件及其发生风险。

（二）护理问题

1. 清理呼吸道无效　与分泌物增多、黏稠、气道湿度减低及无效咳嗽有关。

2. 气体交换受损　与气道结构破坏、气道阻塞、呼吸肌无力有关。

3. 活动无耐力　与呼吸肌无力、心肺功能不全有关。

4. 焦虑或抑郁　与呼吸困难、生活质量下降有关。

5. 营养失调：低于机体需要量　与食欲降低、摄入减少有关。

6. 知识缺乏：缺乏 COPD 疾病相关知识。

（三）护理策略

1. 指导有效排痰

（1）有效咳嗽：轻度失能老年人伴 COPD 时，可指导其进行有效咳嗽训练。腹式呼吸 2~3 次，指导吸气末用力呼气，尽可能将肺内深部的痰液咳出，休息 30s 后重复上述动作，4~5 次 / 组。

（2）有效排痰：伴有 COPD 的失能老年人常咳嗽无力伴排痰困难，合理给予化痰药、雾化吸入后可采取自主呼吸循环技术、胸部叩击和震动、体位引流等方法促进痰液排出。

1）自主呼吸循环技术：适用于能够配合的轻度失能伴 COPD 的老年人。通过改变呼气流速松动在气道内的分泌物，便于痰液排出。①缩唇呼吸（腹式呼吸）：站位或坐位，放松肩部，用鼻子吸气 2s，吸气时鼓肚子，噘嘴呼气 4s，呼气时收肚子；②胸廓扩张运动：缓慢深吸气，把气吸进胸腔里，憋气 2~3s，然后张口自然呼气；③用力呼气技术：深吸气，呼气时腹部发力，张口放松声带进行呵气。

2）胸部叩击和震动：利于附着在支气管壁的痰液脱落。①叩击（参考第五章第二节"排痰技术"）；②震动：叩击后用手按在病变部位，嘱失能老年人做深呼吸，在深呼气时作胸壁振动，连续 3~5 次。叩击 - 震动交替完成 2~3 次，再嘱其咳嗽排痰。

3）体位引流：适用于不能自主咳痰或分泌物较多不易咳出者。利用重力作用，使分泌物沿气道方向引流至大气管开口处，利于痰液排出。根据痰液分布可选择左侧卧位、右侧卧位、头低足高位等。每个体位维持 5~10min，总治疗时间 30~45min，2~3 次 /d。头低位引流应在饭后 1~2h，预防胃食管反流。引流过程中鼓励深呼吸运动,引流后指导有效咳痰。体位引流期间动态观察失能老年人病情及耐受性,当出现发绀、呼吸困难等情况时应立即停止。

2. 正确氧疗 呼吸困难伴低氧血症者,遵医嘱给予氧疗。常选择鼻导管持续低流量吸氧,氧流量 1~2L/min。当出现 $PaO_2 \leq 7.3kPa$(55mmHg)或 $SaO_2 \leq 88\%$,伴或不伴有 3 周发生 2 次高碳酸血症者;或 PaO_2 为 7.3~8.0kPa(55~60mmHg),出现肺动脉高压、外周水肿或红细胞增多症(血细胞比容>55%)者,可进行长期氧疗。长期氧疗一般经鼻导管吸入,氧流量为 1~2L/min,>15h/d,可以提高静息状态下严重低氧血症患者的生存率,对血流动力学、血液学特征、运动能力、肺生理和精神状态都会产生有益的影响,进行长期氧疗期间应给予动态评估,及时调整氧疗方案。家庭用氧过程中指导伴 COPD 的失能老年人或家属定期清洗、消毒、更换氧疗装置,注意用氧安全、远离明火、防油、防震、防热,使用后确保氧源关闭。

3. 合理安全用药 支气管舒张剂、吸入性糖皮质激素、止咳祛痰药物是 COPD 常用药物。对于发生急性加重的中度至极重度 COPD 者,联合使用吸入性糖皮质激素与 $β_2$ 受体激动剂在改善肺功能方面极为有效。COPD 用药途径多为口服、气雾剂吸入、雾化吸入等方法。指导失能老年人正确使用气雾剂装置,可自行或协助用药。常用的气雾剂吸入治疗方式为使用压力定量气雾吸入器,使用前轻摇贮药罐使之混匀,用药者头略后仰并缓慢地呼气,尽可能呼出肺内空气,移去套口盖子,将吸入器吸口紧紧含在口中,并屏住呼吸,以示指和拇指紧按吸入器释放药液,同步进行缓慢深吸气>5s,屏住呼吸 5~10s,利于药物充分分布至下呼吸道,盖子套回喷口,清水漱口以去除上咽部残留药物。正确指导雾化吸入。

4. 指导呼吸功能锻炼

(1)腹式呼吸:协助失能老年人双手分别放置在胸部和腹部,经鼻吸入气体,吸气过程中可感受腹部隆起,每次重复 8~10 次呼吸动作,3~4 次/d。膈肌每升高 1cm,可增加肺通气量 250~350ml,腹式呼吸会增加能量消耗,可在疾病恢复期进行。

(2)缩唇呼吸:嘱闭嘴经鼻吸气,然后通过缩唇(吹口哨样)缓慢呼气,同时收缩腹部。吸气与呼气时间比为 1:2 或 1:3,10~15min/次,3~4 次/d。呼气时缩唇增加气道压力,且产生与呼气流向相反的压力,以阻止气道陷闭。掌握后逐渐增加锻炼次数和时间,力求成为失能老年人日常的呼吸型态。缩唇呼吸通常与腹式呼吸、前倾体位等联合应用,以获得呼吸困难的最大改善。

(3)腹肌训练:取仰卧位,上腹部放置 1~2kg 沙袋,吸气时肩和胸部保持不动并尽力挺腹,呼气时腹部内陷。沙袋重量逐步增加至 5~10kg,以不妨碍膈肌活动及上腹部鼓起为宜。也可在仰卧位做双下肢屈髋屈膝位,两膝尽量贴近胸壁,以增强腹肌力量。

(4)呼吸耐力训练:将点燃的蜡烛放在口前 10cm 处,吸气后用力吹蜡烛,使蜡烛火焰飘动(不要吹灭),3~5min/ 次,每日数次。每间隔 1~2d 逐渐增大口与蜡烛间的距离至 80~90cm。

5. 维持规律的运动训练　为伴 COPD 的轻度失能老年人制订简单、安全的运动训练计划。包括有氧训练、阻抗训练、平衡柔韧性训练、呼吸肌训练等。有氧训练又称耐力训练,指机体动用全身大肌群按照一定的负荷维持长时间运动能力,包括快走、慢跑、游泳、打球等。阻抗训练又称力量训练,是指通过克服一定量的负荷来训练局部肌肉群的运动方式,通常包括器械训练和徒手训练等方式,器械训练主要包括哑铃、弹力带、各种阻抗训练器械,徒手训练采用抗自身重力方式如深蹲、俯卧撑等。平衡柔韧训练可以提高患者柔韧性,对于预防运动损伤、扩大关节活动范围有重要作用,常见的柔韧训练包括太极拳、八段锦、瑜伽等。训练强度应以失能老年人可以耐受为宜,可参考 50%~85% 最大摄氧量(VO_{2max})或运动耐量、60%~80% 的心率储备、70%~85% 的最大心率。运动心率增加<10 次 /min,可增加次日训练量,运动心率增加在 10~20 次 /min 则继续同一级别运动,运动心率增加>20 次 /min 应退回前一阶段直至暂停运动。运动时间为 20~60min(包括准备活动、训练活动、结束活动),运动频率为 3~5 次 / 周。根据失能老年人耐受情况合理调整康复治疗方案。运动前可使用支气管扩张药物,运动时间选择在餐后 1~2h,避免寒冷天气和严重空气污染时户外锻炼。

6. 预防并积极处理 COPD 急性期　COPD 急性加重可由多种因素引起,常见上呼吸道和气管、支气管感染等,吸烟、空气污染、吸入变应原、气温变化等理化因素以及稳定期治疗不规范或中断均可导致急性加重。保持室内空气流通,温湿度适宜,根据气候变化增减衣服,避免感冒。避免增加氧耗的因素如吸烟、压力、肥胖、温度的改变等。COPD 急性发作主要症状为呼吸困难加重,常伴有喘息、胸闷、咳嗽加剧、痰量增加、痰液颜色和 / 或黏度改变以及发热等,也可出现心悸、全身不适、失眠、嗜睡、疲乏、抑郁和意识不清等症状。应尽快确定急性加重的原因及病情的严重程度,监测生命体征、呼吸型态、氧饱和度、血气分析指标等。对于呼吸困难明显者,采取半坐卧位或端坐位;吸入速效 β_2 受体激动剂,如硫酸沙丁胺醇吸入气雾剂,或使用布地奈德福莫特罗粉吸入剂。当失能老年人呼吸困难加重,咳嗽伴痰量增加、有脓性痰时,应对症予以抗生素治疗。低氧血症者进行氧疗,根据缺氧情况及临床表现选择用氧方式,鼻导管或面罩吸氧,并发较严重呼吸衰竭者可给予机械通气治疗。病情稳定期的伴 COPD 的失能老年人药品居家固定放置,外出随身携带,防止急性加重。

7. 维持情绪稳定　为伴 COPD 的失能老年人提供安静环境,利于其情绪稳定。急性发作时,照护者保持镇静以减轻失能老年人的焦虑情绪。进行呼吸运动和活动时给予鼓励,让失能老年人感觉到在进步。避免过度保护,使失能老年人能依其自身情况做到自我照顾和正常的社交活动。COPD 反复发作增加照护负担,长期的照护可增加照护者无助感,出现愤怒、敌意等。鼓励照护者适时寻求帮助,共同参与照护,同时鼓励失能老年人主动参与自我管理,共同制订护理计划。

8. 协助日常生活　部分失能老年人行走、穿鞋、穿衣、洗漱等日常生活能力受限,伴 COPD 时,常常会在完成这些日常活动的过程中感觉气短、呼吸费力,可通过节能指导如借助鞋拔子穿鞋、利用助行器行走、步行时控制吸呼比等减少氧耗,缓解呼吸困难,减轻失能老年人日常生活对他人的依赖,提高生活质量。

（四）效果评价

1. 有效咳嗽及排痰,呼吸道通畅

2. 用氧过程安全,症状改善。

3. 能够正确进行呼吸训练、运动训练。

4. 情绪稳定,焦虑、抑郁症状改善。

5. 安全合理用药。

6. 有效预防并正确进行 COPD 急性发作的处理。

第二节　高血压的护理

【概念】

老年人高血压（senile hypertension）是指年龄 ≥ 65 岁,在未使用降压药物的情况下,非同日 3 次测量血压,收缩压 ≥ 140mmHg 和 / 或舒张压 ≥ 90mmHg,可诊断为老年高血压。若收缩压 ≥ 140mmHg,舒张压<90mmHg,则为老年收缩期高血压（senile systolic hypertension）。老年高血压患者常见收缩压升高和脉压增大、血压昼夜节律异常等,常与冠心病、心力衰竭、脑血管疾病、肾功能不全、糖尿病等多种疾病并存。老年人高血压的分级标准与一般成年人高血压分级标准相同（表 4-2-1）。

表 4-2-1　老年人血压水平定义与分级

分级	收缩压 /mmHg		舒张压 /mmHg
正常血压	<120	和	<80
正常高值	120~139	和 / 或	80~89
高血压	≥ 140	和 / 或	≥ 90
1 级高血压（轻度）	140~159	和 / 或	90~99
2 级高血压（中度）	160~179	和 / 或	100~109
3 级高血压（重度）	≥ 180	和 / 或	≥ 110
单纯收缩期高血压	≥ 140	和	<90

高血压患病率、发病率及血压水平随着年龄的增长而升高。高血压在老年人中较为常见，尤以单纯收缩期高血压为多，我国 60 岁以上人群高血压的患病率达53.2%。研究发现收缩压及不同高血压分类指标的升高均与日常生活能力下降引起的失能密切相关，可能是老年人血管衰老导致血管弹性下降诱发糖尿病、心血管疾病或多种慢性疾病，增加其失能风险。

【病因及发病机制】

高血压的血流动力学特征主要为总外周阻力增高，可因交感神经系统亢进，肾性水钠潴留，肾素 - 血管紧张素 - 醛固酮系统激活，细胞膜离子转运异常，胰岛素抵抗等多个因素引起。高血压是多因素、多环节、多阶段和个体差异性较大的疾病，病因为多因素，主要为遗传和环境因素交互作用的结果。

（一）环境因素

1. 饮食　流行病学和临床观察均显示食盐摄入量与高血压的发生和血压水平成正相关。但改变钠盐摄入并不能影响所有患者的血压水平，摄盐过多导致血压升高主要见于对盐敏感的人群。另外，摄入低钾、高蛋白质、高饱和脂肪酸、饱和脂肪酸与不饱和脂肪酸比值较高的饮食也可能使血压升高。饮酒、叶酸缺乏导致血浆同型半胱氨酸水平增高，均与高血压发病成正相关。

2. 精神应激　脑力劳动者高血压患病率超过体力劳动者。从事高精神紧张度职业者和长期处于噪声环境中工作者患高血压较多。

3. 吸烟　吸烟可使交感神经末梢释放去甲肾上腺素增加，使血压增高，同时，吸烟所引发的氧化应激可通过损害一氧化氮介导的血管舒张引发血压增高。

（二）遗传因素

高血压具有明显的家族聚集性。父母均有高血压,子女发病概率高达 46%。约 60% 高血压患者有高血压家族史。高血压的遗传可能存在主要基因显性遗传和多基因关联遗传两种方式。在遗传表型上,不仅高血压发生率体现遗传性,而且在血压水平、并发症发生以及其他有关因素如肥胖等也有遗传性。

（三）身体机能老化

对于老年人来说,大动脉弹性下降和僵硬度增加、内皮功能障碍、压力反射敏感性下降、自主神经功能失调、内分泌功能减退、肾脏排泄和容量调节能力减弱也是高血压发生的重要原因。

（四）多因素交互作用

体重增加是血压升高的重要危险因素,腹型肥胖者容易发生高血压。50%的睡眠呼吸暂停低通气综合征患者患有高血压,且血压升高程度与疾病病程和严重程度有关。此外,口服避孕药、麻黄碱、肾上腺皮质激素等也可使血压增高。

【临床思维判定】

（一）临床表现

本病通常起病缓慢,早期常无症状,可在例行体检时发现血压升高,少数患者在发生心、脑、肾等重要靶器官损害后发现。

1. 症状　常见症状有头痛、头晕、疲劳、心悸、耳鸣等,有时出现在体位改变后、用餐后及晨起时,可因过度疲劳、激动或紧张、失眠等加剧,休息后多可缓解。

2. 体征　血压升高,心脏听诊可闻及主动脉瓣区第二心音亢进及收缩期杂音。

3. 高血压急症和亚急症

（1）高血压急症（hypertensive emergencies）:指原发性或继发性高血压患者,在某些诱因作用下,血压突然和显著升高(一般不超过 180/120mmHg),同时伴有进行性心、脑、肾等重要靶器官功能不全的表现。高血压急症包括高血压脑病、颅内出血(脑出血和蛛网膜下腔出血)、脑梗死、急性左心衰竭、急性冠脉综合征(acute cornary syndrome,ACS)、主动脉夹层动脉瘤、子痫等。

（2）高血压亚急症（hypertensive urgencies）:指血压显著升高但不伴靶器官损害。患者可有血压明显升高引起的症状,如头痛、胸闷、鼻出血和烦躁不安等。

4. 并发症　脑血管病,包括脑出血、脑血栓形成、腔隙性脑梗死和短暂性脑缺血发作。心力衰竭和冠心病,慢性肾衰竭,主动脉夹层。

(二) 辅助检查

1. 实验室检查　血生化、全血细胞计数、血红蛋白浓度、血细胞比容、肾功能、血糖、血脂、血钾、尿液蛋白、尿葡萄糖和尿沉渣镜检分析。协助判断高血压病因及靶器官功能状态,累及肾脏者可见尿蛋白、尿微量白蛋白。

2. 心电图　可见左心室肥大、劳损。

3. X 线胸片　可见主动脉弓迂曲延长,左心室增大,出现心力衰竭时肺野可有相应的变化。

4. 超声心动图　了解心室壁厚度、心腔大小、心脏收缩和舒张功能、瓣膜情况等。可见左室壁肥厚、左房增大、肺动脉高压、主动脉内膜增厚钙化、二尖瓣反流、二尖瓣关闭不全等。

5. 眼底检查　眼底改变、视力及视野异常。

6. 24h 动态血压监测　有助于判断高血压的严重程度,了解其血压变异性和血压昼夜规律,指导降压治疗和评价降压药物疗效。老年人血压波动性较大,有些高龄老年人血压昼夜节律消失。

7. 内分泌检测　老年高血压多为低肾素型,表现为血浆肾素活性、醛固酮水平、β 受体数目及反应性低。

【护理实践】

(一) 护理评估

1. 健康生活方式　饮食、运动及生活习惯,疾病的自我管理与控制。精神状态,有无吸烟史、家族史等。

2. 一般状况　血压水平、24h 动态血压、立卧位血压、年龄、体重、BMI。

3. 症状评估

(1)头痛:通过量表对头痛程度进行评估。

(2)心血管风险水平分层:通过量表对心血管风险水平进行评估。

4. 安全风险评估　是否存在跌倒、坠床、意外伤害等风险。

(二) 护理问题

1. 疼痛:头痛　与血压升高所致的脑供血不足有关。

2. 活动无耐力　与血压升高所致的心、脑、肾循环障碍有关。

3. 有受伤的危险　与头晕、视物模糊、低血压反应、意识障碍有关。

4. 潜在并发症:高血压急症。

(三)护理策略

1. 缓解头痛

(1)减少引起或加重头痛的因素:提供安静、温暖、舒适的环境,尽量减少探视。护理操作应相对集中,动作轻巧,防止过多干扰。中重度失能老年人可能存在无法表达其自身感受的情况,照护者应随时关注,若发现其出现皱眉等痛苦表情,应及时询问其有无头痛及其他不适,及时测量血压。头痛时卧床休息,抬高床头。改变体位时,特别是从卧、坐位起立时动作要慢。避免劳累、情绪激动、精神紧张、环境嘈杂等不良因素。向其解释头痛主要与高血压有关,血压恢复正常且平稳后头痛症状可减轻或消失。指导其使用放松技术,如心理训练、音乐治疗、缓慢呼吸等。

(2)用药护理:失能老年人一旦发现血压升高,应尽早根据综合检查的结果,在医生的指导下科学选择药物进行治疗,降压药物的应用可能在不同季节随血压变化而调整,因此须密切监测血压变化,根据医嘱按时、按量应用药物,不可私自减药、停药。及时协助中重度失能老年人按时、按量服用降压药物,若因吞咽困难或留置胃管须将药物掰开或研磨服用前应先咨询医生,取得医生的同意或更换可研磨的药物后再掰开或研磨服用。同时,随时关注其服药后有无不良反应,及时向医生进行反馈。利尿药常见的不良反应包括低钾血症、胃肠道反应、高血糖、高尿酸血症等;钙通道阻滞药可引起心率增快、面部潮红、头痛、下肢水肿等;血管紧张素转化酶抑制剂(ACEI)常见不良反应包括咳嗽、皮疹、血管性水肿、味觉异常等;β受体拮抗剂可导致心动过缓、乏力、四肢发冷;α受体拮抗剂常见不良反应包括直立性低血压、晕厥、心悸等。

2. 血压监测　对于存在高血压的失能老年人,监测血压及疗效评估有重要价值,指导其及照护者掌握测量技术和规范操作并如实记录血压测量结果,作为下次治疗参考。在高血压患者居所应备有血压计,推荐使用合格的袖带式电子血压计测量血压,对于精神紧张或焦虑者不鼓励自测血压。自测血压过程中须注意:每日定时间、定体位、定部位、使用同一台血压计进行多次血压测量并记录,有自觉症状或情绪波动时应及时测量,每次测量血压前须静坐 5min,一般测量坐位血压,血压袖带与心脏保持同一水平。血压未达标者,建议每天早晚各测量血压 1 次,每次测量 2~3 遍,连续 7d,以后 6d 血压平均值作为医生治疗的参考。血压达标者,建议每周测量 1 次。若已发生直立性低血压,测血压时须测量立位血压,并关注 24h 血压是否得到平稳控制,尤其是清晨血压是否达标。清晨血压控制在<135/85mmHg,意味着 24h 血压得到严格控制。年龄 ≥65 岁

者,血压应<150/90mmHg,如能耐受,目标血压<140/90mmHg。≥80岁高龄者应<150/90mmHg,一般情况下不宜<130/60mmHg。高血压合并糖尿病、冠心病、心力衰竭和肾功能不全者血压应<140/90mmHg。当测得血压急剧升高,或出现剧烈头痛、呕吐、大汗、视力模糊、面色及意识改变、肢体运动障碍等症状,应立即就医。

3. 改善不良生活习惯 对于轻度失能老年人,应指导其合理饮食,戒烟限酒,控制体重,保证充足睡眠,并注意保暖。指导照护者协助中重度失能老年人改善其不良生活习惯,促使其规律生活,从而改善疾病状态。

(1)合理饮食:遵循"四要"和"四忌"原则。"四要"为低盐低脂、低胆固醇、高维生素和高纤维素,"四忌"为忌含糖的饮料和咖啡、忌高热量食品、忌含有较多钠盐的食物、忌暴饮暴食。WHO建议每日摄盐量应<6g,失能老年人应适度限盐,但须警惕过度限盐导致低钠血症。建议在日常饮食中减少烹调用盐及含钠高的调味品(包括味精、酱油),尽可能使用定量盐勺,利用辣或醋、柠檬汁、苹果汁、番茄汁以及蔬菜本身的风味来调味,同时避免或减少食用咸菜、豆腐乳、火腿、腌制品等含钠盐量较高的加工食品。增加富钾食物的摄入量,如新鲜蔬菜、水果和豆类等含钾较多,肾功能不全者慎重补钾。还应鼓励其摄入多种鱼类、植物蛋白、粗粮、脱脂奶及其他富含钙、膳食纤维及多不饱和脂肪酸的食物,限制摄入高热量食品,如动物脂肪、甜食、含糖饮料等。

(2)戒烟:戒烟可降低心血管疾病和肺部疾患风险,应有计划地戒烟或避免吸入二手烟,协助失能老年人制订切实可行的戒烟计划,指导其戒烟技巧。①丢掉所有香烟、打火机、烟灰缸,逐渐减少每天的吸烟次数;②避免参与吸烟场所聚会以及与吸烟人群接触;③有烟瘾时咀嚼无糖口香糖并做深呼吸运动;④使用心理暗示促使自己戒烟;⑤寻求药物辅助戒烟(使用尼古丁替代品、安非他酮缓释片和伐尼克兰等)。同时,应对戒烟成功者进行随访和监督,避免复吸。

(3)限酒:高血压患病率随饮酒量增加而升高。少量饮酒后短时间内血压会有所下降,但长期少量饮酒可使血压轻度升高,过量饮酒则使血压明显升高,因此应限制酒类摄入,不提倡患高血压者饮酒,如饮酒,则应少量。男性每日饮用乙醇量应<25g,女性每日饮用乙醇量应<15g。

(4)控制体重:控制体重有利于降低血压。对于轻度失能老年人,应维持理想体重、纠正腹型肥胖,应注意避免过快、过度减重。控制体重,包括控制能量摄入、增加体力活动和行为干预。在膳食平衡基础上减少每日总热量摄入,控制高热量食物(高脂肪食物、含糖饮料和酒类等)的摄入,适当控制碳水化合物的摄入。提倡进行规律的中等强度的有氧运动、减少久坐时间。此外,可通过行为疗法,如建立节食意识、制订用餐计划、记录摄入食物种类和重量、计算热量等,对减轻体重有一定帮助。减重计划应长期坚持,速度因人而异,不可急于求成。建议将目标定为一年内体重减少初始体重的 5%~10%。

(5)充足睡眠:规律生活,养成良好的睡眠习惯和方式,保证充足睡眠并改善睡眠质量,避免过度脑力劳动和体力负荷。可通过营造安静且温湿度适宜的睡眠环境、减少日间睡觉时间、增加日间活动量、睡前泡脚等方式促进入眠。

(6)注意保暖:失能老年人对寒冷的适应能力和对血压的调控能力差,应注意保暖,保持室内温暖,经常通风换气,骤冷、低温天气时减少外出,并适量增添衣物,避免血压大幅波动。中重度失能老年人可能存在无法表达其感受的情况,照护者应为其随时增减衣物及被褥,在应用取暖设备时防止烫伤。

4. 提高活动耐力　按照高血压患者心血管风险水平分层标准将老年患者分为低危、中危、高危、极高危人群。根据风险水平分层结果确定活动量,进行适度运动。极高危者绝对卧床休息。高危者以休息为主,根据身体耐受情况做适量的运动。中危及低危者应选择适合自己的有氧运动方式,坚持运动,运动量及运动方式的选择以运动后自我感觉良好、体重保持理想为标准。运动方式以有氧运动为主,无氧运动作为补充。有氧运动锻炼每周不少于 5d,每天不低于30min,如步行、慢跑、太极拳、交谊舞、游泳、骑自行车、气功等。运动强度须因人而异,常用运动时最大心率来评估运动强度,中等强度运动为能达到最大心率[最大心率(次 /min)=220－年龄]的 60%~70% 的运动。活动时注意勿过量,要采取循序渐进的方式增加活动量,注意避免夏天中午艳阳高照的时间,冬天要注意保暖。

5. 安全防护

(1)避免受伤:避免长时间站立和迅速改变体位,晨起后继续卧床片刻,起床动作放缓,起床后避免马上进行较为剧烈的活动。保证活动场所光线充足,清除室内障碍物,防止地面打滑,在厕所安装扶手或使用坐便。若失能老年人出现头晕、眼花、耳鸣、视力模糊等症状时,应嘱其卧床休息,如厕或外出时有人陪伴,头晕严重者应协助其在床上大小便。伴恶心、呕吐者,应将痰盂放在其伸手可及处,呼叫器也应放置于手边,防止取物时跌倒。活动场所应设有相关安全设施,必要时加用床档。

(2)直立性低血压的预防及处理:直立性低血压是血压过低的一种特殊情况,是指在体位变化时,如从卧位、坐位或蹲位突然站立时,发生的血压突然过度下降

(收缩压/舒张压下降>20/10mmHg以上,或下降大于原来血压的30%以上),同时伴有头晕或晕厥等脑供血不足的症状。①首先向其讲解直立性低血压的表现,即出现直立性低血压时可有乏力、头晕、心悸、出汗、恶心、呕吐等不适症状,特别是在联合用药、首次服药或加量时应特别注意。②指导其预防直立性低血压的方法:避免长时间站立,尤其在服药后最初几小时;改变姿势,特别是从卧位、坐位起立时动作宜缓慢;选择在平静休息时服药,且服药后应休息一段时间再进行活动;避免用过热的水洗澡或洗蒸汽浴;不宜大量饮酒。③发生直立性低血压时应平卧,下肢取抬高位,以促进下肢血液回流。

6. 高血压急症的紧急处理 高血压患者的居所内应备有氧气袋。若出现高血压急症应让其立即休息,保持安静,避免躁动刺激,应给予精神安慰和心理支持。抬高床头30°,以达到体位性降压的目的,或根据不同情况采取不同体位。对意识不清、呕吐者应保持其呼吸道通畅,把头偏向一侧,以免呕吐物吸入呼吸道而引起窒息。若出现血压升高伴心悸气短,呈端坐呼吸状态,口唇发绀,肢体活动失灵,伴咳粉红色泡沫样痰时,可能为急性左心衰竭表现。应迅速松开其领口和裤带,双腿下垂,采取坐位,如备有氧气袋,应及时为其吸氧,并及时与医生取得联系,或立即拨打"120",尽可能快速、安全地转运至最近的医院。若其躁动不安、抽搐,用衣物等柔软的物体垫在其头下,防止磕碰伤。搬运过程中采取头部略高体位,避免颠簸震动。

7. 心理护理 社会角色的急剧变化容易引起失能老年人适应不良,产生不良心理变化和功能衰退、活动受限、情感孤独等问题。应根据失能老年人的特点进行心理疏导,鼓励其积极参与社会活动,通过改变自己的行为方式来提高社会适应能力,保持乐观的心态、生理平衡和生活规律,提高突发事件的应对能力,避免情绪激动,过度紧张和焦虑,当精神压力较大时,可通过与家人、朋友倾诉以获得情感支持,或进行个体化认知行为干预,必要时可采取心理治疗联合药物治疗的方法。

(四)效果评价

1. 掌握缓解头痛的方法。遵医嘱正确服药,掌握用药相关注意事项。

2. 活动耐力得到提升。高血压急症得到及时、有效处理。

3. 未发生跌倒、坠床、意外伤害等安全事件。

4. 拥有良好的饮食和生活习惯。掌握血压测量的方法。情绪稳定,掌握压力疏导的方法。

第三节 冠心病的护理

【概念】

冠状动脉粥样硬化性心脏病(coronary atherosclerotic heart disease)指冠状动脉发生粥样硬化引起血管腔狭窄或闭塞,导致心肌缺血缺氧或坏死而引起的心脏病,简称冠心病(coronary heart disease,CHD),也称缺血性心脏病(ischemic heart disease)。

冠心病是老年人最常见的心脏病。发病率和死亡率均随年龄增加而明显增加。2022年全球冠状动脉疾病患病人数约为21300万,我国冠心病患者已达2700万,且继续呈增加态势。研究结果显示,患有冠心病有增加老年失能的风险,罹患冠心病对老年人机体功能的影响具有普遍性,在有效管理各种慢性疾病的基础上,积极管理冠心病,可在一定程度上有效地预防老年失能的发生。

【病因及发病机制】

当冠状动脉的供血与心肌的需血之间发生矛盾,冠状动脉血流量不能满足心肌代谢的需要,就可引起心肌缺血缺氧。暂时的缺血缺氧引起心绞痛,而持续严重的心肌缺血可引起心肌坏死即为心肌梗死。本病病因尚未完全明确,多种因素作用于不同环节所致冠状动脉粥样硬化。

(一) 个人因素

1. 年龄、性别 本病多见于40岁以上人群,49岁以后发病明显增加,但近年来发病年龄有年轻化趋势。与男性相比,女性发病率较低,与雌激素有抗动脉粥样硬化的作用有关,故女性在绝经期后发病率明显增加。

2. 吸烟 吸烟可造成动脉壁氧含量不足,促进动脉粥样硬化的形成。烟草中的尼古丁还可直接作用于冠状动脉和心肌,导致动脉痉挛和心肌损伤。吸烟者与不吸烟者比较,本病的发病率和病死率均增高2~6倍。且与每天吸烟的支数成正比,被动吸烟也是冠心病的危险因素之一。

3. 肥胖 肥胖可导致血浆甘油三酯及胆固醇水平的增高,并常伴发高血压或糖尿病。近年研究认为肥胖者常有胰岛素抵抗,导致动脉粥样硬化的发病率明显增高。

(二) 遗传因素

一级亲属男性<55岁、女性<65岁发病,考虑存在早发冠心病家族史。常染色

体显性遗传所致的家族性血脂异常是这些家族成员易患本病的因素。

(三) 疾病因素

高血压、血脂异常、糖尿病被认为是冠心病最重要的危险因素,导致人群患病的风险>50%。近年还发现,局部或系统性炎症、慢性感染在冠心病的发病机制中起重要作用。

(四) 多因素交互作用

饱餐、受寒、炎热、体力劳动和情绪激动亦是老年人心绞痛的常见诱因。老年人易遭受地位改变、丧偶、孤独等心理应激,且易激惹、固执等易造成情绪激动。A型性格,缺少体力活动,进食高热量、高动物脂肪、高胆固醇、高糖食物等也是冠心病的危险因素。

【临床思维判定】

(一) 临床表现

1. 症状评估

(1) 无症状性:心肌缺血常见。老年人对疼痛的敏感性下降,往往胸痛症状轻微,甚至无症状。部分老年冠心病患者冠状动脉侧支循环的建立也会导致无症状心肌缺血的发生。

(2) 心绞痛症状不典型:许多老年人心绞痛发作时,疼痛部位不典型,可以出现在从牙齿到上腹部之间的任何部位,由于痛觉减退,其疼痛程度多比中青年人轻。部分患者的疼痛可发生于头颈部、咽喉和下颌部,还有部分是以牙痛、颈痛、肩背痛等为首发症状。老年人发生急性冠脉综合征时,容易出现急性心肌梗死(acute myocardial infarction,AMI),无痛性心肌梗死是老年人心肌梗死的重要特征。

(3) 典型的心绞痛发作:有典型症状者不到 40%。最常见的症状是气短、呼吸困难、恶心、呕吐、乏力、晕厥、急性意识丧失或迷走神经兴奋等非疼痛症状。但程度较轻,持续时间较短,短则数分钟,长则 10min 以上,且会有无症状心肌缺血的发生。典型的心绞痛和典型的急性心肌梗死的鉴别诊断要点见表 4-3-1。

表 4-3-1　心绞痛和急性心肌梗死的鉴别诊断要点

鉴别诊断项目	心绞痛	急性心肌梗死
疼痛		
1. 部位	中下段胸骨后	相同,但可在较低位置或上腹部
2. 性质	压榨性或窒息性	相似,但程度更剧烈
3. 诱因	劳力、情绪激动、受寒、饱食等	不常有

续表

鉴别诊断项目	心绞痛	急性心肌梗死
4. 时限	短,1~5min 或 15min 以内	长,数小时或 1~2d
5. 频率	频繁	发作不频繁
6. 硝酸甘油疗效	显著缓解	作用较差或无效
气喘或肺水肿	极少	可有
血压	升高或无显著改变	可降低,甚至发生休克
心包摩擦音	无	可有
坏死物质吸收的表现		
1. 发热	无	常有
2. 白细胞增加(嗜酸性粒细胞减少)	无	常有
3. 红细胞沉降率增快	无	常有
4. 血清心肌坏死标志物升高	无	有
心电图变化	无变化或暂时性 ST 段和 T 波变化	有特征性和动态性变化

(4)神经精神系统表现:可有短暂性缺血或类似脑卒中发作,可继发于脑动脉粥样硬化的患者心排血量减少时,也可出现恐惧和神经质表现或突然出现狂躁和精神病发作。

2. 临床分型　冠心病可分为稳定型心绞痛及急性冠脉综合征两大类,急性冠脉综合征又根据 ST 段抬高与否进一步分为 ST 段抬高型急性冠脉综合征和非 ST 段抬高型急性冠脉综合征。其中 ST 段抬高型急性冠脉综合征主要是指 ST 段抬高心肌梗死,非 ST 段抬高型急性冠脉综合征则包括不稳定型心绞痛和非 ST 段抬高心肌梗死。

(二)辅助检查

1. 心电图　近一半的稳定型心绞痛患者心电图正常,最常见的心电图异常表现是非特异性 ST-T 改变伴或不伴有陈旧性的 Q 波心肌梗死。不稳定型心绞痛患者心电图常表现为暂时性 ST 段改变(压低或抬高)和 / 或 T 波倒置。急性心肌梗死的心电图表现为坏死型 Q 波形成、损伤型 ST 段移位(压低或抬高)、缺血型 T 波改变(高尖或深倒)。老年冠心病患者心电图表现不典型,心肌梗死时心电图通常表现为传导阻滞。24h 动态心电图(Holter)检查如有特征性的 ST-T 变化则对诊断有价值,尤其是对于无症状心肌缺血。

2. 实验室检查

(1)血糖、血脂检查可了解冠心病危险因素。

(2)急性心肌梗死起病 24~48h 后白细胞计数增高至(10~20)×10^9/L,中性粒细胞增多,嗜酸性粒细胞减少或消失,红细胞沉降率增快,C 反应蛋白增高均可持续1~3 周。

(3)心肌坏死标志物:最常用的心肌坏死标志物包括肌酸激酶同工酶、肌红蛋白、肌钙蛋白 T 或 I、乳酸脱氢酶等。由于老年心肌梗死患者的症状及心电图不典型,因此对心肌坏死标志物的检查尤为重要。

3. 心电图负荷试验　包括运动负荷、药物负荷以及经食管心房调搏负荷试验。最常用的是运动负荷试验,主要为分级活动平板或踏车。阳性结果虽对冠心病诊断有一定价值,但老年人可因肺功能差或体力不支而影响结果判断。

4. 超声心动图　可检出缺血或梗死区室壁节段性运动减弱、消失、矛盾运动甚至膨出,还可以评价心室的收缩功能。

5. 放射性核素检查　能显示心肌缺血或坏死的部位和范围。

6. 冠状动脉造影　为有创性检查,是确定冠状动脉粥样硬化存在和程度的"金标准",能显示冠状动脉病变部位、严重程度及侧支循环建立情况。

【护理实践】

(一)护理评估

1. 健康生活方式　饮食、运动及生活习惯,疾病的自我管理与控制。有无吸烟史等。

2. 一般状况　体温、脉搏、呼吸、血压、疼痛、心律、心率有无异常及其程度。

3. 相关症状　有无胸痛,气短、呼吸困难、恶心、呕吐、乏力、面色苍白、表情痛苦、大汗或晕厥、急性意识丧失或迷走神经兴奋、精神行为异常等非疼痛症状。

4. 安全风险　是否存在跌倒、坠床等事件及其发生风险。

(二)护理问题

1. 活动无耐力　与心肌氧的供需失调有关。

2. 疼痛:胸痛　与心肌缺血、缺氧有关。

3. 便秘　与进食少、活动少、不习惯床上排便有关。

4. 潜在并发症:心律失常、心肌梗死、心源性休克、心力衰竭、猝死。

5. 恐惧　与病情危重、环境陌生等因素有关。

6. 知识缺乏：缺乏冠心病疾病相关知识。

（三）护理策略

1. 病情监测

（1）心电监测：当失能老年人出现胸痛发作等冠心病症状时应及时就医，必要时严密心电监测，及时发现心率或心律的变化。根据疼痛持续的时间、有无诱因、心电图改变、心肌坏死标志物变化动态判断病情危险程度。发现频发室性期前收缩，成对出现或呈非持续性室性心动过速，多源性或 R on T 现象的室性期前收缩及严重的房室传导阻滞时，应立即通知医生，遵医嘱使用利多卡因等药物，警惕心室颤动或心搏骤停、心脏性猝死的发生。监测电解质和酸碱平衡状况，因电解质紊乱或酸碱平衡失调时更容易并发心律失常。

（2）严密监测血压：动态观察有无血压下降，是否伴有烦躁不安、面色苍白、皮肤湿冷、脉细而快、大汗淋漓、少尿、意识迟钝，甚至晕厥。一旦发现有血压下降趋势应及时通知医生，遵医嘱给予升压、补液等处理。

（3）心力衰竭的观察与护理：AMI 失能老年人在起病最初几天，甚至在梗死演变期可发生心力衰竭，特别是急性左心衰竭。应严密观察其有无呼吸困难、咳嗽、咳痰、少尿、颈静脉怒张、低血压、心率加快等，听诊肺部有无湿啰音。避免情绪激动、饱餐、用力排便等可加重心脏负担的因素，必要时做好有创血流动力学监测。

（4）急救物品：准备好急救药物和抢救设备，如除颤器、起搏器等，随时做好抢救准备。

2. 缓解疼痛症状　评估疼痛的部位、性质、程度、持续时间，观察有无面色苍白、大汗、恶心、呕吐等伴随症状。疼痛发作时监测血压、心率、心电图，为判断病情提供依据。失能老年人应立即停止活动，卧床休息，保持环境安静，限制探视，卧床休息及有效睡眠可以降低心肌耗氧量和交感神经兴奋性，有利于缓解疼痛。照护者及时给予安慰，解除紧张不安情绪，以减少心肌耗氧量。遵医嘱给予鼻导管吸氧及镇痛药物治疗，并观察其疗效及不良反应。

3. 提高活动耐力　合理的运动锻炼有利于提高运动耐量，减轻症状。稳定型心绞痛者每天有氧运动 30min，每周运动不少于 5d。心绞痛发作时应立即停止活动，缓解期的失能老年人一般不需要卧床休息。根据其失能等级和活动能力制订合理的活动计划，参加适当的体力劳动和体育锻炼，可选择步行、慢跑、太极拳、骑自行车、游泳、健美操等。个人卫生活动、家务劳动、娱乐活动等也对失能老年人有益。最大活动量以不发生心绞痛症状为度，避免竞赛活动和屏气用力动作，避免精神过度紧张的工作和长时间工作。对于规律性发作的劳力性心绞痛者,可进行预防用药,如于外出、就餐、排便等活动前含服硝酸甘油。急性心肌梗死者可在全面评估其病情的基础上,根据医师建议,结合自身运动习惯,有针对性地制订运动计划,循序渐进。通常活动过程从仰卧位到坐位、站位,再到下地活动。如活动时没有出现不良反位,可循序渐进到患者能耐受的水平。如活动时出现不良反应,无论如何都须终止运动,重新从低一级别运动量开始。

4. 指导运动康复　失能老年人一旦脱离急性危险期,病情处于稳定状态,运动康复即可开始。当失能老年人符合以下情况时可进行运动康复:①过去 8h 内无新发或再发胸痛;②心肌坏死标志物(肌酸激酶同工酶和肌钙蛋白)水平没有进一步升高;③无明显心力衰竭失代偿征兆(静息时呼吸困难伴湿啰音);④过去 8h 内无新发严重心律失常或心电图改变。遵循专业的运动处方实施运动康复,循序渐进,被动运动开始,逐步过渡到坐位,坐位双脚悬吊在床边,床旁站立,床旁行走,病室内步行以及上一层楼梯。推荐住院期间 4 步早期运动和日常生活指导计划。A 级:上午取仰卧位,双腿分别做直腿抬高运动,抬腿高度为 30°,双臂向头侧抬高深吸气,放下慢呼气,5 组 / 次;下午取床旁坐位或站立 5min。B 级:上午床旁站立 5min;下午床旁行走 5min。C 级:床旁行走 10min/ 次,2 次 /d。D 级:病室内活动,10min/ 次,2 次 /d。运动量宜控制在较静息心率增加 20 次 /min 左右,感觉不费力为宜。住院期间运动康复和日常活动指导须在心电、血压监护下进行。监测其活动过程中有无胸痛、呼吸困难、脉搏增快等反应,出现异常情况应立即停止活动,并遵医嘱给予对症处理。

5. 保持排便通畅　失能老年人胃肠蠕动差,易发生便秘,排便用力可使腹压增加,增加心脏负担,诱发心律失常、心力衰竭、猝死等并发症,因此照护者应注意观察失能老年人排便情况,积极采取措施避免便秘的发生。

6. 保持情绪稳定　AMI 时胸痛程度异常剧烈,失能老年人可有濒死感,或因行紧急溶栓、介入治疗,由此产生恐惧心理。同时,由于 AMI 使其活动耐力和自理能力下降,生活上需要照顾,对预后的担心、对工作与生活的顾虑等,失能老年人易产生焦虑情绪,应向其解释疾病特点与治疗配合要点,说明不良情绪会增加心肌耗氧量而不利于病情的控制。向其介绍良好的诊疗条件和先进技术,告知其病情的任何变化都在医护人员的严密监护之下,可以安心休息,有不舒适及时告诉医护人员即可。妥善安排探视时间,给予亲情抚慰。将监护仪的报警声尽量调低,医护人员应轻声细语,以免影响其休息、增加心理负担。烦躁不安者遵医嘱给予药物使其镇静。鼓励轻度失能老年人通过言语、书写、肢体语言等表达其内心感受,及时观察中重度失能老年人面部表情等肢体语言,了解其情绪及感受,并通过目光交流、肢体接触、语言安慰等心理支持手段,鼓励其战胜疾病的信心。

7. 积极控制血压、血脂、血糖等危险因素 照护者应配合营养师对老年冠心病者进行生活方式的监督和改变,并规律监测血压、血脂、血糖,定期到院复诊,指标不达标者遵医嘱服用药物进行干预。应用他汀类药物时,应严密监测氨基转移酶及肌酸激酶等生化指标,及时发现药物可能引起的肝脏损害和肌病,采用强化降脂治疗时,应注意监测药物的安全性。

8. 养成良好生活方式 生活方式的改变是冠心病治疗的基础。给予低热量、低脂、低胆固醇、低盐饮食,多食新鲜蔬菜、水果及粗纤维食物,少量多餐,控制总热量,忌浓茶、咖啡、辛辣等刺激性饮食。每日饮水量至少 1 200ml。减少钠盐摄入,逐步达到每日食盐摄入量在 5g 以内(可用定量盐勺确定用量)。增加钾盐摄入,多食含钾丰富的食物,如坚果、豆类、瘦肉及桃、香蕉、苹果、西瓜、橘子等水果以及海带、木耳、蘑菇、紫菜等。戒烟限酒。规律作息,老年人冠心病在夜间发作较多见,失能老年人可在睡前用温水洗脚以消除疲劳,养成早睡早起的习惯,若夜间突发不适,可用呼叫装置及时呼救。同时应避免诱因,告知失能老年人及照护者,过劳、情绪激动、饱餐、用力排便、寒冷刺激等都是冠心病发作的常见诱因,应尽量避免,平时亦应注意防寒保暖。

9. 安全用药 指导失能老年人按医嘱服药,列举不遵医嘱行为导致严重后果的案例,使其认识到遵医嘱用药的重要性。告知各类药物的作用和不良反应,并教会其定时测脉搏、血压,定期门诊随诊。针对老年人口干的特点,口服硝酸甘油前应先用水湿润口腔,再将药物嚼碎置于舌下,这样有利于药物快速溶化生效,有条件者最好使用硝酸甘油喷雾剂。首次使用硝酸甘油时宜平卧,因老年人易出现压力感受器反射导致血容量降低。外出时随身携带硝酸甘油以备急需。硝酸甘油见光易分解,应放在棕色瓶内存放于干燥处,以免潮解失效。药瓶开封后 6 个月应更换 1 次,以确保疗效。伴有慢性阻塞性肺疾病、心力衰竭或心脏传导病变者对 β 受体拮抗剂很敏感,易出现副作用,故应逐渐减量、停药。钙通道阻滞剂可引起老年人低血压,应从小剂量开始使用。使用阿司匹林或肝素等药物时,注意观察有无出血。

10. 健康教育 通过健康教育,使失能老年人及照护者了解冠心病的发生机制、常见危险因素、治疗和康复的方法,改善他们在治疗、护理和康复中的配合程度,并掌握冠心病急症的院前急救方法。患有冠心病的失能老年人家中应在固定地点备有急救药盒,轻度失能者须随身携带,胸痛发作时应立即停止活动,或舌下含服硝酸甘油 0.5mg,1~2min 起效,必要时间隔 5min 可再次含服,处置后,立即去医院诊治。如连续含服硝酸甘油 3 次仍不缓解、心绞痛发作频繁、程度加重、持续时间延长,须立即就医。当中重度失能老年人无法表达其感受时,照护者应观察其是否出现气短、呼吸困难、恶心、呕吐、乏力、晕厥、急性意识丧失、恐惧、烦躁等症状,警惕其发生冠心病急症发作,若有相关症状应给予紧急处理。

11. 及时发现并积极处理心绞痛 / 心肌梗死　有些失能老年人心绞痛或心肌梗死发作时,表现为牙痛、上腹痛等,为防止延误,先按心绞痛发作处理,并及时就医。告知失能老年人应定期复查心电图、血压、血糖、血脂、肝功能等。当其出现可疑急性心肌梗死症状时,照护者应及时与医生取得联系或立即拨打"120",快速、安全转运至心脏专科医院或有条件的介入中心。医院急诊设有"胸痛绿色通道",最大限度缩短救治时间,为其争取最及时的救治,提高存活率。等待急救人员时应让其保持平卧姿势,头偏向一侧,以便及时清除口鼻腔分泌物。有条件者可予鼻导管吸氧或面罩吸氧。转运过程中应使其保持半卧位,下肢下垂状态,以改善其肺部淤血的情况,并保持吸氧。照护者应将其合并疾病、最近用药种类及剂量、发病时的状态及近期情绪变化告知医生,以便医生更全面地评估病情。心肌梗死是心脏性猝死的高危因素,应指导照护者掌握心肺复苏技术,以便紧急情况下实施救治。

12. 预防跌倒 / 坠床　失能老年人应在身体情况允许时洗澡,时间不超过20min,最好由家人陪伴,应选择换气良好的环境淋浴,洗澡时带急救药,如出现心慌、胸闷等不适应立即停止,必要时立即到医院就诊。当失能老年人发生 AMI 时,可出现低血压和休克,有跌倒 / 坠床的风险。一旦出现 AMI 表现,照护者应立即前往查看,搀扶失能老年人,保护好其头部,若发生跌倒 / 坠床,照护者不要慌乱,察看有无外伤、骨折等情况,并及时就医。

(四) 效果评价

1. 活动耐力逐渐提高。

2. 掌握减轻疼痛的方法,疼痛减轻或消失。

3. 能够定时排便,便秘症状改善。

4. 病情稳定,未发生并发症或并发症得到及时救治。

5. 情绪稳定,负性情绪得到改善。

6. 照护者掌握冠心病急症的院前急救方法。

第四节　胃食管反流病的护理

【概念】

胃食管反流病（gastroesophageal reflux disease，GERD）指胃内容物反流至食管、口腔（包括咽喉）和／或肺导致的一系列症状、终末器官效应和／或并发症的一种疾病。我国典型症状 GERD 的患病率为 2.5%~7.8%，低于北美（18.1%~27.8%）和欧洲（8.8%~25.9%）。我国 GERD 患病率有逐年上升趋势，人口老龄化加剧、超重和肥胖患病率增加、GERD 诊断率升高均可能导致我国 GERD 患病率统计数据的增加。

【病因及发病机制】

（一）抗反流屏障结构和功能异常

食管下括约肌是胃和食管连接处抗反流的高压带，可防止胃内容物反流至食管。当食管下括约肌功能异常时可导致食管下括约肌压力下降，引起胃食管反流。贲门失弛缓症术后、食管裂孔疝、腹内压增高（如肥胖）、长期胃内压增高可导致食管下括约肌结构受损。某些激素（如缩胆囊素）、食物（如巧克力）、药物（如钙通道阻滞剂）可引起食管下括约肌功能障碍或一过性松弛延长。腹内压增高、胃内压增高可引起食管下括约肌压力相对下降。

（二）食管对胃反流物的廓清能力障碍

正常情况下，一旦胃内容物发生食管反流，大部分反流物通过 1~2 次食管自发和继发性蠕动性收缩将食管内容物排入胃内，即容量清除，是食管廓清的主要方式，剩余由唾液缓慢中和。当食管出现廓清功能障碍或唾液分泌障碍亦可出现 GERD。近半数 GERD 合并有食管中部失蠕动，食管远端运动功能障碍。

（三）食管黏膜屏障作用减弱

长期吸烟、饮酒及刺激性食物或药物等可使食管黏膜抵御反流物损害的屏障功能下降。

（四）反流物对食管黏膜的攻击作用

在食管反流防御机制减弱的基础上，反流物刺激和损害食管黏膜。

（五）生理性老化

随着年龄增加，老年人抗反流屏障功能、食管清酸能力、食管动力功能、胃排空功能等多方面功能较年轻人减低。

【临床思维判定】

（一）临床表现

1. 食管症状

（1）典型症状：烧心和反流是本病最常见、最典型的症状。常在餐后 1h 出现，卧位、弯腰或腹压增高时可加重，部分患者烧心和反流症状可在夜间入睡时发生。

（2）非典型症状：主要有胸痛、上腹痛、上腹部烧灼感、嗳气等。胸痛由反流食物刺激食管引起，发生在胸骨后，严重时可为剧烈刺痛，酷似心绞痛，放射至后背、胸部、肩部、颈部、耳后，可伴或不伴烧心和反流。上腹痛、上腹部烧灼感、嗳气等见于部分患者，可能是由于消化道功能紊乱所致，症状呈间歇性，进食固体或液体食物均可发生。有严重食管炎或并发食管溃疡者，可伴吞咽疼痛。

2. 食管外症状

（1）当胃内容物进入咽部时，可表现为咽部异物感、反复清嗓、声音嘶哑、慢性咽炎、接触性肉芽肿、声带小结、喉痉挛等。

（2）当胃内容物进入口腔、鼻腔或中耳时，可表现为口酸、口苦、口臭、牙酸腐蚀、慢性鼻炎、流鼻涕、鼻后滴流、耳鸣、反复中耳炎和听力下降等。

（3）当胃内容物进入喉、气管和肺部时，引起咳嗽、咳痰、胸闷、喘息、憋气、哮喘、支气管扩张、肺炎、慢性阻塞性肺疾病、肺纤维化等，甚至发生喉痉挛危及生命。

（二）辅助检查

1. 上消化道内镜检查 上消化道内镜检查对评估 GERD 的严重程度及排除由于其他原因导致反流的疾病具有重要价值，是诊断 GERD 最准确的方法，可判断其严重程度。

2. 食管反流监测 可确定胃食管反流程度、食管清除反流物的时间及胸痛与反流的关系。包括食管 pH 监测、食管阻抗 pH 监测、无线胶囊内窥镜监测。

3. 食管钡餐造影 食管钡餐检查可显示有无食管病变及胃食管反流，对诊断有补充作用，有助于鉴别诊断。

4. 质子泵抑制剂试验 对于合并典型反流症状拟诊 GERD 或疑有反流相关食管外症状者，尤其是上消化道内镜检查阴性时，可采用质子泵抑制剂试验的诊断性治疗。对表现食管症状者，服用标准剂量质子泵抑制剂，如奥美拉唑 20mg，2 次/d，疗程 2~4 周，治疗的最后 1 周如症状完全消失或仅有 1 次轻度的反流症状，则可诊断为质子泵抑制剂试验阳性。

5. 食管测压 可了解食管动力状态，食管下括约肌压<6mmHg 易导致反流。

【护理实践】

（一）护理评估

1. 健康生活方式　饮食习惯如有无经常进食高脂肪、高糖、低纤维、辛辣刺激食物等,吸烟史,酗酒史。

2. 一般状况　体温、脉搏、呼吸和血压的变化。

3. 相关症状　食管、咽部、耳、鼻、口腔、气管和肺部的临床表现。

4. 安全风险　是否存在误吸/窒息等风险。

（二）护理问题

1. 营养失调:低于机体需要量　与反流引起消化吸收障碍有关。

2. 吞咽障碍　与反流引起食管狭窄有关。

3. 慢性疼痛　与胃酸反流刺激食管黏膜有关。

4. 焦虑　与病程长、症状持续和生活质量受影响有关。

5. 潜在并发症:消化道出血、穿孔。

6. 知识缺乏:缺乏胃食管反流疾病的相关知识。

（三）护理策略

1. 缓解胃食管反流引起的不适症状　减轻和积极治疗引起腹内压、胃内压增高的因素,如肥胖、腹腔积液、便秘、呕吐、负重劳动等。维持合理体重,改善便秘症状,减少长时间弯腰劳作。鼓励其适当咀嚼口香糖,通过正常吞咽口腔分泌物的动作,改善食管清除功能,增加唾液分泌量,以刺激吞咽功能,协调食管的运动功能。戒烟限酒,烟草中含尼古丁,可降低食管下括约肌压力,使其处于松弛状态,加重反流。酒的主要成分为乙醇,能刺激胃酸分泌及食管下括约肌松弛。适当锻炼,可进行散步等活动,减少剧烈活动及弯腰、下蹲等动作。维持有效体位,休息时宜左侧卧位,指导其睡眠时抬高床头 15°~20° 为宜,利于胃排空,减少食管反流。仅垫高头枕对预防反流无效,可增加胃部压迫,加重疾病。胃部灼热、反酸者改变不良睡姿,如避免将双上臂上举或枕于头下,此睡姿可引起膈肌上抬,胃内压增高、胃液反流。

2. 安全合理用药　遵医嘱正确规律服药,避免随意服药,服药时保持直立体位。明确服药时间,如奥美拉唑餐前服用,西咪替丁餐后服用。观察药物不良反应,包括白细胞减少、头痛、腹泻、口干、食欲减退、维生素及矿物质缺乏、继发性感染、骨质疏松、髋部骨折、肠道菌群移位等,及时处理,必要时就医。避免服用降低食管下括约肌压力的药物,如抗胆碱药、地西泮、前列腺素 E 等。慎用损伤黏膜的药物,如阿司匹林等。对于存在多病共存者,注意药物间配伍禁忌,如合并心血管疾病可尽量避免服用硝酸甘油制剂及钙通道阻滞剂,合并支气管哮喘避免使用茶碱及多巴胺受体激动剂,防止反流加重。

3. 合理饮食指导 共同制订饮食计划,指导合理、规律进食,少量多餐,避免过饱或饥饱无常、暴饮暴食。选择高蛋白、高纤维、低脂肪食物,可适当饮用牛奶。避免食用高酸性及刺激性食物,柠檬、柑橘等高酸性食物可损伤食管黏膜,浓茶、咖啡、巧克力和辣椒等刺激性食物可引起胃酸分泌增加。睡前 3h 停止进食,餐后及反流后饮适量温开水,以减少食物对食管的刺激。餐后不宜立即坐卧,可适当站立几分钟,轻轻抚摩上腹部,有助于胃内食物下行排空,减少反流。对于严重胃食管反流者给予留置胃管,保证营养摄入,正确执行管路护理。

4. 指导康复训练 帮助其建立腹式深呼吸的行为习惯,锻炼膈肌从而加强食管胃交界处的压力。选择失能老年人适宜的体位:①仰卧位时,头垫软枕,放松双臂,双腿屈曲,避免腰椎过度弯曲;②坐位时,昂首保持上半身直立,放松双肩、挺胸,骨盆中立位使身体重量分布于左右坐骨结节处,双膝以髋部宽度分开,手放在大腿上,脚平放于地面,髋关节、膝关节角度保持 90° 左右;③站立位时,昂首保持上半身直立,放松双肩、挺胸,双脚以髋部宽度分开,使身体重量平均分布于双脚。指导失能老年人进行呼吸训练,左手紧贴于胸骨,右手紧贴于肚脐处同时轻压腹壁,鼻部吸气,保持腹肌紧张,右手随腹部隆起持续 3~10s,口部呼气,以蜡烛火焰开始闪烁而不会熄灭的气流为宜,腹肌和全身放松。腹式深呼吸训练时右手随着呼吸节奏起伏,而胸部完全放松即左手无起伏,确保呼吸节奏平静稳定,空气的流入和流出感觉自然。感到头晕或眩晕时及时停止运动,并待不适缓解后继续练习。

5. 密切监测及处理消化道出血/穿孔症状

(1)消化道出血:评估失能老年人的出血量。出血量较少者,观察并记录出血的频次和出血量,动态监测血液指标变化,及时发现出血情况,建立静脉通路,遵医嘱补充血容量。嘱其尽量保持卧位休息,平卧将头偏向一侧,确保呼吸道通畅,避免误吸。若发生呕血,及时协助其清理口腔内残余血液及分泌物。出血量较多时,暂停饮食,以静脉补充的方式摄取营养,根据血压合理调节输液速度,强化病情监测,尽早发现再出血情况,若发现其出现脉压及血压降低、无尿等情况,立即通知医生,积极协助医生给予对症处理,准备好急救药品、器械,实施有效抢救措施。

(2)消化道穿孔:持续心电监测,监测生命体征变化,有无腹部压痛、反跳痛和肌紧张等体征,及早发现手术指征。遵医嘱给予胃肠减压,保持引流通畅,定时给予胃内冲洗,动态观察引流效果。在保证治疗的情况下,尽量采用半卧位,有助于减轻腹壁张力,减轻腹痛,同时可以使腹腔内渗液流入盆腔,减少毒素的吸收。

(四) 护理评价

1. 摄取的营养能够满足机体所需。
2. 饮食规律。
3. 安全合理用药。
4. 反酸、嗳气、上腹部烧灼感等胃食管反流症状有所缓解。
5. 及时发现并采取有效措施改善消化道出血／穿孔相关症状。
6. 能够正确进行腹式深呼吸。

第五节　尿路感染的护理

【概念】

尿路感染(urinary tract infection, UTI)是指病原体在尿路中生长、繁殖而引起的感染性疾病。尿路感染是常见的感染性疾病,其发病率和年龄、性别密切相关。65 岁以上老年人尿路感染发病率女性为 9.3%,男性为 1%~2.5%。失能老年人发病率明显增高,长期卧床的失能老年人女性和男性分别增高至 53% 和 37%。尿路感染在院外感染中占第三位,全球每年尿路感染患者数可达 1.5 亿,所消耗的医疗费用约为 60 亿美元。尿路感染可引起尿频、尿急、尿痛等不适症状,严重者还会引发败血症甚至感染性休克,极大影响老年人的生活质量。

【病因及发病机制】

尿路感染主要为细菌感染所致,以革兰氏阴性杆菌为主,大肠埃希菌最为常见,好发于无症状性细菌尿、首次发生的尿路感染。约 5%~10% 的尿路感染由革兰氏阳性菌引起,主要为肠球菌和凝固酶阴性葡萄球菌。尿路感染可由一种或多种细菌引起,偶可由真菌、病毒引起,>95% 的尿路感染由单一细菌引起。其发病机制主要为多种感染途径、机体抵抗力下降及存在易感因素等。

(一) 感染途径

某些因素如性生活、尿路梗阻、医源性操作、生殖器感染等可导致病原菌经由尿道上行至膀胱,甚至输尿管、肾盂引起感染,约占尿路感染的 95%。病原菌也可通过血液循环到达肾脏和尿路其他部位引起尿路感染,多见于患有慢性疾病或接受免疫抑制剂治疗者。泌尿系统周围器官、组织发生感染时,病原菌偶可直接侵入泌尿系统导致感染。盆腔和下腹部的器官感染时,病原菌也可从淋巴管感染泌尿系统,但较罕见。

(二)机体防御功能

老化所致输尿管平滑肌层变薄,支配肌肉活动的神经细胞减少,输尿管收缩能力降低,将尿送入膀胱的速度减慢,并且容易反流。膀胱肌肉萎缩、肌层变薄、纤维组织增生,使膀胱括约肌收缩无力,膀胱常不能完全排空,容易出现残余尿增多。老年女性的膀胱下垂,尿道腺体分泌黏液减少,抗菌能力减弱,男性的前列腺增生导致排尿不畅、排尿困难,易致尿液积聚,细菌不易被冲洗清除,而在局部大量繁殖等,均可使尿路感染的发生概率增大。

(三)易感因素

因长期使用免疫抑制剂、严重的慢性疾病等造成失能老年人免疫力下降。而支配膀胱的神经功能障碍,如脊髓损伤、多发性硬化等引起排尿困难,长时间的尿液潴留和/或应用导尿管引流尿液导致感染。据文献报道,即使严格消毒,单次导尿后,尿路感染发生率为 1%~2%,留置导尿管 1d 后感染率约 50%,>3d 者,感染发生率可达 90% 以上。

【临床思维判定】

(一)临床表现

1. 膀胱炎　占尿路感染的 60% 以上,分为急性单纯性膀胱炎和反复发作性膀胱炎。主要表现为尿频、尿急、尿痛(尿路刺激征)。可有耻骨上方疼痛或压痛,部分可出现排尿困难。尿液常混浊,约 30% 可出现血尿。一般无全身感染症状。

2. 肾盂肾炎

(1)急性肾盂肾炎:全身症状可表现为发热、寒战、头痛、全身酸痛、恶心、呕吐等,体温多在 38.0℃ 以上,多为弛张热,也可呈稽留热或间歇热。泌尿系统症状为尿频、尿急、尿痛、排尿困难等。部分失能老年人泌尿系统症状可不典型或缺如,腰痛程度不一,多为钝痛或酸痛,体检时可发现肋脊角或输尿管点压痛和/或肾区叩击痛。

(2)慢性肾盂肾炎:临床表现较为复杂,全身及泌尿系统局部表现可不典型,有时仅表现为无症状性细菌尿。急性发作时症状明显,类似急性肾盂肾炎,出现程度不同的低热、间歇性尿频、排尿不适、腰部酸痛及肾小管功能受损表现,如夜尿增多、低比重尿等,病情持续可发展为慢性肾衰竭。

3. 无症状性细菌尿　无症状性细菌尿是指出现真性菌尿,而无尿路感染的症状。可长期无症状,尿常规可无明显异常或白细胞增加,但尿培养有真性菌尿。

4. 复杂性尿路感染　伴有泌尿系统结构或功能异常、免疫低下者常易发生,临床表现可为多样,从轻度的泌尿系统症状,到膀胱炎、肾盂肾炎,严重者可导致菌血症、败血症。

5. 导管相关性尿路感染 留置管路者发生导管相关性尿路感染极为常见,主要是导管上生物被膜的形成为细菌定植和繁殖提供了条件,其临床表现为发热、寒战、全身乏力或嗜睡、腰痛、肋脊角压痛、血尿、盆腔不适等。最有效的减少导管相关性尿路感染的方式是避免不必要的导尿管留置,并尽早拔出导尿管。

（二）辅助检查

1. 尿液检查

（1）尿细菌学检查:新鲜中段尿沉渣革兰氏染色后用油镜观察,细菌>1 个 / 视野;新鲜中段尿细菌培养计数 ≥ 10^5CFU/ml;膀胱穿刺的尿培养阳性。符合上述指标之一者可诊断尿路感染。

（2）尿常规检查:可见白细胞尿、血尿。尿沉渣镜检白细胞>5 个 /HP,称为白细胞尿,几乎所有尿路感染都有白细胞尿,对尿路感染诊断意义较大。部分尿路感染可见镜下血尿,少数急性膀胱炎可出现肉眼血尿。尿蛋白多为阴性或微量。尿中发现白细胞管型提示肾盂肾炎。

（3）尿白细胞排泄率检查:急性尿路感染均有程度不等的白细胞升高,白细胞计数<20 万个 /h 属正常范围,>30 万个 /h 为阳性,20 万 ~30 万个 /h 应结合临床判断。

2. 血液检查 急性肾盂肾炎时血白细胞计数升高,中性粒细胞增多,核左移,红细胞沉降率可增快。肾功能受损时可出现肾小球滤过率下降,血肌酐升高。

3. 影像学检查 及时发现有无尿路结石、梗阻、反流、畸形等致尿路感染反复发作。尿路感染急性期可行 B 超检查,不宜行静脉尿路造影检查。

【护理实践】

（一）护理评估

1. 健康生活方式 饮水量及饮水习惯、尿量及排尿习惯等。

2. 一般状况 体温、脉搏、血压、意识状态、尿液的颜色及尿量等。

3. 相关症状 尿频、尿急、尿痛等尿路刺激症状及寒战症状,是否有痛苦面容,肋脊角压痛和 / 或叩击痛、耻骨上膀胱区压痛及疼痛的程度。

4. 安全风险 留置管路者是否存在管路滑脱事件及其发生脱管风险。

（二）护理问题

1. 疼痛 与局部炎症刺激有关。

2. 体温过高 与尿路感染有关。

3. 排尿异常 与尿路感染引起尿路刺激症状有关。

4. 排尿型态改变 与留置导尿管有关。

5. 有非计划性拔管的危险 与管路维护不当有关。

6. 焦虑　与病程长、尿路刺激症状反复出现有关。

(三) 护理策略

1. 缓解尿路刺激症状　鼓励失能老年人增加水分摄入,如无禁忌证,应尽量多饮水,勤排尿,以达到不断冲洗尿路、减少细菌在尿路停留的目的。合理的饮水有利于膀胱保持节律性充盈和排空,形成排尿反射,促进良好排尿习惯的建立,快速恢复膀胱功能。存在心肾功能不全者应在医生指导下严格控制饮水量,准确记录出入量。鼓励失能老年人如厕,避免因担心反复如厕或排尿疼痛而刻意减少如厕频次,保证如厕期间安全,避免受伤。协助卧床休息,取屈曲位,尽量勿站立。指导失能老年人从事感兴趣的活动,以分散老年人注意力,减轻焦虑,缓解疼痛症状。

2. 高热护理　定时监测体温,可采用冷敷、乙醇擦浴等措施进行物理降温,如大量出汗,及时更换衣物,保持皮肤清洁及完整性,适当补充摄入量,行降温措施30min 后测量体温,观察降温效果。密切监测生命体征变化,观察有无寒战、抽搐、意识障碍等情况,及时就医。多饮水以补充高热消耗的大量水分。给予清淡、易消化、营养丰富的食物。避免辛辣刺激性食物,忌烟酒、咖啡等,保持口腔卫生。

3. 合理安全用药　指导失能老年人遵照医嘱规律服药,按时、按量、按疗程使用抗菌药物,勿随意停药,以免产生耐药性,影响疾病预后。注意观察药物不良反应,如氟喹诺酮类的药物常见的有皮肤变态反应及光敏反应、中枢神经系统反应等,磷霉素氨丁三醇有腹泻、阴道炎、恶心、头痛、头晕等。

4. 保持会阴清洁　保持局部清洁,勤换内衣,减少细菌上行感染的机会。沐浴时可选择淋浴,降低因盆浴引起上行感染的可能。卧床失能老年人排泄后及时清理排泄物,每日给予会阴部冲洗,观察局部有无红肿、异味及分泌物等情况,及时给予处理。

5. 预防导管相关性尿路感染　妥善固定导尿管,保持引流通畅性。集尿袋不得高于耻骨联合位置,集尿袋内尿液达到其容量的四分之三时即要排放,用个人专用收集容器承接集尿袋内尿液,倾倒时避免集尿袋的出口触碰收集容器。每日清洁、消毒尿道口周围区域和导尿管表面,以保持局部清洁。清洁时观察尿道口及其周围皮肤黏膜的情况,保护管路。便失禁者,排泄后及时清洁。定期更换导尿管及集尿袋,动态评估排尿能力,可自行排尿者及时拔除导尿管。如果发现失能老年人出现发热、寒战、精神状态的改变、全身乏力、嗜睡、急性血尿、骨盆不适及耻骨上压痛等,排除其他因素可考虑导管相关性尿路感染,应及时就医。

(四) 效果评价

1. 尿路刺激症状得到缓解。

2. 能够正确进行体温监测及降温措施。

3. 留置导尿管期间管路维护正常。

4. 排尿频次、排尿量正常。

5. 未发生导管相关性尿路感染及非计划性脱管事件。

6. 情绪稳定,焦虑症状改善。

第六节　糖尿病的护理

【概念】

糖尿病(diabetes mellitus,DM)是一组由遗传和环境因素相互作用而引起的,以胰岛素分泌相对或绝对不足,慢性高血糖为共同特征的代谢异常综合征。因胰岛素分泌和/或胰岛素作用缺陷导致碳水化合物、蛋白质、脂肪、水和电解质等代谢紊乱。糖耐量减低和空腹血糖受损是糖尿病前的过渡阶段。

合并糖尿病的老年人发生过早死亡、失能、迅速肌肉丢失、多病共存等情况的风险增加,且更易出现多重用药及认知障碍、尿失禁、跌倒、顽固性疼痛等老年综合征。老年糖尿病患者一般具有高发病率、多数为 2 型糖尿病、症状不典型的特点,常在检查其他疾病时发现餐后血糖增高,且常常以高血压、脑血管病等并发症为首发症状。易出现低血糖反应,具有"三低"(诊断率低、治疗率低、达标率低)、"两高"(并发症高,相关致残、死亡率高)特征。老年糖尿病患者的血糖诊断标准与其他成人组相同(表 4-6-1,表 4-6-2)。糖尿病是导致老年人失能的重要原因,研究表明,患糖尿病老年人的失能年发病率约为 10%,而未患糖尿病老年人的失能年发病率则不到 5%。

表 4-6-1　糖尿病诊断标准

诊断标准	静脉血浆葡萄糖水平 /(mmol·L⁻¹)
(1)典型糖尿病症状加随机血糖	≥ 11.1
或	
(2)空腹血糖(FPG)	≥ 7.0
或	
(3)葡萄糖负荷后 2h 血糖	≥ 11.1

注:若无典型"三多一少"的症状,需再测一次予证实,诊断才能成立。随机血糖不能用来诊断空腹血糖受损或糖耐量减低。

表 4-6-2　糖代谢状态分类

糖代谢分类	静脉血浆葡萄糖 /(mmol·L⁻¹)	
	空腹血糖（FPG）	糖负荷后 2h 血糖（2h PPG）
正常血糖（NGR）	<6.1	<7.8
空腹血糖受损（IFG）	6.1~<7.0	<7.8
糖耐量减低（IGT）	<7.0	7.8~<11.1
糖尿病（DM）	≥7.0	≥11.1

注：2003 年 11 月 WHO 糖尿病专家委员会建议将 IFG 的界限值修订为 5.6~6.9mmol/L。

【病因及发病机制】

（一）遗传因素

在单卵双生子中，1 型糖尿病的同病率达 30%~40%，提示遗传信息在糖尿病发病中起重要作用；2 型糖尿病的同病率接近 100%。

（二）环境因素

1. 1 型糖尿病　包括风疹病毒、腮腺炎病毒、柯萨奇病毒、脑心肌炎病毒、巨细胞病毒和肠道病毒等病毒感染，可直接损伤 β 细胞，使其数量逐渐减少，还可暴露其抗原成分、打破自身免疫耐受，进而启动自身免疫反应。化学毒物和饮食因素亦可触发自身免疫反应。

2. 2 型糖尿病　年龄增长对葡萄糖不耐受；生活不规律，心理压力大，以及吸烟、酗酒、体力活动不足等不良生活方式；肥胖、营养过剩及胰岛素抵抗。

（三）自身免疫

自身免疫包括体液免疫及细胞免疫。已发现 90% 新诊断的 1 型糖尿病患者血清中存在针对 β 细胞的单株抗体，因此胰岛细胞自身抗体检测可预测 1 型糖尿病的发病及高危人群，并可协助糖尿病分型及指导治疗。

（四）胰岛素抵抗和 β 细胞功能缺陷

外周组织的胰岛素抵抗和 β 细胞功能缺陷导致的不同程度胰岛素缺乏是 2 型糖尿病发病的两个主要环节。

（五）胰岛 α 细胞功能异常

2 型糖尿病患者由于胰岛 β 细胞数量明显减少，α/β 细胞比例显著增加，同时 α 细胞对葡萄糖的敏感性下降，从而导致胰高血糖素分泌增多，肝糖输出增加。

【临床思维判定】

（一）临床表现

1. 代谢紊乱症候群

（1）多尿、多饮、多食和体重减轻：由于血糖升高引起渗透性利尿导致尿量增多，多尿导致失水，继而口渴而多饮，由于机体不能利用葡萄糖，且蛋白质和脂肪消耗增加，引起消瘦、疲乏、体重逐渐减轻。

（2）皮肤瘙痒：由于高血糖及末梢神经病变导致皮肤干燥和感觉异常，失能老年人伴糖尿病者常有皮肤瘙痒。女性患者可因尿糖刺激局部皮肤，出现外阴瘙痒。

（3）其他症状：四肢酸痛、麻木，腰痛、性欲减退、阳痿不育、月经失调、便秘、视力模糊等。

2. 并发症

（1）急性并发症：血糖急剧升高，糖尿病酮症酸中毒、高渗高血糖综合征、糖尿病乳酸酸中毒。可因血糖急剧增高至昏迷，死亡率较高，须紧急处理。血糖过低，出现心慌、冒汗、饥饿感、手颤、头晕等症状。由于失能老年人胰岛素拮抗激素——胰高血糖素、肾上腺皮质激素和肾上腺素的释放减少，往往比年轻糖尿病患者易发生低血糖而且程度严重。

（2）感染性疾病：失能老年人伴糖尿病者代谢紊乱，导致机体各种防御功能缺陷，因而极易感染，且较严重。血糖过高有利于致病菌的繁殖，尤其是呼吸道、泌尿道、皮肤和女性患者外阴部，泌尿系统感染最常见，如肾盂肾炎和膀胱炎，尤其见于女性失能老年人伴糖尿病者，常反复发作，可转变为慢性肾盂肾炎，严重者可发生肾及肾周脓肿、肾乳头坏死。真菌性阴道炎也常见于女性失能老年人伴糖尿病者。糖尿病患者还是肺炎球菌感染的高风险人群，合并肺结核的发生率也显著增高。疖、痈等皮肤化脓性感染多见，可导致败血症或脓毒血症。足癣、体癣等皮肤真菌感染也较常见。牙周炎的发生率也增加，易导致牙齿松动。

（3）慢性并发症：糖尿病大血管病变、糖尿病微血管病变、糖尿病肾病、糖尿病视网膜病变、糖尿病心肌病、糖尿病神经病变、糖尿病足。

（二）辅助检查

1. 实验室检查

（1）尿糖测定：尿糖阳性（约 10mmol/L）是发现糖尿病的重要线索，须进一步检测血糖以确诊。

（2）血糖测定：血糖升高是诊断糖尿病的主要依据，也是判断糖尿病病情和控制情况的主要指标。血糖值反映的是瞬间血糖状态。诊断糖尿病时必须用静脉血浆测定血糖,治疗过程中随访血糖控制情况可使用便携式血糖计测量末梢血糖。空腹血糖 3.9~<6.1mmol/L 为正常,6.1~<7.0mmol/L 为空腹血糖受损,≥7.0mmol/L 应考虑糖尿病。

(3)口服葡萄糖耐量试验(oral glucose tolerance test,OGTT):当血糖值高于正常范围但又未达到糖尿病诊断标准或疑有糖尿病倾向者,须进行口服葡萄糖耐量试验。OGTT 应在未摄入任何热量 8h 后,清晨空腹进行,成人口服 75g 无水葡萄糖,溶于 250~300ml 水中,5~10min 内饮完,测定空腹及开始饮葡萄糖水后 0.5h、1h、2h 静脉血浆葡萄糖,2h 血糖 ≥ 11.1mmol/L 应考虑糖尿病。

(4)糖化血红蛋白 A1c(HbA1c)测定:反映采血前 8~12 周血糖的平均水平,以补充一般血糖测定只反映瞬时血糖值的不足,成为糖尿病病情控制的监测指标之一。当 HbA1c ≥ 6.5% 时应考虑糖尿病。

(5)糖化血浆蛋白测定:血浆蛋白(主要为白蛋白)可与葡萄糖发生非酶催化的糖化反应而形成果糖胺,其形成的量与血糖浓度和持续时间相关,正常值为 1.7~2.8mmol/L,反映患者 2~3 周内平均血糖水平,为糖尿病患者近期监测的指标。

2. 胰岛 β 细胞功能检查

(1)胰岛素释放试验:正常人空腹基础血浆胰岛素为 35~145pmol/L。口服 75g 无水葡萄糖后,血浆胰岛素在 30~60min 上升至峰值,峰值为基础值的 5~10 倍,3~4h 恢复至基础水平,反映基础及葡萄糖介导的胰岛素释放功能。胰岛素测定受血清中胰岛素抗体和外源性胰岛素干扰。

(2)C 肽释放试验:正常人空腹 C 肽基础值不小于 400pmol/L,饮葡萄糖水 30~60min 后上升至峰值,峰值为基础值的 5~6 倍,反映基础及葡萄糖介导的胰岛素释放功能。C 肽测定不受血清中胰岛素抗体和外源性胰岛素干扰。

3. 其他检查 常规检测血脂、肝肾功能、尿常规、尿白蛋白 / 肌酐值。进行谷氨酸脱羧酶抗体、胰岛细胞抗体、人胰岛细胞抗原 2 抗体等检查以明确糖尿病分型。出现急性严重代谢紊乱时还应当检查酮体、电解质、酸碱平衡等。

【护理实践】

(一) 护理评估

1. 健康生活方式 饮食及饮水习惯、运动方式、用药情况、健康信念及治疗依从性。

2. 一般状况 意识状态、生命体征、体重、体重指数、腰围、血糖情况。

3. 相关症状

(1)典型症状:多饮、多食、多尿、体重减轻。

（2）非典型症状：乏力、视力模糊、外阴瘙痒、阳痿等。

（3）急性血糖异常症状：血糖异常增高致昏迷，呼吸有烂苹果气味。血糖过低致心慌、大汗、饥饿感、手颤等。

（4）并发症：局部红肿热痛等感染症状。视力改变、肢体麻木、感觉异常等微血管病变症状。高血压、冠心病等大血管病变相关症状。

4. 安全风险　是否存在营养失调、皮肤完整性受损、烫伤、跌倒/坠床等事件及其发生风险。

（二）护理问题

1. 营养失调：低于或高于机体需要量　与胰岛素分泌和/或作用缺陷引起糖、蛋白质、脂肪代谢紊乱有关。

2. 有感染的危险　与血糖增高，脂代谢紊乱，营养不良，微循环障碍等因素有关。

3. 有受伤的危险　与低血糖反应、末梢感觉障碍有关。

4. 活动无耐力　与体内糖、脂、蛋白质代谢紊乱有关。

5. 潜在并发症：糖尿病酮症酸中毒、糖尿病非酮症高渗性昏迷、低血糖。

6. 焦虑　与病程长、合并症多、血糖控制不佳有关。

7. 知识缺乏：缺乏糖尿病预防和自我护理知识。

（三）护理策略

1. 正确监测血糖

（1）频次和时间点：血糖监测的频率和时间要根据失能老年人糖尿病病情的实际需要来决定。监测的时间点包括餐前、餐后2h、睡前及夜间（一般为2：00~3：00）等。餐后2h以进食第一口食物计时。

（2）各时间点血糖监测适用人群：①餐前血糖，适用于空腹血糖较高，或有低血糖风险时；②餐后2h血糖，适用于空腹血糖已获良好控制，但糖化血红蛋白仍不能达标者，需要了解饮食和运动对血糖影响者；③睡前血糖，适用于注射胰岛素者，特别是晚餐前注射胰岛素者；④夜间血糖，适用于经治疗餐后血糖已接近达标，但空腹血糖仍高，或疑有夜间低血糖者；⑤其他，出现低血糖症状时应及时监测血糖，剧烈运动前后宜监测血糖。

（3）失能老年人伴糖尿病者自我血糖监测的不同模式及意义：①基点血糖监测点，早、晚餐前，观察一天血糖的两个基点，可为平常血糖监测模式，尤其每天2次注射胰岛素者；②常用血糖监测点，三餐前+晚睡前，观察全天血糖的基线水平，有无低血糖风险；③全天血糖监测点，三餐前+三餐后2h+晚睡前，了解不同治

143

疗状态下全天血糖变化情况;④可选择的监测点,非同日轮换进行不同餐前和餐后2h的配对血糖监测,了解不同餐次的饮食与降糖药物的因果关系;⑤必要时增加的点,2:00~3:00或特殊需要时,了解凌晨有无低血糖、特殊情况时血糖变化;⑥特殊情况选用24h动态血糖监测,详细了解血糖变化情况,用于血糖波动大、急症救治时。

(4)监测原则:①采用生活方式干预控制糖尿病的失能老年人,可根据需要,有目的地通过血糖监测了解饮食控制和运动对血糖的影响来调整饮食和运动。②使用口服降糖药物者可每周监测2~4次和/或监测餐后2h血糖,或在就诊前1周内连续监测3d,每天监测7个时间点血糖(早餐前后、午餐前后、晚餐前后和睡前)。③使用胰岛素治疗者可根据胰岛素治疗方案进行相应的血糖监测:使用基础胰岛素的失能老年人伴糖尿病者应监测空腹血糖,根据空腹血糖调整睡前胰岛素的剂量;使用预混胰岛素者应监测空腹和晚餐前血糖,根据空腹血糖调整晚餐前胰岛素剂量,根据晚餐前血糖调整早餐前胰岛素剂量,如果空腹血糖达标,注意监测餐后血糖以优化治疗方案。

2. 合理搭配饮食

(1)制订总热量:首先根据性别、年龄、理想体重[理想体重(kg)= 身高(cm)–105]计算每天所需总热量。安排就餐次数和时间,每日三餐的进食量比例应为2/5、2/5、1/5 或 1/3、1/3、1/3,应定时定量进餐,科学制订糖尿病食谱,合理安排各种营养物质在食谱中的比例。

(2)食物的组成和分配:总的原则是以谷类食物为主,高膳食纤维、低盐、低糖、低脂肪摄入的多样化膳食。食物的分配应粗细搭配、定时定量、少吃多餐,控制进餐速度,养成先吃蔬菜、后吃主食的进餐顺序习惯。忌吃油炸、油煎食物,食盐<6g/d,严格限制各种甜食,包括各种食用糖、糖果、含糖饮料等。

(3)营养比例:碳水化合物(谷类、薯类、豆类)应占总热量的50%~60%,脂肪应占总热量的25%~30%,蛋白质(瘦肉、鱼、虾等)的摄入量占总热量的10%~20%,实践中需要根据具体情况予以适当调整。肉类摄入量每天不可超过75g,以鱼、家禽瘦肉为主,蛋类1周不超过4个,确保每天250g的牛奶或酸奶。烹调方法以蒸、煮、焖为主,避免煎、炒、炸等方式。戒烟酒,尤其是注射胰岛素者,禁饱餐,以八分饱为佳。对于合并高脂血症者,还须针对实际情况应用他汀类药物降脂,预防心血管事件。

3. 维持适量运动　运动前评估糖尿病控制情况,根据失能老年人的活动能力、心肺功能、血糖测量值等决定运动方式、时间以及运动量。运动宜适量、持续和个体化,尽量进行高效率的有氧运动。当空腹血糖>16.7mmol/L、反复低血糖或血糖波动较大、有严重急慢性并发症等情况时应禁忌运动,病情控制稳定后可逐步恢复运动。运动过程中注意心率及自我感觉的变化,若出现乏力、头晕、心慌、胸闷、虚汗等不适,应立即停止运动,就地休息。对于具有跌倒危险的失能老年人伴糖尿病者,应该鼓励其户外行走,每天两到三次,运动量适度逐步增加。

4. 合理给药

(1)口服药物:对失能老年人伴糖尿病者,应该选用低血糖风险较小的降糖药物。①磺酰脲类药物:协助失能老年人于餐前 0.5h 服用,严密观察药物引起的低血糖反应,水杨酸类、磺胺类、保泰松、利血平、β 受体拮抗剂等可增强磺酰脲类降血糖药作用,噻嗪类利尿药、糖皮质激素等可降低磺酰脲类降血糖的作用,用药时注意药物配伍禁忌;②双胍类药物:注意观察腹痛、腹泻及乳酸酸中毒等药物不良反应,不良反应常发生在服药早期,轻度、短暂,可自行消失,餐中或餐后服药、从小剂量开始可减轻胃肠道不良反应;③ α- 葡萄糖苷酶抑制剂类药物:应与第一口淀粉类食物同时嚼服,如与胰岛素促泌剂或胰岛素合用可能出现低血糖,处理时应直接给予葡萄糖口服或静脉注射,进食淀粉类食物或蔗糖无效;④噻唑烷二酮类药物:密切观察有无水肿、体重增加,评估有无心功能不全及骨质疏松和骨折的风险等,一旦出现应立即停药。

(2)胰岛素注射:对于患有糖尿病的失能老年人主张积极、尽早应用胰岛素。推荐白天给予口服药降糖,睡前注射胰岛素。由于失能老年人自己配制混合胰岛素容易出错,适合选择单一剂型。考虑失能老年人易发生低血糖,加用胰岛素时,应从小剂量开始逐步增加。血糖控制不可过分严格,空腹血糖宜控制在 9mmol/L 以下,餐后 2h 血糖在 12.2mmol/L 以下即可。胰岛素建议餐前 30min 注射,胰岛素类似物建议注射完毕即刻进食,基础胰岛素通常睡前注射。

5. 并发症的护理

(1)感染:失能老年人要注意个人卫生,保持全身和局部清洁,如出现皮肤意外损伤,发生疖、痈、甲沟炎、牙龈炎、足底损伤等时,必须及时治疗。呼吸道感染是引起糖尿病恶化的重要诱因,在寒冷时及传染病流行期间尽量少去公共场合,如出现感染症状应及早治疗。注射胰岛素时皮肤应严格消毒,以防感染。

(2)高血糖危象:主要包括糖尿病酮症酸中毒和高血糖高渗状态。可观察是否有意识障碍、深大呼吸、皮肤潮红或发热、呼出气体烂苹果味、心慌、出汗、食欲减退、恶心呕吐、口渴多饮或腹痛,如出现上述情况者,应紧急到就近的医院就诊。

(3)低血糖:怀疑低血糖时立即测定血糖水平,以明确诊断,无法测定血糖时,按低血糖处理,迅速拨打急救电话。让失能老年人立即休息,保持安静,避免躁动刺激,给予精神安慰和心理支持。失能老年人出现意识不清时注意保持其呼吸道通畅,使其头部偏向一侧,避免误吸。意识清楚者,口服 15~20g 糖类食物,症状缓解后,每 15min 监测血糖 1 次。

(4)糖尿病足:评估足外观,包括皮肤情况(干燥、脱屑、皲裂、胼胝、鸡眼等)、真菌感染(足癣、湿疹、灰指甲等)、畸形、溃疡(甲沟炎、磨破等)、肿胀、皮色等。评估足部的触觉、振动觉、针刺痛觉、温度觉。触诊足背动脉搏动情况。保持足部清洁,每日温水清洗,不用刺激性强的洗液,擦洗干,可涂抹润滑油。预防足部受伤,注意烫伤,适时修剪趾甲,不宜过短,边缘磨钝,不自行处理鸡眼或胼胝,不过度搔抓,不赤脚行走。注意足部保健,穿合适的鞋袜,选择浅色、棉质的袜子,不能过紧,习惯性检查鞋内有无异物。定期检查下肢或足部神经血管病变情况。

(5)糖尿病肾脏病变:帮助患糖尿病的失能老年人改善不良生活方式,饮食的摄入以优质蛋白质为主,药物以肾脏排泄较少的降糖药物为主,宜采用胰岛素治疗。合并高血压者,遵医嘱控制血压,严重者进行透析治疗或移植。

(6)糖尿病视网膜病变:指导患糖尿病的失能老年人每 1~2 年进行 1 次筛查。对环境进行评估,防止跌倒等不良事件的发生。若失能老年人出现突发失明、视网膜脱落等情况时,立即就诊治疗。

6. 健康指导　采用专题讲座、一对一交谈、视频播放、展览宣传等多种方法让患糖尿病的失能老年人及其照护者了解糖尿病的病因及发生机制,糖尿病的临床表现、分型及并发症,胰岛素的类型,正确的给药方法及药物的作用和副作用等。帮助失能老年人正确认识疾病,掌握糖尿病足的预防和护理知识,提高胰岛素治疗的依从性。建议轻度失能老年人独自外出时随身携带识别卡,以便发生紧急情况时及时处理。每月监测 1 次身高、体重、腰围、血压。糖化血红蛋白在治疗初期每 3 个月检查 1 次,达到治疗目标,可每 6 个月检查 1 次。尿常规每 6 个月检查 1 次。血脂、肝肾功能、心电图、视力、眼底、神经病变等相关检查,需每年做 1 次。

(四) 效果评价

1. 能够正确监测血糖。

2. 能够合理膳食,适量运动,体重控制接近或在理想状态。

3. 能够正确服用降糖药物。

4. 无感染或发生感染时被及时发现和控制。

5. 未发生急性并发症或并发症被及时发现和处理。

6. 未发生跌倒、烫伤等安全意外。

7. 掌握糖尿病相关知识及自我护理方法。

第七节　脑血管病的护理

【概念】

脑血管病(cerebral vascular disease,CVD),又称脑卒中(stroke),是指由于脑血管壁病变、血液成分或血流动力学改变等引起的局限性或弥漫性神经功能障碍,以突然发病、迅速出现局限性或弥散性脑功能障碍为共同临床特征的一组器质性脑损伤导致的脑血管疾病,包括缺血性和出血性脑血管病。缺血性脑血管病是指局部脑组织,包括神经细胞、胶质细胞及联系纤维,由于供血障碍发生的变性、坏死或一过性的功能丧失,如短暂性脑缺血发作及脑梗死等。出血性脑血管病是指各种原因引起的脑动脉、静脉和毛细血管破裂导致的脑内出血,如蛛网膜下腔出血、脑桥出血、脑干出血和动脉瘤破裂出血等。脑卒中是我国成人致死、致残的首位病因,2019 年其发病率为 276.7/10 万,患病率为 2 022.0/10 万,伤残调整寿命年为1 186.22/10 万年,缺血性脑卒中占我国脑卒中病例的 72.9%,具有"四高"即高发病率、高患病率、高致残率和高死亡率的特点。

【病因及发病机制】

慢性疾病导致脑血流降低、脑灌注不足、动脉 - 动脉源性栓塞,来源于心脏和主动脉等多处的栓子导致栓塞,动脉粥样硬化等导致原位栓塞,以及慢性疾病导致脑动、静脉血管的改变,最终导致脑血管壁病变、血液成分或血流动力学改变等引起局限性或弥漫性神经功能障碍。

(一) 不良生活方式

不良生活方式包括吸烟、饮酒、超重、肥胖、不良饮食习惯(多盐、多糖、多碳水化合物等)、缺乏身体活动等。

(二) 疾病因素

合并有血压、血糖和血脂异常,心房颤动、心脏病、颅内外动脉狭窄、颅内动脉瘤、睡眠呼吸暂停综合征、高同型半胱氨酸血症、高凝状态、感染等既往史,脑卒中的发生风险增加。

(三) 遗传因素

有罕见的卒中遗传病因,如伴皮质下梗死和白质脑病的常染色体显性遗传性脑动脉病、法布里病、COL4A1 相关的脑出血、常染色体显性遗传多囊肾病等时,卒中遗传的可能性大。

（四）药物因素

滥用可卡因、苯丙胺等，口服避孕药，绝经后激素治疗等。

【临床思维判定】

（一）临床表现

1. 运动障碍　运动神经元损害引起肌力下降或丧失。单侧肢体运动不能或无力为单瘫，一侧面部和肢体的瘫痪为偏瘫，一侧面瘫及对侧肢体瘫痪为交叉瘫，四肢不能运动或肌力减退为四肢瘫。也可出现因小脑梗死引起共济失调，表现为身体平衡、姿势及步态的异常。

2. 语言障碍　运动性失语如口语表达障碍，为非流利性、电报式语言，讲话费力、找词困难、用词不当等，自己也知道，对别人说的话也能理解，但是说出来和读出来有困难。感觉性失语如听力正常，不能理解别人和自己的讲话，在用词方面存在错误，严重时说出的话，别人完全听不懂。命名性失语表现为不能说出物品的名称及人名，但是可说出物品的用途及使用方法，当别人提示物件的名称时，能辨别是否正确。当上述表现同时存在时，表现为混合性失语。还包括构音障碍，发音含糊不清而用词正确。

3. 意识障碍　以觉醒度改变为主的意识障碍可表现为嗜睡、昏睡、昏迷（浅昏迷、中昏迷、深昏迷）。以意识内容改变为主的意识障碍表现为意识模糊、谵妄。特殊类型的意识障碍表现为去皮质综合征、去大脑强直、无动性缄默症、植物状态。

4. 吞咽障碍　唇肌力弱时，食物从口角漏出、流涎。颊肌力弱时，食团形成障碍，吞咽后口内食物残留。舌部感觉障碍时，影响对食物的抬举、塑形，表现为咀嚼困难，食团形成障碍。食团推举障碍时，表现为推进延迟，分次吞咽。软腭不能与咽后壁正常接触时，出现鼻反流，说话时带有鼻音。舌后 1/3 肌力减退时，咽阶段推进食物力减退，咽阶段延长。咽括约肌力弱时，咽部食物滞留，反复吞咽动作，以清除咽部食物。

5. 感觉障碍　可出现痛觉、温度觉、触觉、位置觉、运动觉、振动觉异常等，表现为感觉过度、过敏、倒错等。

6. 疼痛　当颅内压过高时，可表现为持续的整个头部的胀痛，阵发性加剧，伴有喷射状呕吐及视力障碍。当颅内压过低时，可表现为双侧枕部或额部轻至中度的钝痛或搏动样疼痛，并随体位变化。

（二）辅助检查

1. 实验室检查　血常规、血生化检查，有利于发现脑梗死的危险因素。

2. 影像学检查　显示梗死或出血的部位、范围、血管分布、新旧病灶等。

(1)计算机断层扫描:脑梗死发病 24h 后逐渐显示低密度梗死灶,分布与血管供应区分布一致,继发出血时可见高、低密度混杂;脑出血时新鲜血肿为边缘清楚、密度均匀的高密度灶。

(2)磁共振成像:脑梗死发病 12~24h 出现等 T_1 或稍长 T_1、长 T_2 信号。弥散加权成像发病 12h 内即可出现高信号,至发病 4~7d 开始降低。脑出血 7d 后 T_1WI 显示等信号、T_2WI 显示稍低信号,出血 1~4 周 T_1WI、T_2WI 均显示高信号。

(3)数字减影血管造影:可见血管狭窄、闭塞及其他血管病变,是脑血管病变检查的"金标准"。

3. 头颈部血管超声　可客观检测和评价头颈部动脉的结构、功能状态或血流动力学变化,对缺血性脑血管疾病的诊断具有重要意义。

4. 超声心动图　可发现心脏附壁血栓、心房黏液瘤和二尖瓣脱垂,对脑梗死不同类型鉴别诊断有一定意义。

【护理实践】

(一)护理评估

1. 健康生活方式　有无吸烟、饮酒、不良饮食习惯、缺乏身体锻炼等不良生活习惯。

2. 一般状况　性别、年龄、生命体征、营养状况、意识状态、体位及步态等。

3. 相关症状　有无运动、语言、吞咽、意识、感觉和视力障碍等常见症状。

4. 安全风险　是否存在跌倒、坠床、误吸 / 窒息、意外伤害等事件及其发生风险。

(二)护理问题

1. 意识障碍　与脑卒中所致脑功能受损有关。

2. 躯体移动障碍　与运动中枢损害致肢体瘫痪有关。

3. 言语沟通障碍　与语言中枢损害有关。

4. 吞咽障碍　与意识障碍或延髓麻痹有关。

5. 自理生活能力缺陷　与疾病所致神经功能受损有关。

6. 有受伤的危险　与疾病所致神经功能受损有关。

7. 潜在并发症:再梗死或再出血、脑疝、深静脉血栓、压力性损伤、肺部感染等。

(三)护理策略

1. 监测病情变化　定时监测体温、脉搏、呼吸、血压、瞳孔、意识、精神状态,监测动脉血气分析值、血氧饱和度、血糖、钙离子水平,遵医嘱记录出入量,动态地观察与评估意识障碍及反应程度的变化。根据病情给予合适的卧位,使其保持舒适。对于烦躁不安者,采取保护性措施。建立静脉通路并保持通畅,严格遵医嘱给药,观察药物的疗效和不良反应。各种管路标识清晰,保持通畅,妥善固定,防止脱落、扭曲、堵塞,同时注意无菌操作。保证仪器设备的正常使用,监护仪、呼吸机等设备报警设置合理,并处于打开状态,备好急救药物和物品。

2. 安全合理用药　遵医嘱正确用药。常用药物包括脱水降颅压、抗血小板聚集药物。使用脱水药物时须监测肝肾功能,快速输注以达到脱水降颅压的效果。服用抗血小板聚集药物时,不能同时服用其他含有解热镇痛药的药品(如某些复方抗感冒药),服用期间不能饮酒或含有乙醇的饮料。肠溶片注意应空腹或饭后 2h 服用。肝肾功能不全、鼻出血、月经过多以及有溶血性贫血史的患者慎用,服用期间应观察有无胃肠道出血或溃疡症状,表现为血性或柏油样便,胃部剧痛或呕吐血性或咖啡样物,应及时通知医生。很多患者自觉疾病好转就擅自停药,或漏服药物,这样不仅达不到治疗效果,长期反复会增加再次卒中风险,因此应重视,未经医生同意不可随意停药或者更换药物、调整用药剂量等。

3. 保证进食安全　评估进食能力及吞咽功能,鼓励自行进食。须协助进食者,喂食时将食物放在健侧舌体中后部或健侧颊部,充分咀嚼,不要催促,进食过程中避免交谈。吞咽过程中指导其做头部前屈、下颌内收如点头样的动作,加强对气道的保护,有利于食物进入食管。存在吞咽障碍者,根据评估结果将食物调配成符合吞咽障碍人群经口进食要求的特殊食品,同时具备流体食品黏度适当、固态食品不易松散、易变形、密度均匀顺滑等特点。布丁状食物包括碎肉粥、水果泥、老酸奶等,蛋羹状包括鸡蛋羹、豆腐脑等,糖浆状包括黑芝麻糊、酸奶、浓汤类等。舌运动受限者,开始时进食浓稠液体,逐渐进食流质,避免糊状食物。舌协调性不足者,先予浓稠液体,避免糊状食物。舌部力量不足者,进食流质饮食,避免大量糊状食物。咽部吞咽延迟者,予浓稠液体食物,避免流质饮食。喉上抬不足或咽壁收缩不足者,予流质饮食,避免很浓稠和高黏稠性食物。适当的体位可以减轻症状、预防并发症,适应医疗、休息、进食需要。适当调高床头,使其呈半坐卧位,保持床头抬高 30°~45°,头部稍偏向健侧,颈部保持向前弯曲状态。通过调整头颈部姿势,改变食物运转路径,增加感觉输入刺激,使吞咽器官结构、位置发生变化,促进食管上括约肌开放,改变吞咽通道压力,从而减少或避免食物残留及误吸。常用的吞咽姿势调整方法包括头部旋转、侧方吞咽、低头吞咽、点头吞咽、头部后仰、空吞咽与交互吞咽等。进食时,注意保持病室安静,避免边进食边讲话,让其集中注意力进食,避免和减少误吸,进食时间以 30~40min 为宜,时间过长可导致吞咽疲劳,增加误吸风险。每次进食后要及时清理口腔内残留食物,防止误吸入呼吸道造成定植菌繁殖,降低吸入性肺炎发生率。严格掌握喂食的一口量,一口量容积过大,食物难以一次通过咽腔,容易从口中漏出或滞留在咽部,加大了误咽风险,过少则因刺激强度不够,难以诱发吞咽反射。如不能经口进食,给予鼻饲饮食。

4. 肢体功能锻炼　早期脑卒中偏瘫者的肢体多为弛缓性瘫痪,体位摆放或活动不当可引起肩痛、肩 - 手综合征、肢体肿胀、废用综合征等。应尽早摆放并维持肢体良肢位,适时、适度进行肢体功能锻炼,以利于功能恢复。训练过程中注重关节运动,由被动运动逐渐过渡至主动运动。可进行主动运动者,按照由易到难的顺序实施训练,健侧可帮助患侧完成动作。根据肌力变化增加训练强度。训练过程中关注失能老年人的耐受程度及不适症状,适时给予调整或暂缓进行。

5. 指导肺部护理　鼓励其离床活动,教会其有效咳嗽咳痰的方法。保持室内湿度适宜,保证水分摄入,湿化呼吸道,利于痰液排出,必要时给予超声雾化治疗,使用过程中告知其口吸鼻呼,尽量做深慢呼吸,以保证药液进入深部肺组织。卧床者给予叩背,同时鼓励其进行咳嗽及深呼吸,促进痰液排出。不能自行排痰者,必要时按需吸痰,观察痰液的颜色、性质、量。保持口腔卫生,注意进食后对口腔瘫痪侧颊黏膜的清洁,以免食物滞留存于瘫痪侧面而发生口腔感染及误吸;进食后保持半卧位 30~60min。

6. 保持有效沟通　创造沟通环境,合理使用沟通技巧保持沟通畅通,可在房间内安装一块白板,方便与其交流。注意观察其手势和表情,分析需要。室内的每一样物品均放置一个卡片,写上物品的名称,这样能够帮助其更好地理解文字的意思。针对不同类型的语言障碍者实施语言训练。

7. 正确识别并积极救治卒中突发事件　当失能老年人出现脑卒中先兆症状或意识、瞳孔及生命体征变化,如严重头痛、恶心、喷射状呕吐、双侧瞳孔不等大、血压升高等异常表现,应立即拨打急救电话,清楚地报告需要被抢救人员所在的位置,简要描述被抢救人员当前状况。记录发病时间,观察其意识情况、呼吸、脉搏等,使其保持平卧并让头偏向一侧,切忌摇晃身体、垫高枕头、前后转动头部等,解开昏迷者的衣领,取出口中义齿,保证呼吸通畅。如果出现抽搐,要迅速清除患者周围有危险的物品,并注意舌咬伤的情况,准备好必要的物品并尽快联系更多的家属救助。尽可能快速、安全地转运至最近的具有卒中救治能力的医院或卒中中心,运送途中通知医院。现场搬运方法正确,急救转运既要快速又要平稳安全,为避免紧急刹车可能造成的损伤,体位和担架均应很好地固定,保持身体平衡,严防跌落。转送时如出现昏迷、呕吐等现象,应保持头偏向一侧,积极给予处置。

(四) 效果评价

1. 能动态评估并及时发现病情变化,采取有效措施。
2. 进食安全,营养供给充足。
3. 能够掌握不同阶段肢体功能训练。
4. 日常生活需要得到满足。
5. 有效落实预防肺部感染措施。
6. 沟通良好。
7. 正确识别并积极救治卒中事件。

第八节　痴呆的护理

【概念】

痴呆(dementia)是由于脑功能障碍而产生的获得性、持续性智能损伤综合征,可由脑退行性变(阿尔茨海默病、额颞叶痴呆等)引起,也可由其他原因(如脑血管病、外伤、中毒等)导致。

阿尔茨海默病(Alzheimer disease,AD)是老年期痴呆的最常见类型,据报道我国 ≥65 岁的人群中,轻度认知障碍平均患病率为 20.8%,痴呆患病率为 5.60%。AD 占老年期痴呆的 50%~70%,是发生于老年和老年前期、以进行性认知功能障碍和行为损害为特征的中枢神经系统退行性病变。

【病因及发病机制】

(一) 遗传因素

AD 可分为家族性 AD 和散发性 AD,家族性 AD 呈常染色体显性遗传,最常见的是位于 21 号染色体的淀粉样前体蛋白(amyloid precursor protein,APP)基因、位于 14 号染色体的衰老蛋白 1(presenilin 1,PS1)基因、位于 1 号染色体的衰老蛋白 2(presenilin 2,PS2)基因。散发性 AD 与载脂蛋白 E(apolipoprotein E,ApoE)基因最为有关。过度磷酸化的 tau 蛋白影响了神经元骨架微管蛋白的稳定性,从而导致神经元纤维缠结形成,进而破坏了神经元及突触的正常功能。此外还有神经血管假说、细胞周期调节蛋白障碍等假说。约 30%~50% 的额颞叶痴呆患者有家族遗传史,其中 50% 的家族性额颞叶痴呆存在 17 号染色体微管结合蛋白 tau 基因和颗粒体蛋白基因突变。

(二)神经系统老化

AD 的发病机制,现有多种说法,影响较广的有 β- 淀粉样蛋白(amyloid β-protein,Aβ)瀑布假说,认为 Aβ 的生成与清除失衡是导致神经元变性和痴呆发生的起始事件。额颞叶痴呆患者额叶及颞叶皮质 5- 羟色胺能递质减少,脑组织及脑脊液中多巴胺释放亦有下降。路易体痴呆多为散发性,病理提示 Lewy 体中的物质为 α- 突触蛋白和泛素等,这些异常蛋白沉积可能导致神经元功能紊乱和凋亡。

【临床思维判定】

(一)临床表现

1. 痴呆前阶段　主要表现为记忆力轻度受损,学习和保存新知识的能力下降,但不影响基本日常生活能力,达不到痴呆的程度。

2. 痴呆阶段

(1)轻度:主要表现是记忆障碍。首先出现的是近记忆减退,随着病情的发展,可出现远期记忆减退。还会表现出人格方面的障碍。

(2)中度:记忆障碍继续加重。此外,工作、学习新知识和社会接触能力减退,特别是原已掌握的知识和技巧出现明显的衰退。出现言语重复、计算力下降,明显的视空间障碍,失用、失认,人格改变。

(3)重度:此期的患者除上述各项症状逐渐加重外,还有情感淡漠、哭笑无常、言语能力丧失,以致不能完成日常简单的生活事项如穿衣、进食。

(二)辅助检查

1. 实验室检查　脑脊液检查可发现 $Aβ_{42}$ 水平降低,总 tau 蛋白和磷酸化 tau 蛋白增高。

2. 脑电图　AD 早期改变主要是波幅降低和 α 节律减慢,可逐渐出现较广泛的 θ 活动,晚期表现为弥漫性慢波。

3. 影像学　CT 检查可见脑萎缩、脑室扩大;头颅 MRI 检查显示双侧颞叶、海马萎缩。SPECT 灌注成像和氟脱氧葡萄糖 PET 成像可见顶叶、颞叶和额叶,尤其是双侧颞叶的海马区血流和代谢降低。

4. 神经心理学检查　对 AD 的认知评估应包括记忆功能、言语功能、定向力、应用能力、注意力、知觉和执行功能。临床常用的工具可分为:大体评定量表、分级量表、精神行为评定量表、用于鉴别的量表。

5. 基因检查 有明确家族史的患者可进行 APP、PS1、PS2 和 APOEε4 的基因检测。

【护理实践】

(一) 护理评估

1. 患者评估

(1) 日常生活能力评估: 日常生活能力评定量表。

(2) 认知功能评估: 简易精神状态检查量表、蒙特利尔认知测验、记忆障碍自评表。

(3) 精神状态评估: 焦虑自评量表、老年抑郁量表、匹兹堡睡眠质量指数量表。

(4) 安全风险评估: 跌倒/坠床风险评估量表、布雷登压疮危险因素预测量表。

2. 照护者评估 Zarit 护理负担量表。

(二) 护理问题

1. 有走失的危险 与定向力和/或视空间障碍有关。

2. 有噎食/窒息的危险 与吞咽困难、注意力下降、进食过快有关。

3. 有跌倒/坠床的危险 与失衡、用药、步态异常、视空间障碍有关。

4. 生活自理能力缺陷(如厕/洗漱/进食/穿着修饰) 与失认、失用、理解力和执行力下降有关。

5. 有暴力行为的危险(对自己/对他人) 与人格改变、幻视、幻听、妄想有关。

(三) 护理策略

1. 日常生活护理

(1) 进食: 失能老年人每天在固定的时间、地点用餐,进餐时关闭电视、收音机。选择失能老年人喜欢的食物、餐具以增加食欲。照护者可给失能老年人做示范,告诉其应该如何进食,进食时出现饭菜遗撒的情况避免指责,多给予鼓励。对于反复进食的失能老年人可告知现在的时间,展示吃过的饭菜,控制每次的进食量,少量多餐,保证每日正常的餐量,避免其反复进食。进食过快的失能老年人须控制进食速度,食物避免干硬,吞咽功能异常的失能老年人,可使用增稠剂改变食物性状,指导其采用点头吞咽法。进食结束检查口腔内是否有食物残留。

(2) 如厕: 按照失能老年人生活习惯,养成定时排便的习惯。卫生间使用明显标识便于辨认,如厕困难者给予协助,便器放在易于拿取的地方。对于有二便障碍的失能老年人,可采取盆底肌训练、生物反馈等方法,根据需要使用集尿器、隔尿垫等。

（3）穿衣：降低穿衣难度，为失能老年人选择穿脱方便、款式简单、舒适的衣服，多选用套头上衣、松紧带裤子。针对穿衣失用，使用明显标识区分衣服、裤子。根据季节指导失能老年人选择衣裤。

（4）沐浴：简化沐浴步骤，沐浴前准备好所需物品，可以直接用洗发水洗头和身体。保证洗浴用具的充足，用具操作简单，可在洗浴用品上用简单易懂的图片代替文字说明。沐浴过程中，照护者从背后协助，减轻面对面沐浴带来的不适。

（5）睡眠：在失能老年人中，广泛存在睡眠障碍和睡眠节律紊乱。建立有规律的活动及时间表，养成良好睡眠习惯和方式，形成一定的生物钟。日间让失能老年人参与社会活动，限制日间小睡的次数和时长，限制失能老年人喝茶或含有咖啡因的饮料，晚间协助失能老年人睡前泡脚或热水擦洗，睡前不要喝太多的水，减少起夜次数。保证房间的温度和湿度适宜，创造温馨舒适的睡眠环境，调暗灯光，促进睡眠。

（6）沟通交流：与失能老年人沟通时要心态平和、耐心倾听。如果失能老年人不能理解照护者说话的内容，可以重复说或用肢体语言或物体表达，给予充分的思考时间。交谈内容的信息量要小，一次最好只说一件事。当失能老年人说不出来时不要催促，耐心等待，给予失能老年人思考的时间，给予适时的提醒，可通过物品、图片或肢体语言提示失能老年人，减轻挫败感。通过握手、拥抱等肢体语言增加与失能老年人的亲密感、缓解紧张情绪，对于听觉障碍严重的失能老年人可佩戴助听器，确保助听器正常运行、佩戴正确、音量适合。

2. 安全护理

（1）走失：失能老年人生活环境应相对固定，避免由于环境改变导致走失发生。日常外出活动时照护者应陪伴左右，保证失能老年人不离开视线。为失能老年人佩戴防走失联系卡或定位手表。与邻居及社区相关人员沟通病情，以获取多方帮助。一旦发生走失，立即使用手机与失能老年人取得联系，使用定位手表定位，必要时报警寻求帮助。

（2）跌倒/坠床：居住环境光线充足，宽敞、无障碍物，保证夜间卧室、走廊和卫生间的照明，走廊、卫生间内设有防跌倒设施，地面使用防滑材料。教会失能老年人使用辅助器具，如拐杖、助行器、老花镜、助听器等。衣裤合体，下床活动时穿防滑鞋。调整床面高度以失能老年人坐位时足部着地为宜，两边设有床档。夜尿频繁的失能老年人选择使用便器床上小便，减少下床频次。谵妄或躁动者必要时遵医嘱给予药物助眠。一旦出现跌倒/坠床，照护者不要慌乱，查看有无外伤、骨折等情况,询问有无不适,及时就医。

(3)烫伤:失能老年人因反应能力、事物感应能力及应对突发事件能力下降,导致在日常生活中接触热物质时,不知道躲闪,容易发生烫伤。床头桌上有固定暖瓶的装置,协助失能老年人倒取开水。可使用有测温功能的餐具。洗漱用水调节好温度,水龙头处有明显的"冷""热"标识。

(4)错/漏服药物:协助失能老年人服药,服药后要再次确认药物咽下后才可离开。指导照护者使用分装药盒摆药,不同时间的药物用不同颜色进行区分,便于发现失能老年人漏服药或多服药。也可使用手机或服药日历进行服药情况记录,对于服药困难的失能老年人,可将药物研碎化于水中服用。

3. 精神行为异常的护理

(1)猜疑:照护者要理解这是疾病造成的,不要与失能老年人争执、解释,尽量转移其注意力到其他活动上,使其慢慢淡化疑心。还可以将经常丢失的东西进行备份。

(2)激越/攻击行为:查找引起激越/攻击行为的原因,观察产生行为的规律和特征,避免容易诱发情绪波动的因素。使用疏导、解释或转移注意力等方式减轻激越症状。妥善保存刀剪等危险品,必要时给予失能老年人保护性约束。如果失能老年人频繁出现攻击行为,则必须前往医院进行治疗。

(3)幻觉/妄想:观察失能老年人发生幻觉/妄想的规律,寻找有关原因,如药物引起应立即与医生沟通。消除刺激幻觉的因素,如墙壁上的图案、影子、镜子、窗户上的反射光线,过于刺激的电视节目等。对有视听觉障碍的失能老年人,为其佩戴眼镜和助听器。保管好刀、剪、绳等危险物品,远离煤气,关闭门窗,防范意外发生。

(4)脱抑制行为:对于失能老年人出现的不加思考地冲动行事、讲粗话、语出伤人及性欲亢进等表现,要理解这是由于疾病导致的。在安全的前提下,可采取有意忽略的态度。还可转移失能老年人的注意力,增加活动锻炼,减少其脱抑制行为的发生,严重的脱抑制行为需要积极就诊。

4. 认知干预 认知干预是药物治疗的有益补充,照护者可与失能老年人讨论过去和现在的事件以及感兴趣的主题、文字游戏、谜语、音乐和实践活动等。通过制订针对日常活动能力的一系列个体化干预方案,改善失能老年人与日常活动相关的实际困难,使居家失能老年人更好地维持现有认识水平及生活能力。

5. 照护者指导 帮助照护者端正心态,正确看待照护负担。对于仅一位照护者无法完全承担照护工作的,可通过多人轮流照护、提供常规的白天照护和假日照护,使照护者能够得到充分的休息。可采用技术支持改善失能老年人的照护工作,减少对照护者依赖,如采用搬运设备帮助照护者移动无法行动的失能老年人,减轻照护者体力负担。寻求社会团体、医疗机构帮助减轻家庭的照护负担。引导照护者学会有效地处理压力,允许照护者安排个人时间做自己喜欢的事;鼓励照护者关注和保持自身健康,进行有益身心健康的文体活动。

(四) 效果评价

1. 独立或协助下完成日常生活。

2. 失能老年人与照护者间有效沟通。照护者掌握压力疏导的方法。

3. 未发生走失、跌倒、坠床、磕碰伤等安全事件。

4. 无压力性损伤、肺部感染、误吸、噎食等并发症。

5. 失能老年人及照护者掌握认知干预的方法。

第九节　帕金森病的护理

【概念】

帕金森病(Parkinson disease,PD)又称震颤麻痹,是一种常见于中老年人的中枢神经系统变性疾病。在老年人群中患病人数成倍增加,男性多于女性,高发年龄为 61~70 岁。全年龄段发病率为(8~18)/10 万人年。帕金森病具有低病死率、高致残率的特点,患病后可出现不同程度的失能,且随着疾病的进展失能程度逐渐加重,严重影响生活质量。

【病因及发病机制】

黑质多巴胺(DA)能神经元变性坏死是 PD 主要病理改变。产生原因尚未完全明了,与以下因素相关。

(一) 环境因素

1- 甲基 -4- 苯基 -1,2,3,6- 四氢吡啶(MPTP)经体内代谢,使 ATP 生成减少、促进自由基产生和氧化应激反应,导致多巴胺能神经元变性、丢失。MPTP 在化学结构上与某些杀虫剂和除草剂相似,有学者认为环境中与 MPTP 结构类似的化学物质可能是 PD 的病因之一。抗氧化功能障碍及氧化应激可能与 PD 的发病和病情进展有关。

（二）遗传因素

目前，至少发现有 23 个单基因（*Park1-23*）及家族性帕金森病连锁的基因位点，其中 6 个致病基因已被克隆。基因易感性可能是帕金森病发病的易感因素。

（三）神经系统老化

帕金森病主要发生于中老年人，患病率随年龄增长而升高，提示神经系统老化与发病有关，神经系统老化是帕金森病的促发因素。

（四）多因素交互作用

目前认为帕金森病并非单因素所致，而是多因素交互作用下发病。基因易感性可使患病概率增加，同时在环境因素、神经系统老化等因素的共同作用下，通过氧化应激、线粒体功能紊乱、蛋白酶体功能障碍、炎性和 / 或免疫反应、钙稳态失衡、兴奋性毒性、细胞凋亡等机制导致黑质多巴胺能神经元大量变性、丢失，导致发病。

【临床思维判定】

（一）临床表现

1. 运动症状

（1）静止性震颤：常为首发症状。多始于一侧上肢远端，静止时出现或明显，随意运动时减轻或停止，紧张或激动时加剧，入睡后消失。典型表现是拇指与示指呈"搓丸样"动作。

（2）肌强直：被动运动关节时可出现"铅管样强直""齿轮样强直"。颈部、躯干、四肢肌强直可使患者出现特殊的屈曲体态，表现为头部前倾、躯干俯屈、肘关节屈曲、腕关节伸直、前臂内收、髋及膝关节略为弯曲。

（3）运动迟缓：随意运动减少，动作缓慢笨拙，早期以手指精细动作缓慢，逐渐发展为全面性随意运动减少、迟钝，晚期合并肌张力增高，可导致起床、翻身困难。

（4）姿势步态异常：早期表现为走路时上肢摆臂幅度减小或消失、下肢拖拽，逐步步幅变小，启动、转弯时明显。可出现"冻结"现象、前冲步态或慌张步态。

2. 非运动症状

（1）自主神经功能障碍：临床常见，如便秘、多汗、脂溢性皮炎等，后期可出现性功能减退、排尿障碍、直立性低血压。

（2）感觉异常：早期可出现嗅觉减退，中晚期常伴有肢体麻木、疼痛。

（3）睡眠障碍：可出现失眠、快速眼动期睡眠行为异常、白天过度嗜睡等。

（4）精神症状：伴有抑郁、焦虑，晚期发生认知障碍及幻觉，以视幻觉多见。

（二）辅助检查

1. 血液、唾液、脑脊液检查　少数患者可发现血 DNA 基因突变,脑脊液和唾液中 α- 突触核蛋白、DJ-1 蛋白含量有改变。

2. 嗅觉测试及经颅多普勒超声　嗅觉测试发现早期患者嗅觉减退。经颅多普勒超声发现黑质回声异常增强。

3. 影像学检查　PET 或 SPECT 在疾病早期甚至亚临床期即能显示异常,具有诊断价值,可显示多巴胺递质合成减少,多巴胺受体功能显像其活性在早期呈失神经超敏、后期低敏。

【护理实践】

（一）护理评估

1. 健康生活方式　有无杀虫剂、除草剂等接触史。

2. 一般状况　血压监测,必要时立卧位血压测量及 24h 动态血压监测。

3. 相关症状

（1）运动症状:姿势及步态异常、震颤、肌强直、运动迟缓等相关运动症状及其严重程度。

（2）非运动症状:自主神经功能障碍、感觉异常、睡眠障碍、精神症状及其严重程度。

4. 安全风险　是否存在跌倒、坠床、误吸 / 窒息、意外伤害等事件及其发生风险。

（二）护理问题

1. 有跌倒 / 坠床的危险　与肢体肌张力增高、步态异常、平衡障碍、直立性低血压有关。

2. 有噎食 / 窒息的危险　与颈部肌张力增高、吞咽困难有关。

3. 有烫伤的危险　与肌张力增高、震颤致精细动作能力下降有关。

4. 便秘　与 PD 致自主神经功能障碍有关。

5. 生活自理能力缺陷(如厕 / 洗漱 / 进食 / 穿着修饰)　与运动迟缓、精细动作能力下降、认知功能下降有关。

6. 自伤或他伤的危险　与人格改变、幻听、幻视、抑郁状态有关。

（三）护理策略

1. 维持日常生活　失能老年人因患有 PD 可出现动作迟缓、肌强直、平衡障碍、精细动作能力下降,进食、穿衣、洗漱、如厕等基本日常生活部分受限,照护者须根据日常生活受限程度给予适时指导或协助。进食过程选择易于抓握、固定的餐具,食物易于拿取,可选择黏稠度较高的糊状汤类食用,减少误吸/窒息发生。根据进食能力选择进食方式,协助喂食,必要时给予肠内或肠外营养,保证营养供给。穿衣选择易于穿脱的有拉链上衣和松紧裤带的裤子,肌张力增高者协助穿脱。可选择电动牙刷代替传统牙刷,协助口腔清洁,必要时给予口腔护理。沐浴期间提供沐浴椅,避免跌倒等意外事件。卧床者保持皮肤清洁,按时给予擦浴及会阴部清洁,观察皮肤异常情况,及时清理排泄物。如厕选择坐便,旁边安装扶手,利于体位改变。

2. 改善便秘症状 了解失能老年人日常膳食结构、饮食习惯及排便情况。单纯 PD 的失能老年人提倡适量高糖高脂饮食。伴有便秘腹胀者给予补充足量的蔬菜和水果,增加高纤维饮食或富含纤维素的饮料。纤维素具有亲水性,能使食物残渣膨胀,达到增加粪便容积目的以利于排便,如芹菜、菠菜、香蕉、胡萝卜、金针菇等,在减轻胃肠道产气的同时增加维生素的摄入,起到缓解腹胀、改善便秘的作用。养成每日晨起定时排便的习惯,培养和保持排便的条件反射。教会失能老年人腹部按摩,定时练习腹式呼吸(收腹鼓膜动作),促进肠蠕动。必要时可给予药物辅助排便。指导进行提肛、排便动作,锻炼盆底肌及肛门括约肌。

3. 积极应对直立性低血压 明确直立性低血压的临床表现,了解失能老年人基础血压、立位及卧位血压数值,掌握正确测量立卧位血压的方法。嘱晨起前饮冷水利于增加血容量及收缩血管,增加进餐频次、减少每餐食物量、合理安排每餐碳水化合物的摄入量有助于改善进餐后出现乏力、头晕、视物模糊等症状。使用腹带或穿着弹力袜。保证每日液体摄入,可适当增加钠盐的摄入。避免睡前大量饮水,减少夜间起夜频次,建议夜间床上排尿。建议老年人采用较安全的运动方式如踮脚、双腿交叉、上身前倾、踏步、慢跑、屈膝等,避免体位突然改变。必要时遵医嘱服药以改善直立性低血压。

4. 精神症状护理 评估失能老年人是否存在幻觉及其形式、发作频率、有无规律等,24h 照护。在幻觉中视幻觉最为常见,出现视幻觉时易发生跌倒、伤害等意外,保持家中物品摆放固定、无障碍物,家具圆角设置。当出现幻觉时,鼓励失能老年人大声表达,可以用语言或行动告诉其是不存在的内容。对于那些无关大碍的、经常出现的幻觉,不如接受它们,同时保持清醒的认识。如出现命令性幻听幻视,可能产生不良的后果,须寻求医生的帮助,避免伤害自己和他人。

5. 预防跌倒/坠床 观察失能老年人步态、姿势等运动障碍的表现,评估跌倒风险,明确易发生跌倒的问题。活动期间,照护者在失能老年人异常姿势一侧,给予必要的搀扶与保护。由于疾病所致肌肉强直出现特殊姿势,当进行穿鞋、找东西、欲站起、如厕后等上身前探、重心前移体位时,极易导致跌倒发生。照护者须去除失能老年人频繁活动空间的障碍物,加装扶手、防撞条,穿鞋时为避免弯腰可使用长把鞋拔子。明确易发生跌倒的地点及事件,失能老年人改变体位最多的地方即起身床-椅转换、如厕前后等室内活动范围,此区域活动时照护者须加强防范措施。房门处多为狭小空间,易出现"冻结"现象,动作突然停止,失去重心发生跌倒,可通过听觉或视觉暗示的方法缓解症状,降低跌倒风险,如通过音乐节拍、跟随节奏器或拍掌的节奏、指令等方式提醒失能老年人完成起步的动作,亦可使用带有红外线指引功能的手杖或地面设置"斑马线"以缓解或减轻"冻结"现象,针对慌张步态使用带手环的手杖、助行器、助行推车等辅具。梦中大喊大叫、拳打脚踢,是PD 常见的睡眠障碍表现,一般在入睡 20~30min 发生,应给予安置床档或围栏,使用软体包裹,移除床旁坚硬、尖锐的物品,移开床旁桌,地面要保持无杂物堆放,床下地面可铺软垫,或地垫感应器,便于发现睡眠过程中离床活动。

6. 合理给药　坚持剂量滴定、逐渐加量,尽量延长用药"蜜月期",注意药物之间及药物与食物之间的反应。左旋多巴及其复合制剂餐前 1h 或餐后 1.5h 服用,避免药物与蛋白质类食物作用降低药效,增加胃肠道不适。掌握药物的服药方法及不良反应,对睡眠有影响的药物如司来吉兰、金刚烷胺等避免晚餐或睡前服用,减少药物因素导致睡眠障碍。易产生精神症状的药物如苯海索等,服药后须密切观察患者有无幻觉、妄想等精神症状,避免意外发生。

（四）效果评价

1. 能够独立或协助完成日常生活。

2. 未发生跌倒 / 坠床、噎食 / 窒息、烫伤、意外伤害等安全事件。

3. 能够定时排便,便秘症状改善。

4. 合理使用缓解直立性低血压症状的相关措施,症状逐步改善。

5. 服药正确,能够掌握用药相关注意事项。

6. 及时发现幻听、幻视等异常症状。

第十节　骨折的护理

【概念】

　　骨折是指骨结构的连续性完全或部分断裂。随着年龄的增加,身体的生理功能下降、器官功能减退,多病共存及药物等因素的影响,导致骨密度和骨质量下降、骨强度减低,受到轻微暴力即可发生骨折。常见的骨折部位包括脊柱、髋部、桡骨远端和肱骨近端。流行病学调查显示国内 80 岁以上女性椎体骨折患病率可高达 36.6%。而最严重的骨折部位是髋部骨折,据统计,中国每年发生髋部骨折约 100 万例,占 65 岁以上老年人全身骨折的 23.8%,髋部骨折的老年人中 40% 不能独立行走,80% 不能独立完成购物等日常活动,10%~20% 需要永久照护,1 年内死亡率更可达 20%~30%。骨折不仅给老年人带来巨大的痛苦,加重失能程度,还会给社会造成巨大的经济负担。

【病因及发病机制】

(一) 生理因素

生理性老化使骨骼的有机成分减少而无机成分增加、骨的弹性及抗外力能力减弱,肌肉萎缩降低对骨的保护作用。咀嚼功能下降、胃肠道消化吸收功能退化等导致饮食结构失衡,营养不良增加骨质疏松、骨折的风险。视力下降、反射减慢、协调功能下降等使得失能老年人更容易发生跌倒而导致骨折。受体内激素水平变化的影响,女性绝经后体内性激素水平"断崖式"改变,维生素 D 缺失影响钙离子的代谢,开始出现骨量减少现象。男性体内睾酮及性激素水平变化,骨密度水平逐渐下降。

(二) 病理因素

部分失能老年人患多种急、慢性疾病,引起骨质疏松,在轻微的外力或自身应力作用下即可发生骨折。如代谢性骨病、转移性骨肿瘤、原发恶性骨肿瘤等。

(三) 意外事件

失能老年人发生意外事件后的反应、自救或自我保护能力下降,如跌倒、急骤大幅度活动或扭转即可引起骨折。约 90% 的老年髋部、前臂和脊柱骨折为跌倒所致。

【临床思维判定】

(一) 临床表现

1. 疼痛,压痛与传导痛　骨折疼痛情况与骨折类型和移位程度有密切关系,四肢骨折时如果叩击肢体远端可引起骨折部位的疼痛称为传导痛,肋骨骨折和骨盆骨折在骨折处有局限性压痛。但失能老年人中枢及外周神经退行性改变,对创伤及疼痛的刺激反应迟钝,骨折后常对疼痛等不适感觉及定位含糊,易被忽视。

2. 局部肿胀及瘀斑　早期肢体肿胀系骨折端出血所致。骨折移位严重,则骨折端出血多。不完全骨折或移位不明显时肢体肿胀不明显。多数于伤后数小时局部肿胀逐渐显著,严重者出现肢体肿胀加重以及皮肤张力水疱,甚至影响肢体的血液循环,形成筋膜间隔综合征,引发缺血性挛缩。

3. 功能障碍　由于患肢疼痛、肌肉痉挛或肢体失去肌肉附着,使患肢向任何方向活动均受限制。嵌插骨折及压缩骨折功能障碍较轻,活动轻微受限。

4. 畸形　发生患肢畸形均系骨折移位及软组织肿胀所引起,常见骨折缩短移位、旋转移位、成角移位以及分离移位等,是判断骨折的重要依据。

5. 异常活动和骨摩擦音　患肢的非关节部位可能会发生异常活动,互相触撞骨折端引发骨摩擦音。

（二）辅助检查

1. X 线检查　X 线检查诊断骨折较为可靠,还能比较准确确定骨折的部位、形态和类型。

2. CT　CT 能判定椎体骨折特征、深在的关节内骨折部位及骨折后期变化。

3. MRI　具有矢状、冠状和横断三维之成像特点,当骨折伴有难以判定的软组织损伤情况时使用,例如脊髓损伤的程度及其与椎骨骨折的关系,肩、髋及膝关节内韧带的损伤情况等。

【护理实践】

（一）护理评估

1. 健康生活方式　饮食习惯、日常身体锻炼等。

2. 一般状况　生命体征、体重、身高、肌力、营养状态等。

3. 相关症状　骨折部位、肢体疼痛、伤口情况等。

4. 安全风险　是否存在跌倒/坠床、压力性损伤、下肢深静脉血栓等意外伤害事件及其发生风险。

（二）护理问题

1. 疼痛　与骨折后肢体异常活动、功能训练、手术创伤有关。

2. 生活自理能力缺陷(如厕/洗漱/进食/穿着修饰)　与患肢功能障碍有关。

3. 睡眠型态紊乱　与疼痛、对术后功能恢复担忧有关。

4. 有跌倒/坠床的危险　与疼痛、活动障碍有关。

5. 潜在并发症:伤口感染、深静脉血栓、压力性损伤。

（三）护理策略

1. 协助日常生活　合理搭配饮食,以高蛋白、高热量及富含粗纤维食物为宜,促进伤口愈合,提高机体免疫力。保证液体及纤维素的摄入,保持大便通畅,戒烟限酒。严格卧床者,应指导并协助完成床上进食、排便、洗头及擦浴等,协助变换体位,提高舒适度。可坐起或下床活动者,应在专业指导下活动,避免骨折部位出现二次损伤。淋浴时简化步骤,浴室安装固定扶手,必要时提供坐凳,防止老年人跌倒。保证居所光线充足、减少家具等障碍物放置,地面进行防滑处理,保持清洁干燥。

2. 观察及处理伤口 术后动态观察伤口有无渗血、渗液、进展性疼痛、流脓等。选用适当的无菌敷料覆盖伤口直至伤口初步愈合、伤口表面结痂覆盖。当敷料被血液或渗出液完全渗湿或者因疼痛、出现感染症状需要检查伤口时,给予伤口换药。如果怀疑伤口感染应及时就医。

3. 保持关节姿势正确 针对不同骨折的失能老年人,日常生活中应注意保持关节正确姿势,防止二次损伤。脊柱骨折者轴线翻身,保持肩、髋在同一平面。颈椎骨折者床上移动时佩戴颈托,保持头、颈部置于中立位。前臂骨折者卧床时患肢垫枕与躯干平行,头肩部抬高,离床时使用三角巾或前臂吊带将患肢悬吊于胸前。髋关节置换术后避免患肢外旋和内收动作,禁止做盘腿、下蹲、坐矮凳子、跷二郎腿、爬坡等动作。全膝关节置换术后应注意避免膝关节过度屈曲,避免大幅度转身。

4. 保持皮肤完整 对骨折部位固定处的皮肤进行动态评估,降低受压程度。定时更换体位。因骨折或术后限制活动时,可采取预防措施减少压力性损伤的发生,如使用气垫床、骨突处粘贴减压敷料等。动态评估活动能力,鼓励早期床上/床边活动。

5. 深静脉血栓预防

(1)基础预防:在病情允许的情况下,鼓励失能老年人多饮水,减少下肢静脉穿刺,避免膝下垫硬枕及过度屈髋,病情允许时可抬高患肢,促进静脉回流。定时评估双下肢情况,当出现肿胀、疼痛、皮肤温度和色泽变化及感觉异常等,及时通知医生并处理。

(2)踝泵运动:踝泵运动使比目鱼肌和腓肠肌收缩与舒张,能模拟正常人走路时小腿肌肉泵。指导或协助足背屈与跖屈、内翻与外翻、"环转"的方式进行主动与被动运动,可使股静脉血流速度较静息时提高,其中主动"环转"能产生最大的血流速度。取舒适体位,下肢伸直,最大限度足背屈、趾屈5s,持续5~10min/次,踝关节环绕以30次/min的速度持续5~10min,>3次/d。

(3)机械预防:机械预防可增加静脉血流和/或减少腿部静脉血流的淤滞,常用方法包括间歇性充气加压装置、足底加压泵。骨折术后制动、肢体活动受限等。失能老年人评估无禁忌证时可使用机械预防措施,直至其恢复正常活动能力。间歇性充气加压装置腿套包裹时应从肢体远端开始,逐渐向上缠绕,建议每天使用时间>18h,对于完全不能活动的失能老年人,应在考虑其耐受能力情况下尽量延长每天使用时长,使用过程中应该注意预防并发症,如皮肤损伤。

(4)药物预防:遵医嘱给予老年人相应药物,用药期间做好用药健康指导,密切观察老年人有无出血倾向和寒战、发热、荨麻疹等过敏反应;同时遵医嘱定期监测凝血、肝肾功能等。

(5)下肢深静脉血栓形成:定时评估下肢症状(肿胀、疼痛、皮肤色泽和温度等),遵医嘱抬高患肢,促进静脉回流,减轻肿胀,患肢禁止局部按摩或热敷。遵医嘱使用抗凝药物,并注意观察有无出血等不良反应。

6. 肢体康复锻炼

(1)康复锻炼时机:骨折的康复开始时间应尽可能早。一般在骨折得到复位固定后即可开始。骨折得到复位固定指的是石膏固定已经干燥、牵引已经完成、已经施行了内固定手术,病情稳定即可开始。

(2)康复锻炼原则:功能锻炼应在专业人员的指导下循序渐进地进行,运动范围由小变大,次数从少到多,时间由短到长,强度由弱到强,活动度以不感到疲劳、骨折部位不出现疼痛为度。

(3)康复训练实施:骨折后的康复训练一般分为三期进行。

1)早期(伤后1~2周):此时患肢肿胀、疼痛、骨折断端不稳定,容易再移位。此期功能锻炼的主要目的是促进患肢的血液循环,以利于消肿和稳定骨折。康复训练的主要形式是患肢肌肉的等长收缩。等长收缩,指在关节不动的前提下,肌肉做有节奏的静力收缩和放松,通过肌肉的等长收缩可以预防肌肉萎缩和粘连。

2)中期(伤后2周后至骨折的临床愈合):此期患肢肿胀逐渐消退,疼痛减轻,骨折断端逐渐形成骨痂,骨折日趋稳定。此期除继续做肌肉训练外,可逐渐做骨折处上下关节的活动,并逐渐由被动活动转为主动活动。

3)后期:此时骨性骨痂已形成,骨痂有了一定的支撑力,但邻近关节的关节活动度下降,出现肌肉萎缩等功能障碍。此期康复的目的是恢复受累关节的关节活动度、增强肌肉的力量,使肢体功能恢复。康复训练的主要形式是患肢关节的主动活动和负重练习,迅速恢复各个关节的正常活动范围和肢体的正常力量。

(四)效果评价

1. 关节活动期间保持正确姿势。

2. 日常生活需求得到满足。

3. 睡眠改善。

4. 在指导下有序进行肢体功能康复训练,未发生跌倒/坠床。

5. 皮肤完整,未发生压力性损伤。能够掌握下肢深静脉血栓的预防及处理措施。

(邓咏梅　乔雨晨)

第五章　失能老年人照护技术

第一节　日常照护技术

一、更衣

【目的】

1. 保证着装整洁、体面,维护尊严。

2. 及时发现皮肤异常情况。

【操作步骤】

1. 评估

(1)环境安静清洁,光线充足,室温 22~26℃为宜。

(2)意识状态、配合程度、肢体肌力。

(3)有无鼻胃管、引流管等及管路固定情况。

(4)体位、身体皮肤情况。

2. 告知　操作目的、配合要点及相关注意事项。

3. 用物准备　清洁衣裤、污衣袋。

4. 脱上衣　失能老年人 30° 侧卧位,脱近侧(健侧)衣袖,脱下的一侧上衣平整地披于身下,改变体位至平卧位,取出衣服至肩部,照护者一手托肘部,另一手将衣服沿肩部褪至肘部,双手交换位置,顺势将衣服取下。

5. 穿上衣　失能老年人 30° 侧卧位,照护者左手臂从袖口向上套入,轻握失能老年人近侧(患侧)腕部,右手将衣袖向上提拉至肘部,左手前移托住肘关节,右手将衣服上提至肩部,剩余部分平整地掖于身下,改变体位至平卧位,取出衣服至肩部,同法穿另一侧衣袖,整理、拉平衣服,系好纽扣,抚平床单。

6. 脱裤子　松开裤带、裤口,托起腰骶部,将裤腰向下褪至臀部以下,抬起一侧(健侧)下肢褪去裤腿,抬起对侧(患侧)下肢褪去裤腿,盖好被子。

7. 穿裤子　照护者手臂从裤管口向上套入,轻握失能老年人近侧(患侧)足踝,右手将裤管向上提拉至大腿上 1/3 处,同法穿对侧(健侧)裤管,向上提拉一侧裤腰至臀部,调整体位侧卧,将另一侧裤腰拉至臀部,平卧。

8. 整理与记录　整理用物,洗手并记录。

【注意事项】

1. 重度失能老年人存在骨质疏松、消瘦,协助翻身时用力过大易出现骨折、小关节错位等严重后果,应避免强行移动肢体,采用轴线翻身。

2. 伴有偏瘫的失能老年人避免强行穿、脱衣服,穿脱衣袖过程中需手托肘关节,以固定活动方向,避免仅握住腕部蛮力抬起一侧肢体,勿过度将上肢向肩背部用力,避免造成肩关节抻、拽、脱臼等意外。

3. 肌力 3 级及以上者取半坐卧位或端坐位,肌力 3 级以下或卧床者取卧位。

4. 观察皮肤完整性,如发现皮肤发红或破溃,须高度警惕压力性损伤及皮肤间擦疹,积极采取有效措施。

5. 留置管路者妥善固定,避免脱出。

6. 操作前注意遮挡,保护隐私。

【技术难点与对策】

1. 技术难点

(1)穿脱衣袖及穿脱多件衣服:失能老年人肢体抬举无力或活动受限时,穿脱衣袖过程中肢体主动活动能力受限、肢体运动方向不易控制,出现穿脱衣袖困难。穿脱多件衣服延长更衣时间,消耗失能老年人体力,配合度下降。

(2)肌张力障碍者穿衣:肌张力障碍的失能老年人肘关节、膝关节活动灵活性下降,更衣过程中调整关节角度受限。

2. 对策

(1)穿脱衣袖:照护者托住失能老年人上肢前臂至肘关节,降低肘关节随意活动度,避免肢体滑落或肩关节损伤,控制肘部关节运动方向以增加外力。选择袖口宽松、利于穿脱的衣服,亦可改良衣袖设计,衣袖外侧袖口至肩部为开放式,使用按扣或粘贴方式。将改良后的衣袖平放于上肢下,调整合适位置后包裹上肢于肢体上侧面固定。长期卧床、偏瘫、肌张力增高、更衣过程配合度差者,穿脱衣服过程中,由于关节活动度降低,托举肘关节处时应控制关节活动度在 100°~150°,以不能随意转动方向为宜。

(2)穿脱多件衣服:将衣服按照由里到外的顺序逐层套好,一次性将多层衣服同时更换,按照衣服大小及松紧合理安排层次,避免出现衣服过紧、穿着不舒适的情况。外层避免选择紧身设计的衣服。

二、进食

【目的】

1. 帮助摄入足量、合理的营养。

2. 维持机体能量需求,促进康复。

【操作步骤】

1. 评估

(1)环境安静清洁,光线充足。

(2)意识状态,合作程度。

(3)吞咽功能。

(4)口腔、双手清洁程度。

(5)食物量、性状、温度。

2. 告知　操作目的、配合要点及相关注意事项。

3. 用物准备　进餐小桌、毛巾、湿巾、水杯(内装温水)等,必要时准备吸管。

4. 介绍食物　按时钟平面在进餐小桌上放置食物,6 点钟位置放主食,12 点钟位置放汤羹,3 点钟位置及 9 点钟位置放菜品。

5. 体位　协助失能老年人取舒适坐位,身体坐直并前倾约 20°,颈部稍前屈,或取半坐卧位(抬高床头 ≥30°),偏瘫侧肩部垫软枕。颌下垫毛巾,进餐小桌高度调至与胸部平齐。

6. 进餐　自行进食时,给予餐具,必要时协助。喂食时与失能老年人保持同一高度,将食物放至其舌中后部,嘱充分咀嚼并吞咽,张口检查已完全咽下再喂食下一口,喂食过程中不要催促。如为偏瘫者喂食站在其健侧,将食物放在其健侧舌后部或健侧颊部。适当口令提示进食步骤。

7. 清洁　进食完毕,协助温水漱口,取下毛巾,湿巾清洁面部。

8. 整理与记录　整理用物、洗手并记录。

【注意事项】

1. 洼田饮水试验≥3 级、意识障碍的失能老年人选择其他喂养方式。

2. 进食前协助老年人戴上义齿,进食后取下义齿并清洁。痰多者排痰后再进食,进食后保持舒适坐位或半坐位 30~40min,进食后 30min 内不宜翻身、叩背、吸痰等。

3. 可为抓握能力差的失能老年人提供匙面小、难以粘上食物、手柄加粗、边缘钝、可弯曲成角的勺子,如只能单手进食碗底可加用防滑垫。

4. 进食过程中动态关注失能老年人生命体征、疲劳程度,如有呛咳、恶心、呕吐,立即停止喂食。予呛咳者叩背,排出气道内食物,呕吐者头偏向一侧,必要时及时就医。

5. 单次喂食一口量不宜超过 20ml,单次进食总量不宜超过 400ml。

【技术难点与对策】

1. 技术难点　食团滞留。失能老年人因功能衰退或疾病导致吞咽反射减弱,进食过程中常出现咽部、梨状隐窝食团滞留,如不及时干预易导致误吸。

2. 对策　进食时指导失能老年人低头并做吞咽动作,在其每次吞咽后喂水 1~2ml,激发吞咽反射,去除咽部滞留食团。指导失能老年人下颌部指向左、右侧的点头样吞咽动作,去除梨状隐窝两侧滞留食团。

三、床上擦浴

【目的】

1. 保持皮肤清洁,提高舒适度。

2. 促进血液循环、新陈代谢,及时发现皮肤异常情况。

【操作步骤】

1. 评估

(1)环境安静清洁,光线充足,关闭门窗,室温 22~26℃,独立空间。

(2)意识状态、移动能力、合作程度。

(3)管路及皮肤情况。

2. 告知　操作目的、配合要点及相关注意事项。

3. 物品准备　温水(水温 50~52℃)、水盆、污水桶、便盆、毛巾、浴巾、香皂、润肤露、干净衣裤、床单、被罩。

4. 体位　协助取仰卧位。

5. 包巾　毛巾浸湿后挤干并裹在手上。毛巾折叠呈方形,将毛巾的一端放于虎口处用拇指固定,用毛巾将手指裹住,上端以不露指尖为宜,另一端用拇指夹住固定。

6. 擦洗面部及颈部

(1)由内眦至外眦擦洗眼部。

(2)依次擦拭前额→面颊→鼻翼→人中→下颌→耳及耳后→颈部。

7. 擦洗上半身

(1)脱下上衣,上身用浴巾遮挡。

(2)将水盆置于椅子上,协助取侧卧位,将双手放入盆内,清洗双手。

(3)依次擦拭手部→小臂→大臂→肩膀→腋窝。

(4)擦洗胸部及腹部。

(5)换水,身下垫浴巾,擦洗后颈→背部→臀部。

8. 撤去浴巾,更换清洁上衣。

9. 擦洗下半身

(1)协助平卧,脱下裤子,床上垫浴巾,下肢用浴巾遮挡。

(2)依次擦拭踝部→膝关节→大腿,洗净后彻底擦干。

(3)清洁双足:一手托起小腿部,将足部轻轻置于盆内,浸泡后擦洗足部。

10. 清洁会阴

(1)男士:由外向内擦洗大腿内侧 1/3 至阴囊边缘,提起阴茎,由尿道口向外螺旋擦拭阴茎头,由上向下擦洗阴茎体→阴囊。

(2)女士:由外向内擦洗大腿内侧至大阴唇边缘→阴阜,依次由上到下分别擦拭阴唇外黏膜→阴唇内侧→阴蒂→尿道口→阴道口→会阴(边冲边擦)→肛门。

11. 更换清洁裤子。

12. 修剪指甲,涂抹护肤品

13. 整理与记录　整理用物,洗手并记录。

【注意事项】

1. 擦浴整体原则自上至下,四肢由远心端向近心端擦洗,促进静脉回流,使用清水—香皂—清水进行清洁。

2. 擦浴过程中注意保暖,预防感冒,严密观察生命体征,倾听主诉。

3. 对于皮肤褶皱、指尖等易积存污垢处,须彻底清洁,并观察有无异常。

4. 对于轻度失能老年人,为维持残存功能,尽量自行完成,对于背部、健侧等较难完成的部位,给予协助完成。

【技术难点与对策】

1. 技术难点　管路保护。部分失能老年人由于疾病原因,长期留置经外周静脉穿刺的中心静脉导管(PICC)、腹膜透析管等,在擦拭的过程中由于没有妥善保护而发生脱出、感染等情况。

2. 对策　擦拭前用保鲜膜将 PICC 管路整体包裹住,特别是贴膜封口和接头处。腹膜透析管路外露端用防水袋套住,封口处使用胶布或透明贴膜封住,并妥善固定在腹部。擦拭完毕后再次观察管路及周围情况,必要时给予换药。

四、床上洗头

【目的】

1. 清洁头发,减少感染。

2. 维护个人形象、保持良好心态。

【操作步骤】

1. 评估

(1)环境安静清洁,室温 22~26℃。

(2)意识状态,合作程度。

(3)头发分布、疏密、长度、清洁状况。

(4)头部皮肤完整性、皮疹情况、头皮瘙痒感。

2. 告知　操作目的、配合要点及相关注意事项。

3. 用物准备　一次性看护垫、浴巾、毛巾、眼罩或纱布、耳塞或棉球、量杯、洗发液、梳子、床上洗头盆、水壶(内盛 38~40℃热水)、污水桶。

4. 围毛巾　松开衣领向内折,颈下围毛巾并固定。

5. 体位　协助取仰卧位,移除枕头,依次铺浴巾、一次性看护垫,一手托住枕部,一手将床上洗头盆放置在头下,排水管下放置污水桶。

6. 保护眼、耳　棉球 / 耳塞堵塞外耳道,纱布 / 眼罩遮盖双眼。

7. 洗发　温水浸湿头发,取适量洗发液于掌心,均匀涂抹,指腹轻轻按摩头皮,由发际至脑后部反复揉搓。

8. 冲洗　温水冲洗头发,避开眼部,冲洗鬓角时可用手反折外耳郭,防止进水。

9. 擦干头发　撤出洗头盆及一次性看护垫,取下毛巾,擦干面部,取下纱布 / 眼罩和外耳道内棉球 / 耳塞,浴巾擦干并包裹头发。

10. 梳理　取下浴巾,梳理整齐头发,可使用吹风机吹干。

11. 整理与记录　整理用物,洗手并记录。

【注意事项】

1. 洗头过程中,动态关注失能老年人面色、生命体征等,如有异常立即停止操作。

2. 洗头时间不宜过久,避免引起失能老年人头部充血或疲劳不适。

3. 洗头时避免打湿衣物和床铺,及时擦干头发,防止着凉。

【技术难点与对策】

1. 技术难点　枕部冲洗。卧位时枕部处于后方,如冲洗时操作不当易造成水进入外耳道,诱发感染。

2. 对策　双手自耳后方轻柔反折外耳郭,遮盖外耳道,协助失能老年人将头向左侧偏斜 45°,温水冲洗一侧枕后,再将头向右侧偏斜 45°,冲洗另一侧枕后,恢复头正位后松开外耳郭。

五、口腔清洁

(一) 一般口腔清洁

【目的】

1. 保持口腔卫生,预防感染。

2. 养成良好的口腔卫生习惯。

【操作步骤】

1. 评估

(1)环境安静清洁,光线充足。

(2)意识状态、合作程度。

(3)口腔黏膜、舌苔、牙龈、义齿、有无牙齿松动等。

2. 告知　操作目的、配合要点及相关注意事项。

3. 物品准备　牙杯、牙刷、牙膏、牙线、毛巾、齿间刷等。

4. 清洁牙齿及舌面　将牙刷刷毛末端置于牙冠与牙龈交界处,沿牙齿方向轻微加压并顺牙缝纵向刷洗,刷洗牙齿的外侧面、内侧面及上下咬合面,舌面由里向外刷洗。

5. 牙齿邻间隙清洁　将牙线两端分别绕于两手示指或中指,两手拇指、示指配合动作控制牙线,用拉锯式方法轻轻将牙线越过相邻牙接触点,压入牙缝,然后用力弹出,每个牙缝反复数次即可,亦可使用牙间隙刷、牙签、冲牙器等进行牙齿邻间隙清洁。

6. 义齿清洁　取下的义齿按刷牙方法使用义齿清洁剂刷洗,清水冲洗,漱口后佩戴。口唇涂抹液体石蜡。

7. 整理与记录　整理用物,洗手并记录。

【注意事项】

1. 每次刷牙时间不少于 3min,舌面清洁力量应小、勿过深,以免引起不适。

2. 清洁牙齿后检查效果,出现出血、疼痛等不适症状及时就医。

3. 义齿每日至少清洁 2 次,白天佩戴,晚上取下,取下后浸泡于清水中保存,每日更换清水 1 次。义齿不可浸泡于热水或乙醇等消毒溶液中,以免变色、变形和老化。

【技术难点与对策】

1. 技术难点　牙齿清洁。由于失能老年人肢体力弱、物品选择不正确、牙齿不整齐等因素均可导致清洁不到位。

2. 对策　对于牙垢较多不易清洁者,建议使用冲牙器、电动牙刷、颤动法刷牙。

（二）特殊口腔清洁

【目的】

视频:特殊口腔清洁

1. 保持口腔清洁、湿润,预防或治疗口腔疾病。

2. 去除口腔异味、牙垢,增进食欲,保持口腔正常功能。

3. 观察口腔黏膜、舌苔的改变,注意口腔特殊气味。

【操作步骤】

1. 评估

(1)环境安静清洁,光线充足。

(2)意识状态、合作程度。

(3)口腔黏膜、舌苔、牙龈、义齿、有无牙齿松动等。

2. 告知　操作目的、配合要点及相关注意事项。

3. 物品准备　一次性口腔护理包、口腔护理液、温水、水杯、吸管、手电筒、液体石蜡、牙杯、毛巾。

4. 体位　协助取侧卧位或仰卧位头偏向一侧。

5. 铺巾　垫巾凹陷处置于下颌部。

6. 漱口　协助温水漱口,并擦净嘴角及面颊。

7. 清点并湿润棉球　清点棉球数量,倾倒口腔护理液,充分湿润棉球。

8. 查看口腔　使用压舌板分别撑起两侧颊部,用手电筒照射,检查口腔情况,协助取下义齿浸泡于牙杯中。

9. 擦拭　止血钳取湿润棉球依次擦拭:口唇→对侧牙齿外侧面→近侧牙齿外

侧面→对侧牙齿上内侧面→对侧牙齿上咬合面→对侧牙齿下咬合面→对侧牙齿下内侧面→对侧颊部→同法擦拭近侧→腭→舌面→舌下。

10. 再次清点与漱口　再次清点棉球,漱口,毛巾擦拭面颊部,检查口腔,依据情况用药,口唇涂抹液体石蜡。

11. 整理与记录　整理用物,洗手并记录。

【注意事项】

1. 动作轻柔,避免损伤黏膜及牙龈。
2. 昏迷老年人禁止漱口。
3. 棉球干湿度适宜,放入的口腔护理液以刚好使棉球充分饱和为度。
4. 操作前后要准确清点棉球数量,避免遗留在口腔内。
5. 根据口腔情况,选择口腔护理液(表 5-1-1)。

表 5-1-1　常用口腔护理液

常用口腔护理液	作用
生理盐水	清洁口腔,预防感染
复方硼酸溶液	除臭、抑菌
1%~3% 过氧化氢溶液	防腐、防臭,适用于口腔感染有溃烂、坏死组织者
2%~3% 硼酸溶液	酸性防腐溶液,防腐抑菌
1%~4% 碳酸氢钠溶液	碱性溶液,适用于真菌感染
0.02% 呋喃西林溶液	广谱抗菌,清洁口腔
0.1% 醋酸溶液	适用于铜绿假单胞菌感染
0.08% 甲硝唑溶液	适用于厌氧菌感染
0.02% 氯己定溶液	广谱抗菌,清洁口腔

【技术难点与对策】

1. 技术难点　擦拭不到位。不配合张口操作,舌面、腭、齿间隙附着痰痂不易清洁。由于牙齿生理结构老化,造成牙龈萎缩,牙齿不整齐。

2. 对策　对于不配合张口的失能老年人,在臼齿处放入开口器,协助张口,不要使用压舌板,防止断裂。对于舌面及腭附着痰痂的失能老年人,可使用浸有口腔护理液的棉球反复浸润,直至痂脱落,再用镊子轻轻夹取。

六、体位改变

【目的】

1. 协助卧床的老年人变换体位,增加舒适感。

2. 预防压力性损伤、关节变形、肺部感染等并发症的发生。

【操作步骤】

1. 评估

(1)环境安静清洁,光线充足,独立空间。

(2)意识状态、合作程度。

(3)体重、肢体活动度、皮肤完整性、管路等。

2. 告知　操作目的、配合要点及相关注意事项。

3. 用物准备　软枕。

4. 固定管路　将各种引流管路妥善固定,防止打折与反流。

5. 体位　取仰卧位,双肘屈曲交叉放于胸前,双手握住对侧肘关节,双膝关节弯曲。

6. 左右平行移动

(1)上半身:照护者将手深深地插入失能老年人的颈部和腰下,双膝抵住病床作为支撑点,向后移动重心,顺势移动老年人上半身。

(2)下半身:照护者将手插入老年人骨盆和大腿下,双膝抵住病床作为支撑点,向后移动重心,顺势移动老年人下半身。

7. 仰卧位变为侧卧位(以右侧为例)　将枕头向右侧移动,面朝右侧,右肘关节呈 90°,肘部弯曲,放于枕边,另一侧肘部弯曲放于胸腹部;协助左膝尽可能弯曲,照护者将手放于失能老年人肩与左膝关节上,慢慢将其倒向右侧。

8. 仰卧位到端坐位(右侧偏瘫为例)

(1)上半身:照护者站在失能老年人左侧,协助其双肘屈曲置于胸前,嘱左手紧紧握住右肘,照护者右手通过失能老年人脖颈下插入右肩胛骨下方,牢牢抱住,左手固定右肩,将其移向自己一侧,以右肘为支点,将其托起。

(2)下半身:右手扶住失能老年人背部,左手插入双膝腘窝处,以失能老年人臀部为支点,转动身体,将双下肢向床边移动,双脚踩实地面。

9. 妥善安置　妥善固定各种引流管,必要时床旁加保护措施,防止坠床。

10. 整理与记录　整理用物,洗手并记录。

【注意事项】

1. 在更换体位过程中切忌拖、拉、推、拽等动作,以免造成损伤。

2. 术后检查伤口敷料是否有渗出或脱落。引流管路不可高于引流口,变换体位过程中避免打折、牵拉及反流。

3. 每 2h 变换体位,过程中观察皮肤情况。出现压力性损伤,可缩短变换体位的间隔时间,有条件者可使用气垫床、减压贴、水胶体敷料对局部进行减压处理。

【技术难点与对策】

1. 技术难点　变化体位。对于体型较肥胖的老年人,单人改变体位较困难。

2. 对策　可以利用杠杆原理,以肘关节、双膝关节、臀部为支撑点,以省力。

七、转运

【目的】

1. 完成离床活动,促进血液循环和体力恢复。

2. 使用轮椅将其运送至目的地。

【操作步骤】

1. 评估

(1)环境宽敞清洁,光线充足。

(2)意识状态、合作程度。

(3)病情、体重、肢体活动、伤口及管路。

(4)轮椅性能。

2. 告知　操作目的、配合要点及相关注意事项。

3. 物品准备　轮椅、毛毯(必要时)。

4. 放置轮椅　将轮椅放置在失能老年人健侧,与床成 20°~30°,制动。

5. 体位　取端坐位,双脚踩实于地面。

6. 移动　协助失能老年人双臂环抱照护者肩(健侧握住患侧上肢),照护者直背、屈髋,面向老年人,双下肢分开位于失能老年人双腿两侧,双膝夹紧失能老年人双膝并固定,双手抱住臀部或拉住腰部皮带,照护者挺直背部将失能老年人抱起,随后以足为轴慢慢旋转躯干,协助其转身,使其背部朝向轮椅,慢慢弯腰坐于轮椅中。

7. 调整姿势　照护者站于轮椅后方,从腋下环抱住失能老年人上提,使其尽量向后坐。

8. 运送　放下脚踏板,松开制动,前往目的地。

【注意事项】

1. 推轮椅速度宜慢,下坡时将轮椅向后转,背部朝前,握紧扶手。过门槛时,翘起前轮,避免过大震动,确保安全。

2. 偏瘫侧上肢始终放于双腿上方,避免受伤。

【技术难点与对策】

1. 技术难点　转移支撑。转移过程中老年人由于肢体无力,容易发生跌倒。

2. 对策　转运时照护者用膝关节顶住失能老年人的膝关节,或者双腿夹住失能老年人患侧膝关节,固定其偏瘫侧肢体,防止瘫软。

第二节　排　痰　技　术

一、手法叩背

【目的】

1. 震动气道,使附着气道的痰液脱落。

2. 促进痰液排出,预防或减少感染。

【操作步骤】

1. 评估

(1)环境安静清洁,光线充足,室温 22~26℃。

(2)意识状态,配合程度。

(3)肺部感染情况、肺部呼吸音、咳嗽能力。

(4)痰液性质、量、颜色。

(5)皮肤完整性。

(6)进食时间,进食量。

2. 告知　操作目的、配合要点及相关注意事项。

3. 用物准备　痰液收集器、负压吸引装置、一次性吸痰管。

4. 体位　协助取侧卧位或坐位。

5. 叩背　双手五指并拢,向掌心微弯曲,呈空心掌,腕部放松(图 5-2-1)。利用腕力以中等力度从肺底由下向上、由外向内迅速而规律地交替叩击背部(图 5-2-2)。避开脊柱、肩胛骨、乳房、心前区及脏器部分。叩击频率 100~200 次 /min,持续时间 5~15min。

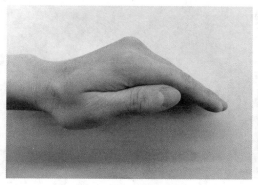

图 5-2-1　叩背手法

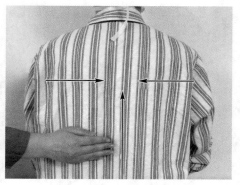

图 5-2-2　手法叩背顺序

6. 指导咳嗽　叩击完毕,协助其使上身稍向前倾,嘱缓慢深呼吸数次后,腹肌用力收缩,屏气数秒,进行 2~3 声短促有力的咳嗽,缩唇将余气尽量呼出,循环做 2~3 次。必要时吸痰。

7. 清洁与观察　清洁面部,协助取舒适体位。注意观察痰液的性质、量、颜色,必要时留取痰标本送检。

8. 整理与记录　整理用物,洗手并记录。

【注意事项】

1. 对于有活动性内出血、咯血、肺水肿、低血压、严重心血管疾病等的失能老年人禁止手法叩背。

2. 叩背宜在进食前 30min、饮水后 30min、进食后 2h 进行。痰液黏稠时,雾化吸入后进行叩背。

3. 叩背过程中观察意识、面部表情、生命体征以及叩击部位的皮肤变化,如有痰咳出,及时清理。

【技术难点与对策】

1. 技术难点　叩背体位选择。摆放叩背体位时未考虑需要重点叩击的部位,痰液难以沿气道排出,降低叩背效果。

2. 对策　叩背前准确评估重点叩击部位,选择合理叩背体位,肺尖部叩击采取坐位,肺底和肺叶中段叩击采取侧卧位。

二、雾化吸入

【目的】

1. 稀释痰液,利于排出。

2. 消除炎症和水肿,解除支气管痉挛。

【操作步骤】

1. 评估

(1)环境安静清洁,光线充足,室温 22~26℃。

(2)意识状态、合作程度。

(3)肺部感染情况、肺部呼吸音、咳嗽能力。

(4)痰液性质、量、颜色。

(5)面部皮肤、口唇黏膜完整性。

(6)用药史、过敏史。

2. 告知　操作目的、配合要点。

3. 准备用物　治疗盘、一次性雾化吸入装置、空气压缩雾化泵(图 5-2-3)、雾化吸入药物、漱口杯、清水、痰杯、垫巾、免洗型手消毒液。

4. 体位　取坐位或半坐卧位,下颌部放垫巾。

5. 注入药液　手消毒,连接一次性雾化吸入装置,将雾化吸入药物注入一次性雾化吸入装置储药瓶内。

6. 开机　一次性雾化吸入装置管道连接空气压缩雾化泵,连接电源,开机。

7. 吸入　一次性雾化吸入装置内出雾后协助佩戴面罩式雾化吸入器(图 5-2-4)或口含嘴式雾化吸入器(图 5-2-5),嘱口腔吸气,鼻腔呼气。

8. 完毕　取下口含嘴或面罩,关闭空气压缩雾化泵,拔除电源,用垫巾擦净面部,协助清水漱口,指导有效咳嗽。

9. 整理与记录　整理用物、洗手与记录。

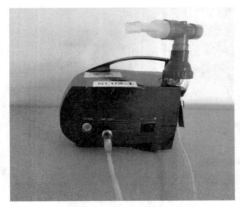

图 5-2-3　空气压缩雾化泵

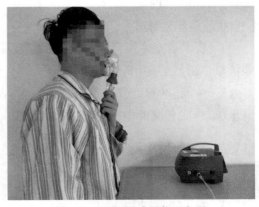

图 5-2-4　面罩式雾化吸入器

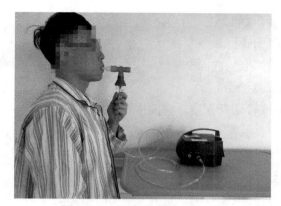

图 5-2-5　口含嘴式雾化吸入器

【注意事项】

1. 每次雾化吸入时间为 15~20min,应在进食、水 30min 后进行,避免气雾刺激气道,引起呕吐。

2. 注意保持储药瓶处于直立位,勿倾斜或倒置,以免药液遗撒,弱化治疗效果。

3. 雾化吸入过程中密切观察生命体征,询问有无不适感,及时清理呼吸道分泌物,保持呼吸道通畅,必要时就医。

4. 雾化吸入后适时给予叩背,协助痰液排出,必要时吸痰。

5. 气管切开者使用专用气管切开雾化器,出雾口置于气管切开开口处。

【技术难点与对策】

1. 技术难点　一次性雾化吸入装置选择。一次性雾化吸入装置分为口含嘴式、面罩式,常以便捷为选择器型的前提,不知晓两种器型在使用中的区别。

2. 对策　口含嘴式较面罩式可增加药物的肺部沉积率,减少鼻腔内沉积和对面部的刺激,若失能老年人能够配合应首选口含嘴式,若无法配合则选用面罩。

三、吸痰

【目的】

1. 清除气道内分泌物,保持呼吸道通畅。

2. 留取检验标本。

视频:吸痰技术

【操作步骤】

1. 评估

(1)环境安静清洁,光线充足。

(2)意识状态、合作程度。

(3)生命体征、吸引指征。

(4)痰液性质、量、颜色。

(5)口、鼻腔黏膜完整性。

(6)气管插管或气管切开深度及管路固定情况。

2. 告知　操作目的、配合要点及相关注意事项。

3. 用物准备　负压吸引装置、吸痰管、含氯吸痰冲洗液、免洗型手消毒液。

4. 体位　取舒适卧位。

5. 调节负压　打开负压吸引装置开关,调节至 0.02~0.04MPa。

6. 取吸痰管　撕开无菌吸痰管外包装至 1/3 处,反折上层外包装,戴手套,将内附的备用垫巾(纸)铺于胸前,无菌技术下取出吸痰管。

7. 连接负压　将吸痰管末端与负压吸引装置玻璃接头连接。

8. 痰液吸引　反折吸痰管末端,暂关闭负压,轻柔地将吸痰管经口或鼻腔送入气道内,松开反折,恢复负压,拇指和示指捻动,旋转式向上提拉吸痰管吸引痰液。经人工气道吸引时,助手松开插管或气切接头处,将接口置于备用垫巾(纸)上,操作者反折吸痰管末端,暂时关闭负压,将吸痰管缓慢插入气道内,至气管分叉处时向上提拉 1cm,松开反折,恢复负压,拇指和示指捻动,旋转式向上提拉吸痰管吸引痰液。

9. 观察　吸痰过程中观察生命体征、血氧饱和度、面色、意识的变化。吸痰结束观察玻璃接头内及储液瓶内痰液的颜色、性质、量。

10. 冲洗　将吸痰管缠绕放于手套中,反向脱下手套,包裹吸痰管后弃去,手持负压吸引装置玻璃接头抽吸含氯吸痰冲洗液,关闭负压吸引装置。纸巾擦净面部(必要时),协助取舒适体位。

11. 整理与记录　整理用物,洗手并记录。

【注意事项】

1. 选择型号适宜并有侧孔的吸痰管,吸痰管外径应 ≤ 人工气道内径的 1/2。

2. 先进行口咽部和 / 或鼻咽部吸引,再进行人工气道内吸引。更换吸引部位时,应更换吸痰管。

3. 单次吸痰时间 <15s,吸痰管插入时如遇阻力或刺激咳嗽时,不可粗暴操作,应将吸痰管退出 1~2cm,然后轻柔旋转提吸。

4. 吸痰前后可在医生指导下调节吸氧流量,以缓解缺氧。如出现呼吸困难、发绀等紧急情况应立即停止操作,及时处理。

【技术难点与对策】

1. 技术难点　痰液吸引指征识别。未能正确识别吸引指征、掌握吸痰时机，难以及时有效清除气道内分泌物，可能影响通气，诱发肺部感染加重。

2. 对策　吸引指征包括：气道内有可听见、看到的分泌物；听诊可闻及肺部粗湿啰音；考虑与气道分泌物相关的血氧饱和度下降和/或血气分析指标恶化；排除呼吸机管路抖动和积水后呼吸机监测面板上流量和/或压力波形仍呈锯齿样改变；考虑吸入上呼吸道分泌物时；须留取痰标本时。如存在上述指征应及时有效吸痰。

第三节　给 药 技 术

一、口服给药

【目的】

1. 维持正常生理功能、预防疾病。

2. 减轻症状，治疗疾病。

3. 协助疾病诊断。

【操作步骤】

1. 评估

(1)环境清洁安静。

(2)意识状态、配合程度。

(3)口腔、食管疾病，吞咽功能。

(4)用药史、过敏史。

(5)药物的性质、效果、协同作用、配伍禁忌、不良反应。

(6)服药方法、时间、剂量、浓度。

2. 告知　操作目的、配合要点及相关注意事项。

3. 准备用物　药物、发药清单、药杯(必要时准备药匙、量杯、滴管、研钵)、水壶(内盛 38~40℃温水)。

4. 备药　固体药物除去外包装后于药杯盛放。液体药物摇匀药液，取量杯，一手拇指置于所需刻度上与视线平齐，另一手持药瓶，瓶签向上，倒出所需剂量药液。油剂或滴剂药物药量不足 1ml 可先在药杯内加入少量温开水,再用滴管吸取药液(1ml 以 15 滴计算)。

5. 给药　协助取舒适体位,将药物放于口中,协助饮水并服下。含服时放于舌下或两颊黏膜与牙齿之间待其融化。咀嚼服用时充分咀嚼。检查口腔内无残余药品。

6. 整理与记录　整理用物,洗手并记录。

【注意事项】

1. 根据服药频次摆药,定期清点剩余药片的数目,避免漏服、多服、误服药物。

2. 查看配伍禁忌,合理安排给药顺序,根据药物作用选择服药时间,如胃黏膜保护剂饭前服用,促进消化及对胃黏膜有刺激性药物饭后服用,助眠药睡前服用,驱虫药宜空腹或半空腹服用,微生态制剂与抗菌药物至少间隔 2h 给药。

3. 动态观察服药的效果及不良反应,若发现不适及时就医,如强心苷类药物,服用前应测心率、脉率及节律,如脉率低于 60 次 /min 或节律异常,应暂缓服药,必要时就医。

4. 对牙齿有腐蚀及染色的药物,如酸类、铁剂,可用饮水管吸服药液,服药后漱口。部分药品可改变排泄物颜色、性状,注意与不良反应区分。

5. 禁用茶水、牛奶、果汁等送服药物。

【技术难点与对策】

1. 技术难点　不同剂型药物口服方法。口服药物分为不同剂型,不知晓口服给药方法,将会影响治疗效果,加重药物不良反应。

2. 对策　胶囊药物应整粒吞服,不可用过热的水服用,防止胶囊变软变黏,易附着在食管壁上,甚至导致胶囊提前破裂,影响药效发挥。缓释制剂、控释制剂能按需求缓慢或恒速释放药物,不可掰开、嚼碎或研成粉末服用。泡腾片含有碳酸氢钠和有机酸,遇水后产生大量气泡使其快速崩解,一般宜使用<40℃的温水冲泡,严禁直接口服或吞服。

二、皮下注射给药

【目的】

1. 进入体内药品剂量准确,药物吸收快。

2. 快速发挥药效,确保达到预防和治疗疾病的目的。

【操作步骤】

1. 评估

视频:皮下注射
给药

（1）环境清洁安静,光线充足,温度 22~26℃,独立空间。

（2）意识状态、配合程度。

（3）用药史、过敏史。

（4）注射部位的皮肤、皮下组织状况。

（5）用药效果、不良反应。

2. 告知 操作目的、配合要点及相关注意事项。

3. 用物准备 药物清单、药物、治疗车、治疗盘、利器盒、一次性注射器/胰岛素笔、皮肤消毒液、无菌棉签、免洗型手消毒液。

4. 配药 根据使用剂量,无菌技术配制药液。

5. 体位 腹壁注射时,取仰卧屈膝位,嘱放松腹部。上臂外侧注射时取平卧位或坐位,取坐位注射时上臂外展 90°（置于椅背）,肩部放松。

6. 消毒 手消毒,棉签蘸取消毒液消毒皮肤 2 遍,面积 5cm×5cm,每次消毒后待干 15s。

7. 注射 一次性注射器排气,绷紧皮肤,针尖斜面向上与皮肤呈 30°~40° 进针,深度为针梗的 1/2~2/3,抽吸无回血,缓慢注入药液。胰岛素笔注射时配用 4mm 或 5mm 针头,无须捏起皮肤,手持注射笔以执笔姿势 90° 进针,选用 ≥8mm 针头时须捏起皮肤 45° 进针,推注药液,停留 10s 后拔针。预灌式针剂注射前不排气,针尖朝下,将针筒内空气轻弹至药液上方。左手拇指、示指相距 5~6cm,提捏皮肤成一皱褶,右手持注射器以执笔姿势,于皱褶最高点垂直穿刺进针,不抽回血,持续匀速注射 10s,注射后停留 10s 再快速拔针。

8. 按压 一次性注射器注射完毕或胰岛素笔、预灌式针剂拔针后穿刺处有出血或渗液时,快速拔针后以穿刺点为中心,垂直向下按压 3~5min。

9. 整理与记录 整理用物、洗手并记录。

【注意事项】

1. 不同注射部位药液吸收速度不同,依次为腹部>上臂>大腿>臀部。

2. 长期注射者,合理规范更换注射部位,在任何一个等分区域内注射时,每次的穿刺点都应间隔至少 1cm,以避免重复的组织损伤。避开硬结、红肿、破溃、瘢痕处注射。

3. 遵医嘱及药物说明书使用药物。在满足治疗前提下选用最小型号、最短的注射器,胰岛素笔针头推荐一次性使用。

4. 注射抗凝药物后禁止注射处按摩、热敷、理疗,观察出血倾向,如有异常出血及时就医。

5. 胰岛素注射前应了解失能老年人血糖情况,根据血糖调整胰岛素剂量。

【技术难点与对策】

1. 技术难点 皮下注射部位轮换。不同注射者难以辨别前一次注射部位,同一部位反复注射,易增加组织受损可能性。

2. 对策 使用注射部位"轮换提示卡",记录每次注射的部位、日期。注射部位轮换原则分为不同注射部位间的轮换(大轮换)及同一注射部位内的区域轮换。不同注射部位间轮换方法:将腹部分为 4 个区域,每侧上臂、大腿、臀部各为 1 个区域,每次注射不同部位的某一区域,按顺时针方向轮换注射部位。同一注射部位内轮换方法:以脐部为中点作十字线,将腹部分成 4 个区域,逐日交替选择左腹部或右腹部,再根据注射时间上午或下午选择上腹部或下腹部。

第四节 氧气吸入技术

【目的】

1. 纠正各种原因造成的缺氧状态,增加血氧含量。

2. 保证新陈代谢,满足生理需要。

【操作步骤】

1. 评估

(1)环境安静清洁,安全。

(2)意识状态、合作程度。

(3)缺氧程度、呼吸节律、呼吸频率、生命体征。

(4)鼻腔情况、面部大小。

(5)吸氧面罩型号、氧源条件。

2. 告知 操作目的、配合要点及相关注意事项。

3. 用物准备 治疗盘、流量表、一次性氧气湿化装置、一次性鼻氧管(一次性氧气面罩)、无菌棉签、手电筒、治疗碗(盛清水)、免洗型手消毒液。

4. 体位 协助取舒适体位。

5. 清洁鼻腔 轻抬下颌,棉签蘸取清水,沿鼻腔内壁顺时针由内向外旋转棉签以清洁鼻腔,手电筒照射确认清洁。

6. 安装 安装流量表及一次性氧气湿化装置。

7. 给氧　一次性鼻氧管 / 一次性氧气面罩连接氧源,调节氧流量。一次性鼻氧管前端放入水中,有气泡排出,擦干鼻氧管前端并放于鼻腔处,固定并调节松紧度。将一次性氧气面罩固定绳轻柔环绕失能老年人头部,调整松紧度。

8. 停氧　取下一次性鼻氧管 / 一次性氧气面罩,关闭氧流量开关,擦拭面颊。

9. 整理与记录　整理用物、洗手并记录。

【注意事项】

1. 鼻氧管可分为单腔与双腔两种型号,两种鼻氧管提供氧疗效果无差异,可根据失能老年人舒适感进行选择。

2. 吸氧面罩分为普通面罩、储氧面罩、文丘里面罩。普通面罩氧流量需 ≥ 5L/min,储氧面罩氧流量需 ≥ 6L/min,均适用于低氧血症且不伴有高碳酸血症风险者。文丘里面罩适用于伴高碳酸血症的低氧血症者。

3. 严格遵守用氧安全,防震、防火、防热、防油,定期检测氧源及吸氧装置。

4. 吸氧过程中,指导失能老年人用鼻腔吸气,用口腔呼气。检查面部、耳郭皮肤受压情况,避免过紧导致皮肤受损。

5. 在医生指导下合理用氧,严禁擅自调节氧流量及吸氧浓度。吸氧时动态关注生命体征及缺氧症状改善情况,如呼吸困难、喘憋等症状加重应及时就医。

【技术难点与对策】

1. 技术难点　文丘里面罩使用。使用文丘里面罩时,调整给氧浓度操作不正确,只单一调节氧流量或者吸入氧浓度的接头档位,致使给氧浓度与实际要求不符,影响氧疗效果。

2. 对策　文丘里面罩是根据文丘里(Venturi)原理将一定流量的空气与氧气混合达到调节吸入氧浓度和氧流量的精准给氧装置。调整给氧浓度时须先调控氧浓度至对应刻度窗口,后调整氧流量至所需氧浓度对应数值,如图 5-4-1 所示。

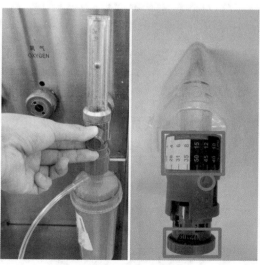

图 5-4-1　文丘里面罩使用

第五节　鼻胃管护理技术

一、留置 / 拔除胃管

【目的】

视频：留置 /
拔除胃管

1. 建立喂养途径，保证食物、药物经胃肠道供给，降低误吸风险。

2. 保证胃肠减压等治疗的实施。

3. 定期更换。

4. 提高舒适度。

【操作步骤】

1. 评估

(1) 环境干净清洁，光线充足，室温 22~26℃，湿度 35%~55%。

(2) 意识状态、合作程度。

(3) 营养状态、吞咽功能、留置 / 拔除管路指征。

(4) 鼻腔黏膜是否完整，有无鼻中隔偏曲、鼻息肉、鼻出血、鼻腔分泌物等情况，有无义齿。

2. 物品准备　一次性胃管、弯盘、一次性治疗巾、纱布、液体石蜡、清水、棉签、镊子、听诊器、一次性注射器(50ml)、胶布、手电筒、水杯、清洁手套、免洗型手消毒液。

3. 告知　操作目的、配合要点及相关注意事项。

4. 体位　协助取半卧位或平卧位。

5. 铺巾　手消毒，一次性治疗巾对角展开，凹陷处置于颌下，上置弯盘。

6. 取出义齿　嘱其张口，指导 / 协助取下义齿，浸泡于清水中。

7. 清洁鼻腔　轻抬下颌 30°~45°，棉签蘸取适量清水，放入一侧鼻腔沿内壁顺时针由内向外旋转棉签以清洁鼻腔，同法清洁对侧。

8. 测量置管深度　手消毒，戴清洁手套，展开胃管，胃管头端与前额正中发际线齐平后拉直胃管至胸骨剑突处，或胃管头端对准鼻尖后拉直胃管依次至耳垂、胸骨剑突处，标记，将胃管盘于弯盘内。

9. 置入　液体石蜡润滑胃管前端。一手持纱布托住胃管,一手持镊子夹住胃管前端,沿鼻腔轻轻插入约 10~15cm(咽喉部),嘱其行吞咽动作,顺势将胃管向前推进直至预定深度。

10. 确定胃管位置　嘱其张口,持手电筒照射口腔,查看有无胃管盘曲。双人确定胃管在胃内:①听诊器放于胃部,注射器经胃管快速注入 10ml 空气,听到气过水声;②将胃管末端置于清水中,无气泡逸出;③注射器连接胃管抽吸,抽出胃液。

11. 拔除导丝　拔出导丝,反折手套包裹导丝并脱下。

12. 妥善固定　使用胶布在鼻翼及同侧颊部固定胃管,管路末端标记置入时间、深度。

13. 拔除胃管　轻轻移除固定胶布,戴清洁手套,一手用纱布包裹近鼻腔处胃管,一手缠绕胃管末端,嘱其深呼吸,呼气时缓慢拔管,纱布包裹胃管头端。双人确认管路完整,清洁鼻腔。

14. 整理与记录　整理用物,洗手并记录。

【注意事项】

1. 成人置入深度一般为 45~55cm,可适度增加 10cm。置管时遇阻力不可强行置入,可调整体位或置入方向,避免损伤。出现呛咳、呼吸困难、发绀等或置入后胃管末端置于盛水容器中有大量气体逸出,考虑误入气道,应立即拔除。依据胃管说明书要求定期更换。管路断裂,及时就医。

2. 固定胶布剪成人字形、工字形。人字形胶布上端贴于鼻翼处,分叉端缠绕于胃管,工字形胶布采用高举平台法固定胃管于面颊处,观察胶布粘贴部位皮肤及牢固性。对胶布过敏者,可采用棉质系带双套结固定胃管,并在耳郭上缘衬垫纱布减压。固定时管路勿紧贴鼻腔,定期调整固定位置,减轻局部压迫。

3. 动态评估吞咽功能,缩短管路留置时间。必要时使用保护性约束或镇静,避免非计划性拔管。

【技术难点与对策】

1. 技术难点

(1)胃管置入:初次置管者,对留置胃管技术操作存在恐惧与紧张情绪,置管过程中出现不适症状,配合度差。部分失能老年人合并慢性鼻炎、鼻甲肥大等疾病致鼻腔狭窄,不利于胃管通过。意识障碍、交流困难或极度虚弱的重度失能老年人,在置管过程中无法配合吞咽动作,难以顺利通过咽喉部生理狭窄部位。

(2)确认胃管位置:长时间未进食者,胃部长时间处于排空状态,不易抽出胃内容物及胃液。胃液液面较低,或置入较浅,管路开口端无法触及胃液,注入空气时无法听到气过水声。咳嗽反射较弱或消失,当胃管误入气道时刺激症状不明显,不易发现置入位置错误。

2. 对策

(1)胃管置入:操作前充分沟通说明操作方法及配合要点,取得理解,缓解焦虑情绪。刺激症状严重者语言引导,嘱其在置管前双眼注视操作者鼻尖,做深呼吸3~5min,同时想象吞咽食物的场景。边交流边置管,分散注意力,可以连续提问,当对方回答时少量推进胃管,等待不适感消除后再缓慢推进至预定深度。必要时使用镇静剂。鼻腔狭窄者置管前评估鼻腔狭窄程度,选择较细管路,并充分润滑管路及鼻腔,置管过程缓慢,减少损伤。舌后坠严重者,可使用拉舌钳、口咽通气道支撑,充分开放口咽部,便于置入。不能配合吞咽动作者,胃管置入10~15cm(咽喉部),协助者将其头部托起或垫高头部,使下颌尽量靠近胸骨柄以增大咽喉部通道的弧度,便于置入。

(2)胃管位置确认:可在预定置管长度基础上增加10cm尝试听气过水声,和/或协助取侧卧位后抽取胃液滴于pH试纸,当检测数值≤4,确定在胃内。仍无法准确判断管路位置者,须保留导丝行上腹部X线检查明确位置,切不可盲目注入食物,避免误吸。

二、鼻饲

【目的】

1. 规范管饲喂养,确保进食安全。

2. 提供营养支持,保证药物治疗。

【操作步骤】

1. 评估

(1)环境干净清洁,光线充足,室温22~26℃,湿度35%~55%。

(2)意识状态、合作程度。

(3)胃管深度、通畅程度、留置时间及胃内残留情况。

(4)营养状态,鼻饲食物或药物的种类及温度。

2. 物品准备　一次性注射器(50ml)、一次性治疗巾、温水、听诊器、鼻饲液或药液。

3. 告知　操作目的、配合要点及相关注意事项。

4. 体位　协助取坐位或半坐位(抬高床头≥30°)。

5. 铺巾　一次性治疗巾对角展开,凹陷处置于颌下。

6. 注液 一次性注射器抽取 20ml 温水,连接胃管末端,脉冲式冲洗管路。取出活塞,注射器连接胃管末端与操作者视线平齐,缓慢注入鼻饲液或药液,重力作用进入胃管后,注入 20~30ml 温水冲洗管道。

7. 关闭管路 反折或按压胃管塞关闭胃管末端,妥善固定。

8. 整理与记录 整理用物,洗手并记录。

【注意事项】

1. 间歇鼻饲喂养时单次注入量 ≤ 400ml,每次间隔 4~5h 喂养后维持坐位或半坐位 30min。口腔清洁 2 次 /d,每日更换 1 次性注射器(50ml)。亦可使用鼻饲泵辅助持续喂养。

2. 用抽吸法每 4h 监测 1 次胃内残留,胃内残留 <100ml 推回胃内,胃内残留 ≥100ml 建议弃去,必要时在医生指导下使用调节胃动力药物。

3. 药物与鼻饲液喂养间隔 30min。片剂药物充分研碎、溶解后注入,缓释片、控释片、含服片类药物不可研磨,不宜用于鼻饲。一旦出现呛咳,立即停止鼻饲,回抽鼻饲液,取侧卧位,叩背并协助清理呼吸道,保持气道通畅,再次确认管路位置。

【技术难点与对策】

1. 技术难点 保持管路通畅。鼻饲前后冲管不及时、冲管方法不正确、鼻饲液或药液附着管壁等均可能造成管路不畅或完全阻塞,影响管路使用寿命。

2. 对策 冲洗管路时使用脉冲式手法,即右手示指及中指夹紧注射器,大鱼际紧贴针栓,以推 - 停 - 推 - 停的方式持续快速有节律推注,有效清除管壁的黏附物。在鼻饲药物或营养液前后使用 20~30ml 温水脉冲式冲管,直至冲净管路。鼻饲喂养期间每 4h 冲洗 1 次,管路较细者缩短冲洗间隔,每 2h 冲洗 1 次。如遇阻力,先查找原因,确认管路无打折、受压,考虑堵管可能,可使用 20ml 注射器抽温水反复冲吸,若效果不佳,可在医生指导下使用碳酸氢钠进行冲洗,必要时更换管路。

第六节 导尿管护理技术

【目的】

1. 引流尿液,解除因排尿困难导致的尿潴留及相关并发症。

2. 满足手术、检查、检验及治疗需求。

3. 保持会阴部皮肤清洁干燥,提高舒适度。

4. 定期更换管路,减少尿路感染。

视频:导尿管护
理技术

【操作步骤】

1. 评估

(1)环境安静整洁,光线充足,室温 22~26℃,独立空间。

(2)意识状态、配合程度。

(3)膀胱充盈度,会阴部皮肤、黏膜情况,泌尿系统相关疾病。

2. 告知　操作目的、配合要点及相关注意事项。

3. 用物准备　一次性导尿包(内含导尿管)、一次性看护垫、清洁手套、一次性注射器、免洗型手消毒液。

4. 体位　取仰卧位,一次性看护垫垫于臀下,褪下对侧裤腿,盖于近侧腿部,对侧下肢使用盖被遮盖,双下肢屈膝略外展,暴露外阴。

5. 摆放用物　手消毒,打开外包装,取出一次消毒用物,置于患者两腿之间。

6. 一次消毒　左手戴手套,将消毒棉球倒入弯盘内,完成第一次消毒。

(1)女性患者:右手持镊子取消毒棉球,依次消毒阴阜→对侧大腿内侧上 1/3 至腹股沟→近侧大腿内侧上 1/3 至腹股沟→对侧大阴唇→近侧大阴唇,左手持纱布分开大阴唇依次消毒对侧小阴唇→近侧小阴唇→自上而下消毒阴蒂、尿道口、肛门。每消毒 1 处均须更换消毒棉球,消毒完毕脱下手套与镊子一同弃去。

(2)男性患者:右手持镊子夹取消毒棉球,依次消毒阴阜→阴茎背侧→阴茎腹侧→阴囊,左手取无菌纱布裹住阴茎,将包皮下移暴露尿道口,自尿道口向外向后旋转消毒擦拭尿道口、龟头及冠状沟,每消毒 1 处均须更换清洁消毒棉球,消毒完毕脱下手套与镊子一同弃去。

7. 铺孔巾　手消毒,将一次性导尿包置于患者两腿之间,按无菌技术操作原则打开外层包布并垫于臀下,佩戴无菌手套,铺孔巾。

8. 检查导尿管　取出小弯盘,与大弯盘并排放置。注射器连接导尿管水囊并注入预充液体,查看水囊完整性,回抽全部液体,查看水囊回缩情况,后将导尿管放置于弯盘内。

9. 润滑导尿管　打开润滑液棉球包装,镊子夹取润滑液棉球润滑导尿管前段,连接导尿管和集尿袋。

10. 二次消毒　将消毒棉球置于小弯盘内,完成二次消毒。

(1)女性患者:左手持纱布分开小阴唇,暴露尿道口,右手持镊子夹取消毒棉球依次消毒尿道口→对侧小阴唇→近侧小阴唇→尿道口加强。

（2）男性患者：左手持无菌纱布包裹阴茎将包皮向后推暴露尿道口，右手持镊子夹取消毒棉球螺旋式消毒尿道口→龟头→冠状沟 3 次。

11. 导尿管置入

（1）女性患者：右手持另一无菌镊子夹持导尿管头端，缓缓插入尿道 4~6cm，见尿液流出再插入 7~10cm，可见尿液引入集尿袋内。

（2）男性患者：左手持无菌纱布固定阴茎并提起与腹壁成 60°，右手持另一镊子夹持导尿管缓缓插入尿道 20~22cm，见尿液流出再插入 1~2cm，可见尿液引入集尿袋内。

12. 水囊固定　左手弃去纱布，固定导尿管，将预充液体注入水囊，轻拉导尿管有阻力感，确认固定有效。

13. 导尿管外固定　撤下孔巾，摘除手套，固定导尿管于安全、舒适位置，集尿袋低于膀胱水平。

14. 拔除导尿管　戴清洁手套，去除导尿管固定胶布，一次性注射器抽空水囊，嘱深呼吸，顺势将导尿管轻轻拉出，双人确定管路完整，清洁外阴。

15. 整理与记录　整理用物，洗手并记录。

【注意事项】

1. 选择型号适宜的导尿管，常规使用 F14/16 导尿管，尿道口松弛者可选择 F18~22 导尿管。

2. 导尿管误入阴道或操作污染，应及时更换。

3. 第一次引流尿液不应超过 1 000ml。水囊固定后勿过度牵拉，防止水囊下移至尿道内口，压迫膀胱壁或尿道致黏膜组织损伤。

4. 保持管路引流通畅。清洁会阴、消毒尿道口 2 次 /d，排便后及时流动水冲洗会阴部，保持清洁，减少逆行感染。定时排空集尿袋，避免集尿袋排尿口污染。参照说明书要求定期更换导尿管与集尿袋，特殊情况（如集尿袋破损、导尿管接口松动等）应及时更换，拔导尿管后观察排尿情况。

5. 询问不适主诉，观察尿液颜色、性质及量。如出现尿道不适、尿液混浊、沉淀、结晶时，及时就医。

6. 水囊内液体无法抽出时在 Y 字形分叉处前端剪断导尿管，使水囊内液体顺利排出，解除阻塞。管路拔除受阻，严禁强行拔管，可嘱其放松并适当调整位置，必要时就医。

【技术难点与对策】

1. 技术难点

（1）男性导尿管置入：男性失能老年人常伴有前列腺增生、尿道狭窄等疾病，前列腺增生使其前列腺段尿道弯曲呈缝隙状，围绕尿道的腺体结节增生又使弯曲的尿道成不同程度的角度，导尿管置入困难，强行置入疼痛感强烈，易引发尿道损伤。

（2）女性尿道口辨别：女性失能老年人机体随年龄逐渐老化，会阴部肌肉松弛，尿道口回缩，使之陷入阴道前壁，致尿道口隐匿。

2. 对策

（1）充分评估置管者既往泌尿系统病史、插管困难史，必要时在医生合理使用表面麻醉剂时协助置管。

（2）尿道口辨别困难者，可垫高臀部，双人操作。一人将会阴部充分展开，戴手套，左手示指、中指并拢，轻轻插入阴道 1.5~2cm 时，将指端关节屈曲而后将阴道前壁拉紧、外翻，另一人在外翻的黏膜中找准尿道口进行操作。

第七节　经外周静脉穿刺的中心静脉导管换药护理技术

【目的】

1. 保持导管正常功能。

2. 预防感染，减少管路留置期间相关并发症。

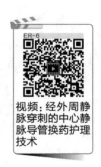

视频：经外周静脉穿刺的中心静脉导管换药护理技术

【操作步骤】

1. 评估

（1）环境干净清洁，光线充足，室温 22~26℃，湿度 35%~55%，独立空间。

（2）意识状态、合作程度。

（3）双上肢肘窝上 9cm 处臂围，管路固定情况及内置、外露长度。

（4）穿刺点及周围皮肤情况，敷料情况。

2. 告知　操作目的、配合要点及相关注意事项。

3. 物品准备　一次性换药包、75% 乙醇、2% 葡萄糖酸氯己定皮肤消毒液、输液接头、导管固定装置、一次性注射器（20ml）、0.9% 氯化钠注射液、无菌透明敷料、无菌手套、软尺、治疗车、治疗盘、免洗型手消毒液、一次性治疗巾、无菌纱布及棉球、胶布。

4. 预冲输液接头 无菌技术抽吸 0.9% 氯化钠注射液 10ml，打开输液接头包装（保留外包装），手持外包装将注射器与输液接头连接，预冲，排气后放置于治疗盘内备用。

5. 体位 取平卧位，充分暴露穿刺部位。

6. 测量臂围 取软尺，将"9cm"刻度置于上肢肘横纹处，向上抻直皮尺至"0"刻度，固定"0"刻度位置旋转皮尺，沿上臂臂围旋转一周，记录所测得数值，同法测量对侧，与原有测量记录进行核对。

7. 清洁皮肤 去除输液接头下衬垫物，75% 乙醇清洁输液接头下方皮肤，去除固定输液接头胶布。

8. 更换输液接头 移除原有输液接头，75% 乙醇擦拭 PICC 末端接口横切面及外壁，全方位用力擦拭 15s，待干，连接输液接头。

9. 冲封管 抽回血（回血不可抽至输液接头），脉冲式冲管，正压封管。

10. 去除敷料 去除透明敷料外胶带。拇指轻压穿刺点，沿四周平行牵拉透明敷料，自下而上以 180° 角移除敷料。乙醇棉签充分浸润导管固定装置背胶后去除。

11. 铺巾 手消毒。无菌技术打开换药包，取一次性治疗巾垫于置管侧肢体下方。在换药包内棉球上分区域倾倒 75% 乙醇、2% 葡萄糖酸氯己定皮肤消毒液。将新导管固定装置投放至无菌区内。

12. 消毒 戴无菌手套。左手持无菌纱布覆盖输液接头提起导管，避开穿刺点直径 1cm 及导管，右手持镊子夹取 75% 乙醇棉球消毒三遍，第一遍顺时针，第二遍逆时针，第三遍顺时针，直径 ≥20cm，充分待干。放平导管至皮肤上，右手持镊子夹取 2% 葡萄糖酸氯己定皮肤消毒液棉球以穿刺点为中心消毒皮肤及导管三遍，第一遍顺时针，第二遍翻转导管逆时针，第三遍翻转导管顺时针，导管消毒至连接器翼形部分，充分待干。

13. 敷料覆盖 安装导管固定装置。导管摆放呈 L 形、U 形或 C 形，以穿刺点为中心将无菌透明敷料下缘对准固定装置下缘，放置后先"塑形"，然后按压整片透明敷料，边按压边去除纸质边框。

14. 标记 第一条无菌胶带蝶形交叉固定导管固定装置下缘，第二条无菌胶带固定于蝶形交叉上方，标注管路类型、换药时间、穿刺点上 9cm 臂围、导管内置及外露长度、换药者，固定于敷料边缘。采用高举平台法固定延长管及接头。

15. 整理与记录 整理用物，洗手并记录。

【注意事项】

1. 严格执行无菌技术,至少每 7d 换药 1 次,敷料过敏者使用无菌纱布覆盖,至少 48h 更换 1 次。抽回血过程中如血液回抽至输液接头须给予更换并充分冲管。穿刺处渗血、渗液,敷料松动、卷边、污染,输液接头脱落,导管体外部分打折等情况,须及时换药。置管侧肢体皮温增高、红、肿、触痛、回血至延长管应立即上举手臂使延长管高于穿刺点,及时就医。

2. 导管部分脱出者立即固定导管外露部分,切忌自行将脱出的管路送入体内。完全脱出者棉球按压穿刺点 ≥5min,保留脱出管路。导管断裂者立即向上反折外露部分,固定于手臂,避免管路滑入体内。上述情况立即就医。

3. 着装选择袖口宽松的衣服,置管侧手臂遵循先穿后脱原则,防止剐蹭管路。避免测量血压等局部肢体加压活动;避免提举重物;避免做肩关节大幅度运动,可进行一般轻体力活动,如做饭、洗碗、扫地等。沐浴首选淋浴方式,建议选择换药前一日沐浴,沐浴前使用干毛巾 / 保鲜膜包裹置管处皮肤 2~3 层,胶布封闭与皮肤交界处。淋浴时抬举置管侧肢体,缩短淋浴时间。淋浴结束检查敷料情况,避免过程中敷料潮湿、松动。

4. 指导肢体训练。手指伸屈运动:五指依次伸屈活动,2 次 /d,3~5min/ 次。腕关节运动:手腕上下内外旋转运动,2 次 /d,10min/ 次。手指弹钢琴运动:手指做类似弹钢琴的运动,2 次 /d,3~5min/ 次。

【技术难点与对策】

1. 技术难点

(1)透明敷料移除:PICC 为保证效果,会选择黏性较大、不易脱落的透明敷贴,在移除过程中会增大移除难度,易造成皮肤损伤,增加管路脱出风险。

(2)透明敷料粘贴:失能老年人皮肤松弛、弹性差,皮肤随着体位、外力方向不同,所呈现的形态位置也不同,粘贴过程中过度抻拉敷料,会增加敷料周围皮肤牵拉至皮肤受损。粘贴透明敷料过程中易出现敷料未按照以穿刺点为中心、提前触碰到周围皮肤或敷料自身粘贴上而与皮肤贴合不紧密,增加感染风险。

(3)换药全程无菌技术:PICC 换药护理技术属于无菌技术,操作全过程对于无菌原则的落实要求非常高,且步骤较多,如对此项技术操作方法错误,会增加感染风险,缩短管路留置时长。

2. 对策

(1)透明敷料移除:移除敷料时手法轻柔,遇到黏合力较大的敷料时,可选择75% 乙醇棉签,一边湿润一边松解敷料,防止脱管。可用胶带粘起敷料一边,0° 或

180°角撕除手法,顺毛发生长方向撕除。更换透明敷料过程中,必要时可避开穿刺点在需要粘贴的皮肤表面涂抹无菌液体保护膜,以减少除去敷料时的牵引力。如在移除敷料时发现或发生皮肤损伤,及时对症处理。

(2)透明敷料粘贴:粘贴透明敷料时肢体处于正常放松状态,无张力持膜状态下以穿刺点为中心粘贴管路、皮肤,粘贴过程中管路塑形,轻轻给予外力按压即可。严禁过度向外抻拉透明敷料,易造成透明敷料边缘与皮肤发生机械牵拉。粘贴后确定皮肤与皮肤之间、皮肤与透明敷料之间无皱褶现象,透明敷料边缘平整,以免造成皮肤损伤。

(3)无菌技术:为有效落实无菌技术,保证PICC换药护理技术规范,执行PICC相关培训、考核、准入制度,建议具有相关专业资质人员完成,或经专业人员培训后,完成临床见习与实际操作,考核通过后方可独立执行此项操作。强化无菌观念,物品污染及时更换,必要时可由协助者监督无菌技术落实情况。

第八节　造口袋更换护理技术

【目的】

1. 清除造口周围排泄物,保持局部清洁,预防或减少造口相关并发症。

2. 及时发现造口及周围皮肤异常情况。

视频:造口袋更换护理技术

【操作步骤】

1. 评估

(1)环境安静清洁,光线充足,室温22~26℃,湿度35%~55%,独立空间。

(2)意识状态、合作程度。

(3)造口部位、类型、位置、高度、形状、大小。

(4)造口黏膜血液循环情况,造口黏膜与皮肤缝合处、造口周围皮肤、造口底盘的皮肤、袢式造口支撑棒、排泄物等情况。

2. 告知　操作目的、配合要点及相关注意事项。

3. 物品准备　治疗盘、造口袋(一件式或两件式)、造口测量尺、治疗碗、弯盘、镊子、0.9%氯化钠注射液或温水棉球、造口专用弯剪、一次性防水垫。依具体情况备温水、湿纸巾、柔软毛巾等。

4. **体位**　关闭门窗,注意保暖,隔帘遮挡。协助失能老年人取合适体位,自行更换者取半坐卧位或坐位,他人更换为平卧位。暴露造口。

5. **移除底盘**　铺一次性防水垫。一件式造口袋,一手固定皮肤,一手由上而下移除造口袋。两件式造口袋,先将造口袋与底盘离,用清洁纱布拭净造口周围排泄物,一手固定皮肤,一手由上而下轻柔移除底盘。

6. **清洁造口**　湿纸巾擦拭干净造口及周围皮肤上的排泄物。0.9% 氯化钠注射液或温水棉球由外向内清洁周围皮肤和造口黏膜。有感染或缝线时用 0.5% 碘伏或 75% 乙醇擦拭后再用 0.9% 氯化钠注射液或清水擦拭造口周围皮肤。切口愈合后可用湿纸巾初步清洁后用柔软的毛巾蘸温水清洁造口周围皮肤,待干。

7. **剪孔**　用造口测量尺测出造口的大小和形状,根据测量结果裁剪造口黏胶中心孔,一般比造口大 1.5~2mm 即可。

8. **粘贴底盘**　一件式造口袋揭去底盘衬纸,袋口朝下对准造口位置自下而上,由内向外轻压底盘 1~3min,使底盘完全粘贴于造口周围皮肤。两件式造口袋底盘粘贴后将清洁的造口袋自下而上直接固定在底盘上。

9. **封口**　夹闭造口袋下端开口。排尽造口袋内空气,关闭造口袋底部排放口。

10. **整理与记录**　整理用物,洗手并记录。

【注意事项】

1. 肠造口者选择空腹时更换。

2. 造口底盘发白或卷曲时,应尽快更换,宜在清晨空腹进行。

3. 粘贴造口袋时保证造口周围皮肤干燥,避免使用肥皂或消毒液清洁造口处,防止皮肤干燥损伤及降低贴合力。

4. 造口袋移除过程中,如底盘移除困难,可使用湿纱布浸润底盘后移除。

5. 注意观察造口黏膜色泽,有无出血、水肿、缺血/坏死、皮肤黏膜分离、造口回缩、脱垂、造口旁疝,如有上述症状及时就医。造口周围潮湿相关性皮肤损伤或黏胶性皮肤损伤,宜选用皮肤保护剂/膜进行皮肤保护。

6. 皮肤过敏应考虑更换不同种类的造口袋,若有凹陷,可使用防漏膏/条、防漏贴环或凸盘造口袋。

7. 若造口处有支撑棒,可先把造口底盘"一"字形剪开 1~2 处,对准造口把支撑棒及肠管套入后再粘贴。

8. 造口术后初期应选用一件式透明造口袋,便于观察和清洁。对于双腔造口应选择底盘较大的造口袋。造口袋内 1/3~1/2 满时,应及时排出造口袋内排泄物。两件式造口袋用清水冲洗干净,晾干备用。

9. 为预防和治疗造口狭窄,一般在术后 10~14d 进行扩肛。

【技术难点与对策】

1. 技术难点

(1)造口袋底盘修剪:底盘可以减少排出物对造口周围皮肤的刺激,剪孔过大无法补救,且易引起造口周围刺激性皮炎,剪孔过小易摩擦刺激造口黏膜导致造口出血、肉芽肿甚至缺血性坏死等。

(2)造口袋底盘粘贴:由于失能老年人长期卧床,身体消瘦,皮肤褶皱较多,增加造口袋紧密贴合的难度,易导致排泄物外溢或造口袋脱落。

2. 对策

(1)造口袋底盘修剪:根据造口用品的粘贴力和粘贴结构,视皮肤情况选择合适的产品。每次更换造口袋时均须测量造口大小,以身体长轴同向测量为造口长度,水平方向测量为造口宽度,不规则形造口可使用透明膜轻轻置于造口上描画出造口大小,根据造口测量结果,直径增加 1.5~2mm 后在造口底盘进行描画、剪裁,整理平整。

(2)造口袋底盘粘贴:粘贴底盘时避开皮肤凹陷、瘢痕或褶皱处,或使用防漏膏、防漏条等填平再粘贴造口袋,粘贴后配合使用造口腹带,以免造成粘贴不实,排泄物外溢。在粘贴造口袋底盘前可将盛有热水的杯子底端隔纸放于造口袋底盘上加热,可增加其黏度,使造口袋与皮肤粘贴更紧密。

第九节　腹膜透析技术

一、腹膜透析

【目的】

1. 清除体内代谢产物、毒性物质。

2. 纠正水电解质平衡紊乱,保持机体内环境稳定。

【操作步骤】

1. 评估

(1)环境干净清洁、光线充足、独立空间。

(2)意识状态、配合程度。

（3）腹膜透析外接短管完整、通畅、固定牢固。

（4）出口周围皮肤情况。

2. 告知　操作目的、配合要点及相关注意事项。

3. 用物准备　腹膜透析液、管路夹子、碘液微型盖、输液架、垫单、固定用大夹子、腹膜透析专用盘、电子秤、恒温箱、免洗型手消毒液。

4. 调整温度　透析前应用恒温箱调整腹膜透析液至接近体温（37℃左右）。

5. 检查　腹膜透析液外包装袋有无渗漏，透析液是否在有效期内，绿塞子有无折断及拉环有无拉开。去除腹膜透析液外包装袋，检查接口拉环、管路、出口塞、透析液袋是否完好无破损，称量腹膜透析液并做好记录。

6. 连接　手消毒，确认腹膜透析外接短管处于关闭状态，拉开透析液接口拉环，取下腹膜透析外接短管上的碘液微型盖，开口朝前朝下，快速与透析液接口相连。

7. 引流　悬挂透析液袋，使用管路夹子夹住入液管路，将引流袋低位放置，打开腹膜透析外接短管开关使腹腔内的废液排入引流袋中，观察引流液性状，约20min排空，关闭腹膜透析外接短管开关。

8. 冲洗　打开入液管路夹子，腹膜透析液流入引流袋，5s后再用管路夹子夹住引流管路。

9. 灌注　打开透析短管，腹膜透析液进入腹腔，入液完毕后夹闭入液管路，关闭腹膜透析外接短管开关。

10. 分离　撕开碘液微型盖的外包装，检查帽盖内海绵是否浸润碘液，将短管与腹膜透析液分离，短管始终朝前朝下、旋紧碘液微型盖至完全密合，称量透出液。

11. 整理与记录　处理用物，洗手并记录。

【注意事项】

1. 操作时关闭门窗，保持操作房间清洁干燥，防止灰尘飞舞，操作桌面使用75%乙醇喷洒并擦拭，地面使用含氯消毒液擦拭，紫外线照射消毒进行腹膜透析操作的房间，2~3次/d，30min/次。

2. 严禁把腹膜透析液放在水中加热，禁止撕去外包装后再加温腹膜透析液。

3. 透析过程中关注引流时长，如≥30min仍引流缓慢，及时就医。

4. 操作完毕后称重透出液并检查液体性状，如透出液存在异常，怀疑腹膜炎时，及时就医。

5.透出液处理时剪开引流袋,倾倒废液于下水道内,倾倒过程中避免液体飞溅,使用流动水冲净。如存在血源性传染病,流动水冲洗前应使用含氯消毒剂浸泡。

6.碘液微型盖一次性使用,无须使用消毒剂,不可用碘伏直接消毒短管。腹膜透析外接短管使用6个月必须更换,如有破损或开关失效应立即更换。

【技术难点与对策】

1.技术难点　管路连接。连接管路无菌操作不规范,易导致细菌进入,诱发腹膜透析相关性腹膜炎、出口处及隧道感染,严重者退出腹膜透析,甚至可导致死亡。

2.对策　管路连接过程须严格无菌操作,如污染腹膜透析外接短管接口,安装碘液微型盖10min后重新更换。如污染腹膜透析液管路接口则须重新更换腹膜透析液。

二、出口处护理

【目的】

1.及时发现出口处及周围皮肤异常。

2.保持皮肤清洁,减少出口处感染。

【操作步骤】

1.评估

(1)环境干净清洁、光线充足、独立空间。

(2)意识状态、配合程度。

(3)出口处周围皮肤情况。

2.告知　操作目的、配合要点及相关注意事项。

3.用物准备　无菌换药包、无菌手套、无菌纱布、无菌棉签、防过敏胶布、0.5%碘伏、0.9%氯化钠注射液、免洗型手消毒液。

4.体位　协助取舒适体位。

5.消毒　取下出口处敷料,手消毒,0.9%氯化钠注射液以出口处为圆心,由内向外环形清洁,直径>5cm,待干,0.9%氯化钠注射液由出口处向外清洁腹膜透析外接短管管道后待干,0.5%碘伏以出口处为圆心,距离出口处1cm开始进行由内向外环形消毒,面积5cm×5cm,待干。

6.覆盖　适应腹膜透析外接短管自然弯曲走势使用无菌敷料覆盖出口处,用防过敏胶布固定。

7.整理与记录　处理用物、洗手并记录出口处情况。

【注意事项】

1.出口处至少每周换药1次,如出口处有痂皮,不可强行揭除,可用0.9%氯化钠注射液软化后轻轻去除。如果出现感染,及时就医,加强换药,必要时遵医嘱局部使用抗生素和/或口服抗生素。

2. 淋浴前先揭去出口处的敷料,将导管盘旋在一次性造口袋中,紧贴在出口处皮肤上,注意圆孔正好对准出口处。淋浴时,应保持出口处干燥,淋浴完毕要对出口处进行护理。

【技术难点与对策】

1. 技术难点 出口处评估。出口处感染是腹膜透析最常见的并发症之一,但对于出口处评估的内容及手法不熟悉,易延误处理时机,诱发腹膜炎,继而造成腹膜透析治疗中断。

2. 对策 对出口处感染情况进行评估时,采用"一看、二按、三挤压"的方法沿导管隧道由内向外按压,同时观察出口处是否有红肿、分泌物的颜色和性质,询问是否有痛感,如存在上述情况,可考虑为出口处感染,及时就医。

第十节 胆管引流护理技术

一、更换胆管引流袋

视频:胆管引流护理技术

【目的】

1. 评估引流液颜色、性质、量。

2. 防止胆道感染。

【操作步骤】

1. 评估

(1)环境干净清洁,光线充足,室温 22~26℃,湿度 35%~55%,独立空间。

(2)意识状态、配合程度。

(3)引流管的留置时间,引流液的性质、量、颜色。

(4)生命体征,有无发热、腹痛、腹胀、恶心呕吐。

(5)全身皮肤、黏膜情况,有无黄染。

(6)引流管固定、管路周围皮肤、管路通畅及切口敷料情况。

2. 告知 操作目的、配合要点及相关注意事项。

3. 准备用物 无菌引流袋、止血钳、0.5% 碘伏、无菌棉签、无菌纱布、别针、垫巾、无菌手套、无菌弯盘、免洗型手消毒液。

4. 体位　协助取仰卧位,暴露引流管,铺垫巾于引流管连接处下方。

5. 夹闭　用止血钳在距引流管末端 3cm 处反折引流管后夹闭。

6. 分离　手消毒,打开无菌引流袋,检查引流袋,关闭底部开口,检查管路有无打折,填写并粘贴引流袋标签,将引流袋放于垫巾上。戴无菌手套,用 0.5% 碘伏棉签从引流管接口处由近端向远端环形消毒引流管 2 遍,分离接口,断开的引流管头端无污染。

7. 消毒　0.5% 碘伏分别消毒引流管末端横截面 1 遍、引流管末端(长度 ≥ 2cm) 2 遍。

8. 连接　取下引流袋管路的保护帽,保持端口无菌,紧密连接引流管,固定引流袋于床旁,松开止血钳,核对引流袋与引流管标识名称是否一致。由伤口端向末端轻轻挤压引流管,观察是否有引流液流出,确认引流通畅。

9. 整理与记录　整理用物,洗手并记录。

【注意事项】

1. 引流袋每周更换 1 次,平卧时低于腋中线,站立位时低于引流口至少 30cm。

2. 引流管勿打折、扭曲,妥善固定,发现引流管脱出及时就医。

3. 每日记录引流液的量、性状及颜色,倾倒引流液时,注意引流袋的出口勿接触容器的边缘或液面,保持无菌状态。

4. 如出现发热、巩膜黄染、腹痛、腹胀、胆汁混浊或者引流出血性胆汁,提示有感染、胆瘘、胆道梗阻或出血的可能,应及时就医。

5. 严格执行无菌操作技术,防止感染。

【技术难点与对策】

1. 技术难点　引流管接口分离。引路管接口分离过程中如暴力牵拉,可能将引流管整个拉出或者导致引流管移位。

2. 对策　取两块无菌纱布分别包裹引流管接口及引流袋接口,左手隔纱布捏住引流管,右手隔纱布捏住引流袋管路近头端,缓慢旋出完成分离。

二、伤口换药

【目的】

1. 保持伤口及周围皮肤的清洁。

2. 及时发现引流管周围皮肤异常。

【操作步骤】

1. 评估

(1)环境干净清洁,光线充足,室温22~26℃,湿度35%~55%,独立空间。

(2)意识状态、配合程度。

(3)引流液的性质、量、颜色。

(4)生命体征,有无发热、腹痛、腹胀、恶心呕吐。

(5)引流管覆盖敷料情况,伤口及周围皮肤情况。

2. 告知　操作目的、配合要点及相关注意事项。

3. 用物准备　0.5%碘伏、无菌棉签、无菌纱布、换药盘、一次性检查手套、胶布、免洗型手消毒液。

4. 体位　协助取仰卧位。

5. 检查　去除伤口处敷料,检查敷料渗出液的量、颜色、气味,观察伤口及周围皮肤有无红、肿、热、痛,外留引流管长度有无变化。

6. 消毒　0.5%碘伏以切口为中心向外环状消毒伤口3遍,消毒范围直径≥5cm,充分待干,再用0.5%碘伏由近切口端至远端擦拭引流管。

7. 覆盖　无菌纱布覆盖切口,用胶布固定纱布。

8. 整理与记录　整理用物,洗手并记录。

【注意事项】

1. 换药时观察引流管外留长度有无变化,以便观察引流管是否在正确位置。

2. 用透气自粘胶布将引流管固定在伤口同侧的腰际,避免滑动、牵拉及扭曲。

3. 清洁消毒T型管周围皮肤1次/d,观察伤口周围皮肤,如有胆汁渗漏,及时更换敷料,并局部涂氧化锌软膏保护,如切口周围出现红肿、脓性分泌物等应及时就医。

4. 严格执行无菌操作技术。

【技术难点与对策】

1. 技术难点　敷料移除。切口周围如有胆汁外渗浸渍并粘连敷料,难以将敷料与皮肤、引流管分离,如大力撕脱可造成引流管脱出或皮肤损伤。

2. 对策　若敷料与切口周围皮肤或引流管粘连较紧时,可用0.9%氯化钠注射液将敷料浸湿后再揭除。

(曹闻亚　傅晓瑾　齐晓玖)

第六章 老年人用药安全

第一节　老年人用药安全现状

　　用药安全指针对用药者的病情、体质、遗传病史和药物成分,进行全面检查与评估后准确选择适合的药物,并明确剂量、方法、时间、用药途径,用药期间关注不良反应及与其他药物的相互作用,最终达到安全、有效、合理、经济用药。老年人用药安全问题日趋严重,不合理用药发生率高达75%,是引起老年人用药安全问题的主要原因。慢性疾病老年人用药安全常见的问题包括用药种类多、服药依从性差、安全用药知识缺乏和用药存在知识-行为分离等现象。包括服药错误(药物种类、时间、频次等)、遗漏服药、自行调整用药剂量或停止用药、服用过期药、擅自服用保健品等,影响药物治疗效果,增加药物不良反应风险。据统计,国家药品不良反应监测系统收到涉及65岁以上老年人的药品不良反应/事件报告比例及严重报告比例连续上升。2018年,≥65岁老年人药物不良反应发生率高达27.9%,严重的药物不良反应有骨髓抑制、过敏性休克,危及生命。

　　合理、安全用药可使老年人维持现有健康状态,有效控制慢性疾病的进展及其引发的并发症,从而降低药物引起的药源性损害,减轻家庭及社会负担,提高生活质量。可从多角度进行用药安全知识健康教育,丰富教育手段,降低理解难度,扩大健康教育覆盖面,完善反馈机制,提高老年人的用药安全意识。

第二节　老年人用药安全影响因素

一、生理性老化

生理性老化及衰弱的程度可影响老年人安全护理需求,其中用药安全需求高达 49.8%。老年人生理功能减退,代偿减慢,药物在体内吸收、分布、代谢和排泄各环节均有可能发生药代动力学相互作用,改变其药理作用及毒性,增加发生不良药物相互作用的风险。老年人机体反应较成年人差,且不典型,当出现不良药物相互作用时,不能及时进行反馈,往往易与疾病引起的不适混淆,继续服药会增加损害,可能造成严重临床后果甚至残疾和死亡。

老年人胃酸分泌减少,胃排空时间延长,胃肠蠕动减弱,血流量减少,服用需在胃酸性环境水解而生效的药物时,易降低药效。老年人脂肪成分与血浆蛋白含量的变化对药物分布的影响最为显著,脂肪组织增加,非脂肪组织成分逐渐减少,脂溶性药物在组织中分布容积增大,药物作用持续较久,半衰期延长。随着年龄的递增,老年人肝脏对药物的代谢能力降低,肾脏排泄能力下降,使药物的血浆浓度增高或延缓药物自机体的消除,药物半衰期延长,增加药物不良反应的发生率。

二、多重用药

我国老年人慢性疾病患病率高达 71.8%。多病共存是老年人多重用药的重要因素。每增加一种慢性疾病,多重用药风险增加 1.3 倍。我国 42% 的老年人同时患有两种以上慢性疾病,以高血压、糖尿病、冠心病、脑卒中、慢性呼吸系统疾病等最为常见。多重用药通常指服用 5 种以上的药物,常见于处方药、非处方药、中成药、保健品等。多重用药是引发药物间相互作用所致药物不良反应的危险因素,老年人是其高危人群。据报道,当合用 5 种药物时可使药物间相互作用增加 54%,8 种药物增加 100%。不合理的多重用药引起的药物不良反应可延长住院时间、增加费用支出,进一步加重疾病及经济负担。与此同时,多重用药还可引起与药物使用逐渐增多相关的发病率和死亡率增加、认知功能障碍和尿失禁增加、跌倒风险的增加、失能程度的加重及用药依从性下降。易受他人影响擅自改药、尝试可根治慢性疾病的秘方、依据个人想法或感受自行调整药物、受非专业人员错误引导等也可增加老年人多重用药风险。

三、用药依从性

用药依从性即遵医行为,是指在治疗和预防疾病方面,服药者的行为与医生处方相符合的程度。老年人用药依从性仅为45%。安全用药知识缺乏、服用多种类多剂量药物、担心药物不良反应等,导致自行增减或停止用药、服用过期药物、自行购药等不规范用药情况。高龄及罹患慢性疾病数量是影响用药依从性的主要因素。用药依从性直接影响用药安全及治疗效果。用药依从性较好者,其疾病控制更加有效,相关并发症发生较少较晚,个人生活质量相对较高。用药依从性差可影响药物在体内的稳态血药浓度,间接影响药物间相互作用,使药物不良反应增多,加速疾病进程及严重结局,增加医疗资源的不必要支出,加重家庭及社会负担。

四、教育及经济水平

既往职业、文化程度、家庭人均月收入与是否接受过健康教育也会影响用药安全风险。高文化水平、接受过用药安全的健康教育、家庭人均月收入高者药物不良反应的发生率较低,更能根据医生要求服药,自控能力高。文化程度高者在卫生保健、生活行为习惯方面具有更好的自我管理。受文化程度限制,部分老年人缺乏疾病治疗相关知识,不理解规律用药的重要性,增加用药安全风险。

五、心理状态

积极、正确的心理状态对老年人用药安全起到积极作用,而老年人常常面临角色的改变、疾病、丧偶等事件,出现适应困难而引发一系列心理问题,如焦虑、抑郁、孤独、自卑、离退休综合征、空巢综合征等。心理问题的出现可使老年人对用药安全的态度发生过度积极或消极的改变。过度积极可出现过度用药、强化药物不良反应而不敢用药等行为,增加用药安全风险。过度消极使老年人对生活持怀疑态度,抵触用药而造成无法达到有效治疗效果,疾病难以控制,增加不良结局风险。

六、家庭及社会支持

经常与子女交流、较高的社会支持水平可以显著提升老年人用药安全。家庭不仅是老年人物质支持、精神安慰和生活照料的主体,还是老年人用药自我管理的督导者及协助者。家人主动参与老年人用药管理,可提高老年人用药安全。在与家人日常相处或与子女交流过程中,老年人获得的用药指导更多,也会获得更多安慰和鼓励。医疗机构等定期开展药物咨询与义诊,社区人员定期上门服务,解答常见用药问题,定时上门摆药、检查药品质量,使老年人在药物服用期间更好了解相关知识、服药误区等,提高用药安全性。

第三节　老年人用药安全管理

药物治疗是老年人防病治病、维护健康的重要措施之一。药物治疗期间提高老年人用药安全性,落实用药安全管理至关重要。可针对老年人个性化特点制订用药安全策略,提高用药的治疗效果,控制或延缓疾病进程,提高生活质量。

一、用药安全管理原则

(一) 剂量个体化原则

老年人药物选择须考虑个人身体状况、合并疾病等因素,小剂量开始,密切观察药物反应,一旦出现不良反应须适时减量或停药。

(二) 慎联合用药原则

老年人机体代谢减慢,联合用药不良反应发生概率大,应减少或降低联合用药的数量,以最少药物种类治疗为宜。

(三) 忌随意用药原则

药物不可经他人或非正规渠道介绍服用,应掌握药物的适应证及禁忌证,遵医嘱服药。

(四) 正确看待保健品原则

保健品非治疗用药,不可替代药物,须根据个人情况,正确看待。

二、用药安全管理策略

(一) 多学科团队管理

用药管理是以合理用药为目的多阶段、多学科合作的过程,用药安全风险可存在其中的任一阶段。临床用药管理的最终目的是,建立安全用药团队,如多学科医师、药师、护士等的共同配合及照护者支持。在老年人用药管理过程中,各司其职,相互协作,相互服务,知识互补,遵循安全、有效、经济的原则,提高对安全用药的认识,最大限度减少药源性损害,共同为用药安全负责。

1. 医疗团队 医疗团队作为老年人药物服用的决策者,具有至关重要的作用。确定用药前应充分考虑老年人的既往疾病、老年人的药物代谢影响因素、药物间相互作用等诸多内容,明确治疗疗效和治疗疗程,遵循个体化、减少联合用药等原则。使用过程中动态调整药物,减少不必要的辅助用药。同时,医疗团队还承担药物不良反应监测及药物相关知识宣传的责任。正确、及时诊断患者的疾病是合理用药的基础,医师在未明确病情的情况下,切勿盲目用药,以免引起并发症和不良反应。

2. 护理团队 护理人员不仅是医嘱的执行者、病情的观察者,还是合理用药的实施者,合理用药的每个环节均与药物治疗的安全性、有效性密切相关。老年人用药期间,护理人员应做到准确查对药物,保证药物正确、安全。发放过程中指导或协助老年人用药,如存在疑义须给予解答,观察药物反应,落实药物知识宣传教育。

3. 药师团队 药师和临床医生共同参与临床治疗,鼓励药师参与临床查房、会诊和药物治疗工作。参与药物治疗方案的制订、监测疗效、安全性教育。强化药师为用药安全共同负责的理念,识别潜在的用药风险或错误,减少药源性损害;讲解药物严重不良反应的观察及处理;了解用药情况,比较目前正在使用的所有药物,进行药物重整,给出用药方案调整。药物重整可以帮助合理用药,减少遗漏、重复、用药错误现象,节约经济支出。建立健康档案,定期随访,安排上门摆药服务,开展药物咨询,指导与管理老年人安全用药。

4. 家人及照护人员 照护者对待老年人要有耐心,经常关心老年人的用药情况,特别是对于记忆力或视力较差、独居或生活不能自理的失能老年人,帮助其建立用药记录、整理家庭药箱,定时检查用药情况,可有效防止误服、漏服、重服等现象的发生。鼓励老年人按时门诊随访,知晓自己的健康状况,一旦出现药物治疗相关不良事件,及时就诊。家属是其最信任的人,家属的宣教对老年人来说更容易接受,通过家属主动参与健康教育和照护工作,增加老年人治疗疾病的信心,改变对疾病的认识,从而提高用药依从性,有助于疾病治疗。

(二) 药品剂量个体化

用药过程中充分落实个体化原则,对老年人的健康状态进行全面、动态评估,提高老年人用药安全。知晓患病种类及其严重程度,根据配伍禁忌要求合理选择联合用药种类,药物"少而精",在保证疗效的情况下,尽量减少用药数量并优先选择相互作用少的药物,降低多重用药期间药物不良反应。遵循小剂量开始,逐渐达到个体最佳剂量。根据失能老年人现有能力选择适宜的药物剂型及给药途径,优先选用缓释制剂、控释制剂或某些药物的固定组合,而进行肠内营养支持的失能老年人因需要研磨药物,用药过程中应避免使用缓释制剂或控释制剂。确定药物使用的最佳用药频率,根据药物的时间生物学原理,选择药物各自最佳服药剂量和时间,延长联合用药时间间隔。及时告知失能老年人处方药物的不良反应及发生药物不良反应的可能性、观察重点及处理措施。如心力衰竭服用地高辛者,须告知服药者监测心率,<60 次 /min 时暂缓使用药物。服用华法林者应告知其观察出血情况、动态监测凝血功能等,使失能老年人及其照护者共同参与药物治疗方案的制订及用药安全的管理。

(三) 安全准确给药

安全准确给药是落实老年人用药安全的重要环节,通过药物开启、审核、摆放、发放、服用等多个环节的有效管理,充分发挥团队中各成员职责,全程干预,以提高药物使用安全性。

1. 落实药物查对　药物查对贯穿安全给药全过程,医生遵循个体化原则开药物处方,对药物使用的适应证、禁忌证、配伍禁忌、多重用药等多方面进行充分核对后确定药物。药师对药物处方进行审核,符合老年人个体情况,遵循药物最少化,确定给药途径、药物剂型正确,进行药物发放。护士给药前评估服药者的病情、治疗方案、过敏史等,给药过程中严格遵循操作前、中、后核查,核查项目包括服药者姓名、身份信息(如住院号)、药物名称、药物剂量、药物浓度、给药时间、给药方法、药品质量等,保证服药者安全用药,减少服药错误等安全隐患。失能老年人独自或照护者协助用药时,亦应有效落实药物查对,可列出服药清单记录正在服用的药物,包括药物的商品名、通用名以及服用的次数和剂量,服药时间等,记录每日用药情况及不良反应 / 事件。药物清单可随身携带,以便在发生突发情况时医生了解用药信息,同时在复诊时可供医生参考,方便其根据病情调整用药。

2. 正确实施给药　根据药物的性质和剂型、机体对药物的吸收情况和治疗需要,选择不同的给药途径,常用的给药途径有口服给药、舌下给药、直肠给药、皮肤黏膜给药、吸入给药、注射给药等,除动、静脉药物直接注射入血液循环外,不同给药途径药物吸收速度存在差异,吸收顺序依次为气雾吸入>舌下含服>直肠给药>肌内注射>皮下注射>口服给药>皮肤给药。给药前应掌握不同给药途径的实施方法,根据服药者病情正确选择给药途径,避免因给药途径错误而改变药物的吸收速度,增加药物安全风险或降低药效。如硝酸甘油等应在舌下给药,是快速、有效的给药途径,可迅速缓解症状。如阿司匹林为抗血小板聚集药物,常规使用过程中应整粒吞服,但急性栓塞症发病初期须充分咀嚼咽下,以快速发挥药效,起到抗栓效果。

3. 明确用药时间　给药频次与时间取决于药物半衰期，以能维持药物在血液中的有效浓度为最佳选择，同时考虑药物特性及人体生理节奏的相互影响，选择用药时间。如人体生理性调节使得高血压者降压药物宜在清晨空腹服用，降血糖药须根据药物机制选择进餐前30min至进餐后不同时间服用，保护胃黏膜药物宜餐前服用，胃黏膜刺激性药物宜餐后服用，辅助睡眠药物应在老年人睡前、上床后服用以防跌倒。部分药物与食物有明显相互作用，如多巴丝肼与蛋白类食物同服时降低药物作用，须餐前1h或餐后1.5h用药，应明确药物与食物的关系与使用间隔时间，餐前一般指用餐前0.5h，餐后指用餐后15~30min，餐时服药指用餐的同时服用。

4. 合理停止用药　使用中的药物勿擅自停用，须经医生评估后停止用药，如高血压和糖尿病的治疗用药应长期服用，幽门螺杆菌感染的治疗用药要服用两周时间，抗抑郁药至少要服用半年时间等。部分药物存在药物依赖性，突然停药会引发病情加重，如改善睡眠的镇静催眠药，骤然停药，会导致严重失眠。

5. 常见药物不良反应及预防

(1) 常见药物不良反应：药物不良反应可涉及人体的各个器官、系统与组织。老年人中枢神经系统对某些药物的敏感性增加，可致神经系统毒性反应，出现精神错乱、焦虑、头晕、头痛、失眠、嗜睡、意识模糊、昏迷等，部分药物可出现精神依赖性，停药时出现戒断反应。老年人自主神经调节功能降低，当使用降压药物、利尿药、血管扩张剂等药物时易发生直立性低血压导致意外事件，药物使用初期须加以关注。老年人内耳毛细胞数量减少，听力减退，易受药物影响产生眩晕、共济失调等前庭功能障碍及听力下降，耳蜗损害者可出现耳鸣、耳聋，药物选择应避免使用影响内耳听力的药物。三环类抗抑郁药及抗帕金森药物具有副交感神经阻滞作用，老年人使用易出现尿潴留，患有前列腺增生的老年人使用强效利尿药亦可引起尿潴留，应给予注意。其他药物不良反应还包括皮肤瘙痒、心悸、胸闷、面色苍白、四肢厥冷、心率过快或过慢、咳嗽气喘、口干口苦、恶心呕吐、食欲缺乏、嗳气流涎、腹胀腹痛、腹泻、转氨酶升高、肾功能不全等。老年人药物使用过程中应对常见的药物不良反应有所了解，及时发现并积极治疗。

(2) 药物不良反应的预防与观察：①就诊时告知医生既往病史及过敏史（食物、药物等）；②阅读药物说明书，熟悉所服用药物可能导致的不良反应以及相关的注意事项；③针对个体选择药品剂型与方法，对有吞咽困难的老年人不宜选用片剂、胶囊制剂，宜选用液体剂型，如冲剂、口服液等，必要时选择注射给药，肠胃功能不稳定的老年人不宜服用缓释药物,因为胃肠功能的改变影响缓释药物的吸收;④小剂量给药,同时根据肝肾功能调整给药方案,做到个体化给药,定期检查相关指标,尽早发现不良反应;⑤老年人肾功能减退,对药物和代谢产物的滤过减少,如果用药时间过长,会导致不良反应,应根据病情及医嘱及时减量或停药,对长期服用某种药物的老年人应定期复查血药浓度,以免药物在体内蓄积而导致中毒反应;⑥在用药过程中,如出现某些异常症状,应及时停药,保留剩药,并及时就诊,特别是对从未用过的药物更应引起注意,可根据医嘱改服其他药物。

6. 提高用药依从性

(1)正确对待疾病:有些老年人遇到身体与心理不适时,易导致紧张与恐惧,过于积极药物治疗。有些老年人则讳疾忌医,一味隐忍,不愿去医院接受治疗,最终导致病情延误。当老年人身体出现些许不适时可以先尝试通过日常生活改变与心理调节来消除,如失眠、便秘等,若症状依旧无法缓解,应去正规医疗机构进行检查并在专业人员指导下按时按量用药。

(2)严格遵嘱服药:严格遵照医生要求的药物名称、剂量、用药时间及相关注意事项用药,勿私自调整。有些老年人因对疾病的恐惧,有病乱投医,应注意不可凭自己的经验自作主张,随便用药,包括处方药、非处方药、中药、各类保健品。多种慢性疾病药物用药具有时间依赖性,须长期遵医嘱规律服用,才能起到控制疾病的目的,因此应强调遵医嘱按时按量服药,切忌随意减药、停药等。通过多种方式干预,使老年人用药实现全程、连续、动态的指导与监护,提高用药依从性。

(3)设置用药提醒:老年人常患多种疾病,服用多种药物时容易混乱。平时照护者可设置用药提醒或用分装药盒摆放每日用药,并用较大字体的标签分别标注用药时间,将药品放置在醒目的位置,促使老年人养成按时用药的好习惯。可有效防止药品的重服、漏服,也方便照护者清点剩余药物数目,有助于提高老年人的用药依从性。精神异常或不配合治疗的老年人,照护者应协助并监督其用药,以确保老年人将药物服下;伴有吞咽障碍和意识不清的老年人,一般通过鼻饲给药;对意识清楚但有吞咽困难的老年人可将药物加工制作成糊状物后再予以服用。

(4)拓宽药物健康指导形式:根据老年人需求、所患疾病、接受程度开展多途径及多形式健康指导。药物健康指导贯穿老年人用药全过程。医生、药师、护士等专业人士在与老年人制订用药方案、发放药物时应主动进行药物相关知识的指导与推广,在老年人对药物有疑问时应及时进行解决,并对其错误的用药行为及用药理念给予纠正,鼓励老年人主动参与安全用药。健康指导的形式应贴合老年人群,易于理解,如使用通俗易懂的话语解释专业知识,使用图片、短视频等方式更加直观,还可结合互联网＋的照护模式进行线上咨询与指导,实时互动,及时解决现有问题,提高老年人自我管理能力,提升服药依从性。

(5)提升用药安全参与及支持:确保安全用药不仅是医护人员的责任和义务,也需要自身参与。指导老年人做服药记录、病情监测记录等服药行为自我监测,能提高老年人的服药依从性,有效地减少用药差错问题的发生,确保安全用药。和谐的家庭环境、家庭成员参与用药安全管理、完善的社会支持系统可让老年人"老有所医""老有所乐""老有所养",提高服药依从性。

(四)药品知识

1. 药品贮存　药品放于清洁、干燥、阴凉、通风、避免阳光直射的地方保存。使用后盖紧瓶盖,以防药品氧化变质。按药品说明书的贮存条件进行贮存。保证药品的标签完整、清晰;①遮光指用不透光的容器包装,一般是棕色容器或黑纸包裹的无色透明容器;②密闭指将容器密闭,以防止尘土及异物进入;③密封是指将容器密封,以防止风化、吸潮、挥发或异物进入;④阴凉处是指不超过20℃;⑤凉暗处是指避光且不超过20℃;⑥冷处指2~10℃,药品与冰箱壁之间至少留有1~3cm的空隙,严防冻结;⑦常温指10~30℃;⑧易燃、易爆的药品应远离明火,阴凉处单独保存;⑨整箱液体储存时药品至少距地面10cm,距屋顶、散热器30cm,品种间相距至少5cm,并按品种和批号顺序码放。随着医学知识的普及和居民自我健康意识的不断增强,家庭储备药品的现象十分普遍,尤其是有老年人或患慢性疾病老年人的家庭。如果药箱中的药品存放不当,反而会威胁健康,应定期检查、清理、整理药箱,建立药品目录,登记药品名称、规格、数量、适应证、用法用量、有效期、注意事项、存放位置和消耗情况等,作用相同或类似的药品储备一种即可,除常备药品和必要的急救药品外,其他药品最好现用现备。

2. 药品摆放　存放药品时合理利用空间,划分区域。如中药和西药分开,外用药和内服药分开,处方药和非处方药分开,消毒剂与药品分开。放置时按照时间顺序摆放,近效期使用,定期检查药品,若发现药品发生变质、潮解、霉变或过期等现象,则需要及时丢弃、更换或补充,以免误服。根据给药途径色标标识区分,可在药瓶贴明显标识,如内服药标签为蓝色边、外用药标签为红色边,标签字迹要清晰可辨认。亦可使用容器或隔断按药品品种、规格、剂型或用途分类摆放。包装相似、读音相近的药品同时存在,须分开摆放。

3. 药品质量　药品使用前须认真检查药物质量,避免因药物质量异常而引发的不良反应。药品在下述情况下不能再继续使用:糖衣片出现受潮、变色、发霉、衣层裂开、溶化,非糖衣片出现变色、有斑点、松散、潮解,胶囊类药物出现胶囊受潮发黏、里面药粉结块,中成药丸出现发霉、生虫、潮化,糖浆类出现药液混浊、沉淀、有霉点、变色、发酵、酸败等,外用药出现澄明的水溶液、结晶、絮状物或霉点等。

4. 药品识别　一种药品可有多种药名,如通用名、商品名等。药品的通用名是国家药典采用的法定名称,是不同的厂家都必须使用的药品名称。购买药品时只看商品名很容易造成重复用药,由此带来安全隐患。假药的外包装印刷较差,防伪标志、条形码不清,药品说明书只讲疗效,不提不良反应或声称无任何毒副作用、无生产批准文号。为防止购买假药,一定要到正规医院开药或大型药品零售药店购药,慎购来源不明药品。

5. 药品说明　药品安全说明书应当包含药品安全性和有效性的重要科学数据、结论及信息,用以指导老年人安全、合理使用药品。药品说明书中包括药品名称、适应证、用法用量、不良反应、药物相互作用、注意事项、禁忌证、贮存等信息。用药前,仔细阅读。大部分老年人存在药品说明书阅读困难,主要因为:①说明书字体较小而生理性老化引起视力下降增加阅读困难;②语言过于专业,很多医学、药学术语在药品说明书中出现,不易理解;③内容表述不确定,比如描述某一药物副作用时,说明书写着尚不明确,或缺乏临床资料;④很多药名十分相似,容易混淆。当不能理解药品说明时,可向专业人士咨询,切不可随意用药。注意用药风险和不良反应的提示,要心中有数、科学对待药品说明书上所列的不良反应。药品说明书应明确告知不良反应的识别或发生药物过量时早期症状及应对措施。

6. 余药处理　多余药品未过期时,不要赠予其他人,每人的病情不一样,用药适应证、剂量等也不尽相同。不使用已经过期的药品,可投放至药店专门的回收站,由监管部门统一处理。如自行处理,可连同整包装一起弃入有害垃圾桶。也可把拆出的药片用纸包好,整包的冲剂类,把粉末倒出后同样用纸包起来,统一丢弃至有害垃圾桶。口服液可以选择把里面的液体倒掉,然后用清水冲洗干净后丢弃。中药丸剂可以连同包装一起丢至有害垃圾桶。

（魏　娜）

第一节 晕 厥

【概念】

晕厥（syncope）是指一过性全脑血液低灌注导致的短暂意识丧失,特点为发生迅速、一过性、自限性并能够完全恢复。发作时因肌张力降低、不能维持正常体位而跌倒。晕厥发作前可有先兆症状,如黑矇、乏力、出汗等。依据病理生理特征将晕厥分为反射性晕厥（神经介导性晕厥）、直立性低血压性晕厥和心源性晕厥。

心脏性猝死（sudden cardiac death,SCD）,又称心源性猝死,是心源性晕厥最为严重的表现,指急性症状发作后 1h 内发生的以意识骤然丧失为特征,由心脏原因引起的生物学死亡。典型临床表现有严重胸痛、急性呼吸困难、突发心悸和晕厥等。据报道,63 岁以上猝死者多伴有慢性心血管疾病,直接原因是心搏骤停。心脏性猝死最常见于冠心病,约占 80%。

中国 SCD 流行病学调查结果显示,我国 SCD 的发病率为每年 41.84/10 万。心脏性猝死约占所有因心血管原因死亡的 50%。以 14 亿人口推算,我国每年发生 SCD 的人数约为 54.4 万,相当于每分钟就有 1 人发生 SCD。

【危险因素】

高龄、男性、吸烟、高血压、高血脂、肥胖、糖尿病、营养失衡、电解质紊乱、阻塞性睡眠呼吸暂停、体位性血压异常、慢性肾脏病、既往心脏病史等诸多因素均可增加晕厥风险。

【预防措施】

　　(一)改变不良习惯

　　劳逸结合,避免情绪激动,戒烟限酒,注意保暖,预防呼吸道感染,动态监测生命体征。直立性低血压晕厥者保证水和钠的充足摄入,鼓励每日多饮水。对高血压、肾脏疾病、心力衰竭或其他心脏疾病的失能老年人需要评估其对水、钠的承受能力,适量补充。

　　(二)正视疾病避免诱因

　　神经介导性晕厥是一个良性过程,尽量避免闷热、拥挤环境及脱水等情况发生,可有效降低晕厥的发生。直立性低血压性晕厥者避免过度使用降压药物,收缩压以 140~150mmHg 为宜。跌倒风险者,避免使用利尿药和 β 受体拮抗剂。咳嗽性晕厥者抑制咳嗽,坐位排便。心源性晕厥者积极查找病因,控制其他危险因素。

　　(三)早期识别积极干预

　　早期识别晕厥前驱症状,尽快进行增压动作,及时坐下或躺下。指导失能老年人进行身体倾斜训练减少晕厥的发生。直立性低血压性晕厥者快速饮用冷水可减轻直立位或餐后低血压,使用腹带或穿弹力袜,睡眠时头部抬高,必要时给予药物治疗。当失能老年人出现疲劳、气短等不适应引起重视,一旦自述心慌、心悸、胸闷、胸痛等须考虑心绞痛或心肌梗死的可能性,应积极处理,降低心搏骤停的风险。

【应急策略】

　　发生晕厥先兆症状时,立即将失能老年人安置于安全体位,坐位或卧位,尽量降低身体重心以减少受伤风险。失能老年人发生晕厥后,评估可能的原因,如考虑为心搏骤停,立即启动心肺复苏。

　　(一)识别与呼救

　　1. 识别　发现无反应或突然倒地者,首先观察其对刺激的反应,可使用双手轻拍其肩膀,然后俯身在失能老年人两侧耳边大声呼喊"喂! 你怎么了?"通过这种方式判断意识状态,用右手中指及示指从气管正中环状软骨划向近侧颈动脉处检查是否存在动脉搏动,判断大动脉搏动情况。

　　2. 呼救　高声呼救,寻求他人帮助,启动应急救治,记录开始时间。

　　(二)初级心肺复苏

　　初级心肺复苏即基础生命支持,主要措施包括胸外按压、开放气道、人工呼吸、除颤,前三者常常简称为 CAB 三部曲。

　　1. 胸外按压　摆放复苏体位。将失能老年人仰卧位置于地面或硬板床上。若面朝下,将其整体翻转,头、颈、躯干保持同一轴线,双上肢置于身体两侧。解开上衣及腰带,暴露胸部。在胸骨中下 1/3 交界处实施连续、有效地胸外按压。单手掌根部放于按压部位,另一手平行重叠于该手手背上,手指交叉,以掌根部接触按压部位,双臂位于失能老年人胸骨正上方,手臂伸直,利用施救者自重垂直下压。按压深度为胸骨下陷 5~6cm,按压与放松时间比为 1∶1,保证每次按压后胸廓有效回弹。以 100~120 次 /min 频率均匀按压 30 次。尽量减少按压过程中断,每 2min 轮换一次按压人员,如感觉疲劳可提前轮换。

2. 开放气道　仰头举颌法,将小鱼际置于失能老年人前额,头部后仰,另一手示指与中指置于失能老年人下颌角处,抬起下颌与地面成 90°。怀疑颈部损伤者使用托举下颌法。开放气道前注意迅速清除口鼻内痰液、呕吐物等,取下活动性义齿。

3. 人工呼吸　开放气道后进行人工通气。给予口对口 / 口对鼻人工呼吸,或使用简易呼吸器给予连续 2 次送气后立即再次给予胸外按压,每次送气时间持续 1s,同时用眼角余光观察其胸部起伏情况,给予潮气量 500~600ml/ 次。按压通气比为 30∶2,心肺复苏 5 个循环后再次评估。

4. 除颤　失能老年人出现除颤指征,使其保持平卧位,解开上衣,左臂外展,充分暴露胸部,除颤部位皮肤完整、无瘢痕,连接心电监测。均匀涂抹导电糊于电极板处,调至初始能量剂量,双相波 120~200J、单相波 360J,给予充电,将电极板分别放置于左乳外侧电极板上缘距腋窝 7cm(心尖处)、右侧胸壁锁骨下方(心底处)。再次确认心电监测为粗大心室颤动、无脉性室性心动过速,嘱他人离开,以 10kg 力下压,给予电击 1 次,后立即给予 5 个循环心肺复苏,分析心律情况,根据除颤指征再次实施除颤,第二次及随后的能量应相当,而且可以考虑使用更高能量。

5. 自动体外除颤器　自动体外除颤器(automated external defibrillator, AED)是一种便携式的医疗设备。当失能老年人在病区外发生猝死时,应第一时间使用 AED 实施救护。接通 AED,将机器上连接的电极片按照语音提示粘贴于失能老年人胸前(电极位置分别为胸骨右缘第 2 肋间及左侧第 5 肋间腋中线)。按下电源按键开机,机器提示"正在分析",如探测到可电击心律,AED 会根据当前类型自动充电到预先设定的能量值,充电完成后,设备面板"电击键"开始闪烁,语音提示"请远离患者",给予放电。AED 完成后立即给予心肺复苏。

【效果评价】

1. 能够及时发现并初步判断晕厥、猝死的原因。

2. 能够实施初级心肺复苏、除颤。

3. 当失能老年人出现晕厥时能够及时采取有效措施,降低受伤程度。

第二节　跌　　倒

【概念】

跌倒（fall）是指由于突发的、不自主的、非故意的体位改变，倒在地上或更低的平面。根据国际疾病分类（ICD-10），跌倒包括一个平面至另一个平面的跌落及同一平面的跌倒。跌倒是失能老年人面临的严重问题，是其伤害及伤害致死的主要因素之一。发生跌倒的老年女性多于男性，发生地点以家中、公路/街道、公共居住场所为主。受伤性质多见挫伤、擦伤、骨折、扭伤和拉伤。受伤部位常见于下肢，其次是头部和躯干。

研究显示，我国老年人跌倒发生率为 20.7%，其中 50% 的老年人跌倒反复发生，约 30% 的社区老年人每年至少发生 1 次跌倒。跌倒的发生率随年龄的增加而增加，跌倒状况分析统计显示，每年 65 岁及以上人群中每 3 人就有 1 人发生过跌倒，80 岁及以上人群中每 2 人就有 1 人发生过跌倒。在跌倒导致的损伤中，中、重度损伤占比分别为 37.21% 和 22.49%。由此可见，跌倒严重威胁失能老年人的身心健康、日常生活及独立活动能力，给家庭及社会带来沉重负担。

【危险因素】

跌倒受疾病、环境、生活习惯等多因素影响。如年龄、机体生理性老化、步态异常、平衡功能障碍、肌无力、认知水平下降、视觉功能障碍、合并多种慢性疾病、跌倒史、服用多种药物等；公共环境缺少安全设计、居住空间狭小、地面湿滑、照明不充分、无防跌倒辅助设备；穿着不合体、独居、社会交往及联系程度低等都有可能导致跌倒的发生。

【预防措施】

（一）提高防跌倒意识

通过床旁宣教、义诊等途径为失能老年人科普预防跌倒的重要性以及防跌倒知识，鼓励失能老年人主动参与其中，提高个人对跌倒的认知，加强防跌倒知识的学习，增强防跌倒的意识。能够使用跌倒风险评估工具自我评估，了解自己跌倒的风险级别。加强膳食营养，适当补充维生素 D 和钙剂，防治骨质疏松。选择适当的行走、视力、听力辅助工具。熟悉社区及家庭内部的生活环境。调整不良的生活方式，减少跌倒隐患。保持健康、乐观的心理状态。

（二）改善居住环境

地面无积水,平整、防滑,浴室、厨房的地板要铺设防滑地板砖、浴缸内铺防滑垫。通道不宜狭窄、不应堆放障碍物。光线充足,夜间使用夜灯,浴室、卧室等处应保证充足的光源,开关安装在老年人易触及的地方,楼梯处应留存光源开关并预留扶手。减少台阶设计,可进行坡道改造,无法改造者保持台阶平整无破损,高度适宜。卫生间安放有扶手、高度适宜的坐便器,放置防滑垫。床、椅高度适宜,以坐在床边双脚能踏于地面的高度为宜,椅子放在相对固定的位置。

（三）指导日常生活

穿着合适,衣裤不宜过宽过长,穿防滑鞋。日常常用物品放置于随手可拿处。视觉、听觉障碍者给予佩戴视力补偿设施、助听器。落实改变体位"三个一"原则,即平卧 1min 坐起,坐起 1min 站立,站立 1min 再行走。行走时移除障碍物,给予语言提示,搀扶或陪同,协助并教会失能老年人活动中借助栏杆、墙面、拐杖、助行器等辅助工具。转运过程中保证床、轮椅、平车的安全固定,轮椅、平车与床之间的活动有人协助。沐浴时间宜控制在 10~20min,沐浴水温宜控制在 39~41℃,必要时他人协助。夜间可改变如厕方式,使用集尿器或将便器放置于床边,尽量减少离床。

（四）合理使用电子辅助设备

合理使用电子离床报警设备、床旁地面放置压力感应垫等。当失能老年人离床或双足踩于感应垫至预设压力时,可通过声音、光源等给予提示,照护者应及时了解失能老年人离床需求,提供必要帮助,降低跌倒事件的发生风险。安装跌倒报警智能软件,当失能老年人出现易跌倒(如重心较低、身体失衡等)体位时,会发出异常报警,提示处于危险状态,应立即给予协助或搀扶,将其安置于安全体位,指导或协助完成正在进行的活动。

（五）动态观察药物反应

服用增加跌倒风险的药物时,密切观察失能老年人服药后的反应,防止跌倒事件发生。注意镇静催眠药、抗焦虑药、抗高血压药、轻泻药、利尿药、肌肉松弛药、血管扩张药、降血糖药等药物对跌倒/坠床的影响。使用镇静催眠药后应立即卧床休息,感到头晕或血压不稳时建议、劝导、督促其尽量卧床休息。观察抗高血压药使用后血压变化、降血糖药使用后低血糖反应、精神药物使用后意识状况和肌力变化等,给予相应护理措施。

（六）鼓励运动锻炼

坚持运动,增强老年人的肌肉力量、柔韧性、协调性、平衡能力、步态稳定性、灵活性等,减少跌倒的发生。根据失能老年人的身体状况、兴趣爱好选择运动形式,如步行、慢跑、太极拳、园艺和静力性运动等。高龄者,可以尝试做太极拳运动,增强平衡控制能力,可大幅降低跌倒发生率。在专业人员指导下进行步态、平衡等训练。

【应急策略】

(一) 初步应对

立即查看跌倒失能老年人一般情况,不要随意移动跌倒者,评估意识状态、生命体征、受伤部位及程度。

1. 意识清楚者,生命体征平稳、未见外伤时,评估及询问是否存在剧烈头痛、肢体无力、口角歪斜、言语不利。查看有无肢体疼痛、异常活动等。查看有无腰、背部疼痛,下肢运动或感觉异常及大、小便失禁等,有外伤、出血者,立即止血、包扎,询问失能老年人跌倒经过。

2. 意识不清者,发生外伤、出血时,立即止血、包扎。呕吐者,将头偏向一侧,清理口、鼻腔呕吐物及分泌物,保持气道通畅。抽搐者保持侧卧位,防止碰、擦伤,防止舌后坠、舌咬伤,不要按压抽搐肢体,防止肌肉、骨骼损伤。心搏骤停者,立即启动心肺复苏。

(二) 安全移动

初步判断后确定失能老年人可以改变体位。室内无他人陪伴时,背部着地,弯曲双腿,挪动臀部到放有毯子或垫子的椅子或床铺旁,使自身较舒适地平躺,盖好毯子,保持体温。准备充分后,尽力使自己向椅子的方向翻转身体,呈俯卧位,双手支撑地面,抬起臀部,弯曲膝关节,尽量使自己面向椅子跪立,双手扶住椅面。以椅子为支撑站起或坐于安全位置。有他人陪伴时如无外伤或脊髓受伤,可协助失能老年人缓慢坐起,卧床休息并观察。

(三) 寻求帮助

意识清楚且无外伤、扭伤、骨折等,但无法自行起身者,可协同身边人员帮助搀扶其起身,询问有无不适,必要时就医。当怀疑有骨折或脊髓、颅脑受伤应维持跌倒者现有体位,立即拨打急救电话,等待专业人员到达进行进一步处理。

(四) 伤后处理

1. 外伤者　表皮外伤使用 3% 过氧化氢溶液清创,沿伤口的边缘由里向外进行消毒;如有血管破裂,近心端结扎止血,及时就医。

2. 扭伤及肌肉拉伤者　受伤处制动、冷敷以减轻疼痛,承托受伤部位,同时使用绷带包扎固定。怀疑有肌肉、肌腱完全断裂者,及时就医,必要时接受手术治疗。

3. 怀疑骨折者　避免移动伤者或患肢,对患肢加以固定和承托(出血者先止血后固定)。

4. 怀疑颈椎损伤者　就地平躺,颈部两侧放置沙袋,颈椎处于稳定状态,保持颈椎与胸椎轴线一致。

5. 重者颅骨骨折　可致脑出血、昏迷不醒,应保持安静平卧、呼吸道通畅,分秒必争,通知急救中心前来救治。

【效果评价】

1. 能够早期识别并排除导致失能老年人跌倒的相关因素。

2. 发现失能老年人跌倒能够正确评估损伤情况并给予正确处置。

3. 失能老年人及照护者能够掌握跌倒后正确转移的方法,避免二次损伤。

第三节　骨　　折

【概念】

骨折(fracture)指骨的完整性或连续性中断,是临床常见的创伤类型,是影响老年人群肢体功能和行动障碍的首要原因,可降低自理能力,导致不同程度的失能。骨质疏松性骨折是导致残疾、生活质量下降和死亡的全球性难题。失能老年人如存在高跌倒风险等将会使骨折风险大大增加。

因跌倒造成老年人骨折约占总跌倒的 5%,老年人由于骨质疏松、骨脆性增加,跌倒时容易发生骨折。据统计,80~84 岁跌倒者髋部骨折发生率是 60~64 岁的100 倍,而且后果更为严重。髋部骨折是最严重的骨折,其骨折后 3 个月病死率为20%,死因常为长期卧床所致的肺部感染等并发症。但脊柱、骨盆、股骨远端、胫骨近端、肱骨近端骨折也是严重骨折,与发病率和死亡率过高、增加髋部骨折风险有关。骨折后失能老年人生活质量下降、医疗费用高昂。随着全球老年人口增长,预防骨折已成为国际公共卫生的重点。

【危险因素】

骨折的危险因素包括衰老、运动过度损伤、平衡功能障碍、骨质疏松、钙质的吸收及摄入减少、维生素 D 缺乏、跌倒、激素水平改变、肿瘤、营养不良、反应能力下降、视听障碍等。

【预防措施】

(一) 合理饮食调整

指导失能老年人均衡饮食,保证钙摄入。我国营养学会制订的老年人钙摄入推荐量为每天 1 000mg,含钙丰富的食物包括牛奶、虾皮、海带、芝麻酱、骨粉、牡蛎粉、豆类、水果、绿色蔬菜等,其中牛奶是最优质富含钙的食物。韭菜和菠菜等富含草酸与植酸的蔬菜、高盐饮食、高蛋白饮食、咖啡因、吸烟、饮酒、某些药物会影响钙的吸收。因此,在选择蔬菜时要注意,富含草酸或植酸的蔬菜可以"先焯后炒",减少盐、高蛋白、咖啡、茶、碳酸饮料等的摄入,食盐摄入量每日<6g,不吃肥肉或者动物内脏,戒烟酒。如须补充钙剂,应充分考虑其安全性与有效性以及与其他药物联合应用的影响。

(二) 充足的日照

维生素 D 有利于钙在胃肠道的吸收,促进骨骼矿化、保持肌力、改善平衡能力和降低跌倒风险。《中国居民膳食营养素参考摄入量》建议,65 岁及以上老年人因缺乏日照及摄入和吸收障碍常有维生素 D 缺乏,推荐摄入量为 600U/d(即 15μg/d),可耐受最高摄入量为 2 000U/d(即 50μg/d),维生素 D 用于骨质疏松症防治时,剂量可为 800~1 200U/d,并与其他药物联合应用。充足的日照有助于体内维生素 D 的合成,促进钙吸收。根据地区、季节因地制宜、因时制宜。北方地区的春秋季节,应选择在 10~11 点、14~16 点,尽可能多地暴露皮肤于阳光下,每次日晒 15~30min,每周两次。尽量不要涂防晒霜,不要隔着玻璃晒太阳,因为玻璃可以阻挡紫外线。注意避免强烈阳光直射,避免眼部直视阳光,以防灼伤,可佩戴太阳镜,做好眼部护理。

(三) 规律运动

老年人应每周运动 3~5 次,每次 30~40min,强度要适宜。体质较好者可以做承重运动,从而刺激骨细胞形成新骨,增加骨密度和骨量。运动后的疲劳感正常情况下休息后可恢复,如若睡眠后仍不适,遵医嘱减少运动量或改变运动项目。当合并心力衰竭、严重心律失常、不稳定型心绞痛、近期急性心肌梗死等器质性心脏病时应绝对禁止运动康复。

(四) 早期筛查

做好骨质疏松症的筛查及干预。推荐对所有 65 岁及以上、65 岁以下高风险女性进行骨质疏松症筛查。关注骨质疏松症检出率高的人群,如患有肌少症、行动不便和体重减轻的老年人。同时应提升骨骼健康,对存在骨质疏松风险的失能老年人有效落实骨折风险防范,降低其受伤程度。

【应急策略】

骨折发生时首先对其全身情况进行评估和处置,挽救生命是第一要务,要维持失能老年人的呼吸及循环功能,保持生命体征平稳,避免二次损伤,其次进行局部处理。失能老年人如存在表达能力下降,疼痛反应降低,发生骨折后常不易察觉,须提高警惕。

(一)初步应对

当怀疑骨折时,立即拨打急救电话或通知医护人员,等待专业人员。等待期间不要随意搬动失能老年人,避免造成进一步损伤,使用软枕,保证舒适体位。无伤口者,冷敷处理,织物包裹冰水、冰块或冷冻剂冷敷骨折部位,冷敷的时间不要超过20min,避免冻伤。

(二)止血包扎

如为开放性骨折,清洁污染伤口,用手将出血处上端压在邻近的骨突或骨干上,使用清洁纱布或织物局部加压止血。止血无效,使用止血带衬垫织物后间断环扎伤口的近心端,上肢避开远心端 1/3 处或肘窝处,环扎时间小于 1h,下肢避开大腿下 1/3 处、膝部或腿上段,环扎时间小于 1.5h。如出血量较大者,以宽布带适当用力缠绕固定。包扎松紧适宜,过紧时导致患肢缺血坏死,过松达不到包扎及止血作用。如骨折端外露,禁止回纳,避免引发深部感染。

(三)骨折固定

保持伤后肢体位置,选择长度超过骨折处上、下关节的木板衬垫毛巾进行骨折处固定,条状织物缠绕夹板及患肢,指(趾)端外露,松紧适宜,过松无法有效固定,过紧压迫血管。无固定物时,可使用织物等协助固定。前臂骨折者将患肢屈曲贴于胸前,手放在第三、四纽扣间前衣襟内,伤侧衣襟外翻反折上提,托起前臂衣襟角系带,拉到健肢肩上,绕到患肢肩前与上衣的衣襟打结。肱骨骨折者可用三角巾折成三折的宽带,其中央要正对骨折处,上臂固定在躯干上,屈肘 90°,再用小悬臂带将前臂悬吊胸前。股骨及小腿骨折者用三角巾、腰带、布带等把下肢固定在一起,两膝和两踝之间要垫上软性物品。手指骨折者可与健指固定。

(四)安全转运

颜面、上肢骨折者搀扶转运。膝关节及以下骨折者轮椅转运。脊柱骨折者保持脊柱轴向稳定,硬质担架或平车转运,可借助约束带固定躯体,防止转运中坠落。转运途中密切监测伤者意识状态、骨折部位体征等,发现异常变化,及时处理,确保救治的连续性和有效性。

【效果评价】

1. 能够早期识别失能老年人骨折并初步应对。

2. 能够及时包扎伤口、止血并有效制动患肢,降低受伤程度。

3. 能够正确、安全转运骨折的失能老年人。

第四节　呛　　噎

【概念】

呛噎(choke),也称为噎食,是指异物阻塞咽喉或食管的第一狭窄处,甚至误入气管,引起呛咳、呼吸困难,甚至窒息。呛噎可发生在进食的全过程,发生突然,进展迅速,一旦未及时发现或未采取有效措施,后果严重,甚至死亡。

65岁以上的老年人吞咽运动的时间明显较年轻者延长。流行病学研究结果显示,因呛噎致死者75%左右为老年人,我国每年约15 000名老年人因呛噎猝死。随着我国老龄化社会的进程,老年人及高龄老年人人数增长,对老年人尤其是失能老年人进食问题应引起关注,防止呛噎发生。

【危险因素】

呛噎的危险因素包括高龄、生理性老化、牙齿残缺、咀嚼能力降低、喉肌松弛、咽反射降低、食管狭窄等。认知功能障碍、意识障碍、手术、外伤等;进食过快、咀嚼不充分、进食期间注意力分散、情绪波动;食物黏性大、干硬、质地不一。

【预防措施】

(一)动态评估风险

动态评估呛噎风险,教会失能老年人和照护者发生呛噎时的紧急应对策略。

(二)落实进食安全

提供舒适的进食环境,保持口腔卫生。食物性状选择合理,软度适中,避免进食黏性大的食物。正确协助进食,进食时取坐位或半卧位,身体稍向前倾,必要时嘱低头下咽,保证充分的进餐时间,进餐时要缓慢,食量适度,用小勺喂饭,细嚼慢咽,少食多餐,给予充分咀嚼和吞咽时间,进餐时长在30min内为宜,时间过长引起吞咽疲劳。若出现呛噎现象,立即停止进食,采取有效措施,保持气道通畅。

(三)合理吞咽功能训练

根据失能老年人吞咽障碍程度制订康复训练方案。

【应急策略】

(一)早期识别

失能老年人进食过程中出现剧烈咳嗽,呼吸困难、面容痛苦、双手乱抓或交叠放于颈部时考虑呛噎,严重者可出现喘鸣、口唇发绀、意识丧失。一旦发生呛噎,立即呼叫身边人员,实施急救。

(二) 清除异物

1. 清除口腔内食物,使用不易折断的汤勺柄或筷子等物品刺激咽后壁或舌根处催吐,排出咽部阻塞物。如为较大硬性阻塞物,可用中指伸入舌根部移除。

2. 若咽部阻塞物难以移除,可立即站起,左手握拳且用拇指突起部顶住上腹部,用右手握住左拳,向后上方用力冲击、挤压进行自救;或稍弯腰,腹部靠在固体物体上,如桌子边缘、椅背、扶手栏杆等,用物体边缘压迫自身上腹部,快速向上冲击,重复上述动作直至异物清除。有他人协助时,予呛噎者直立位或半坐位,头低45°,身体前倾,咽部低于腰线,掌根着力叩击背部两肩胛骨之间,卧床者侧卧位叩击相同部位。亦可站在其身后,施救者一腿在前插入呛噎者两腿之间呈弓步,另一腿在后伸直,分开双臂环绕其腰间,嘱其身体前倾,触及脐和剑突部位,左手握拳且用拇指突起部顶住其上腹部,用右手握住左拳,向后上方用力冲击、挤压,连续数次,拍打后背数次,促其吐出阻塞物。不易实施环腰立位冲击时采取卧位腹部冲击,取仰卧位且头偏向一侧,右手掌置于上腹部,左手压在右手上,双臂伸直,快速而有节律地向噎呛者后上方冲击,反复数次后查看口腔并清除阻塞物。

(三) 生命支持

密切观察呛噎者的意识状态、呼吸频率及节律,如意识丧失、呼吸异常,第一时间识别并启动心肺复苏。

【效果评价】

1. 能够正确识别失能老年人发生呛噎。
2. 能够根据呛噎的原因正确采取有效措施。
3. 能够及时、正确进行生命支持。

第五节　烫　伤

【概念】

烫伤(scald)是指由高温液体、固体或蒸汽等所致的皮肤损伤。根据烫伤严重程度和烫伤深度进行分类,即Ⅰ度、浅Ⅱ度、深Ⅱ度、Ⅲ度。前两者为浅度烫伤,后两者为深度烫伤。Ⅰ度烫伤:皮肤灼红,痛觉过敏,干燥无水疱,损伤皮肤的表皮层。浅Ⅱ度烫伤:局部红肿疼痛,痛觉过敏,有大小不等的水疱,损伤真皮浅层。深

Ⅱ度烫伤:可有水疱,痛觉迟钝,有拔毛痛。Ⅲ度烫伤:无水疱,痛觉消失,无弹性,拔毛不痛,干燥如皮革样或呈蜡白、焦黄,甚至炭化成焦痂,痂下水肿。

低温烫伤是指虽然基础温度不高,但皮肤长时间接触高于体温的低热物体造成的烫伤。引起皮肤烫伤的最低温度为44℃。低温烫伤是真皮浅层向真皮深层及皮下各层组织渐进性损害,往往表面看起来只是一个小水疱,体征类似Ⅱ度烫伤,但其实可能已伤及皮下组织,甚至肌肉、神经、血管。其创面水疱较小,外观颜色较深,疱液多带有血性,创面基底部苍白色,可有瘀血或坏死斑。

60~69岁的老年人为烫伤的主要人群,约占50%以上,≥80岁者约10%。老年人由于行动迟缓易被热液如热汤、热茶烫伤,因皮肤感觉能力减退易被取暖器、热水袋或电褥子烫伤。老年人肢体感觉迟钝,耐受性差,对热的敏感性低,发生低温烫伤后不能及时发现,发现时可能已损伤皮肤全层,甚至深达皮下组织、肌肉、肌腱及骨骼,难以愈合。

【危险因素】

烫伤的危险因素包括衰老等生理因素导致的视力、听力下降,皮肤触觉、痛觉、温度觉减退,对热的耐受力降低,对不良刺激的防御功能降低;自我评价过高;某些疾病的突然发作导致意识丧失、不能控制躯体;住所中水杯、暖瓶等物品摆放位置不合理。

【预防措施】

(一)做好风险评估

对失能老年人烫伤风险进行动态评估,如疾病情况、居住环境、依从性等,加强安全防范意识,做好预见性护理措施。

(二)物品摆放合理标识明确

避免失能老年人接触温度过高的食物、水和物体。暖水瓶放置位置固定合理。浴室的淋浴器"冷""热"标识明确,洗浴时调好水温并有人陪伴。

(三)及时满足需求

不要让失能老年人独自倒开水、做饭等,避免接触灶台,减少在厨房滞留的时间。进食过程中,食物温度适宜,避免汤汁遗洒、溅烫,必要时可选用带有温度测试的餐具。存在感觉障碍的失能老年人,使用热水袋、暖水瓶、"暖宝宝"等物品时,应协助其用毛巾或软布包裹物品置于感觉异常部位,并注意监测放置时间,避免产热物品直接或长时间与皮肤接触。

(四)明确操作注意事项

使用各种热物理治疗仪时,保持安全有效距离,动态观察局部皮肤。药物热疗时,观察皮肤颜色并询问其感觉,当出现谵妄、烦躁不安等不能配合的情况时,须专人守护,避免其他意外事件。管饲喂养前,流食温度规范测量并控制在38~40℃。

灌肠过程规范测量灌肠液温度。

【应急策略】

(一) 初步应对

立即脱离造成烫伤的热源。观察烫伤处局部皮肤皮温、肿胀、渗出、感觉等变化以及生命体征。烫伤需要做到处置及时,把握最佳治疗时机。

(二) 局部降温

Ⅰ、Ⅱ度烫伤时,如烫伤处在四肢则尽可能将伤处用冷水连续冲洗或浸在凉水中 20~30min,迅速降低热度。如烫伤处在面部等不能冲洗或浸浴的部位可用冷敷(>5℃),纱布衬垫,避免冻伤。如水疱破溃禁止浸泡或冲洗。

(三) 伤处处理

用清洁纱布擦拭伤口处水分,如有水疱不可刺破,抬高伤处,减轻肿胀,伤处未肿胀前,小心脱除饰物、皮带、鞋子或其他紧身衣物。必要时可以使用敷料并加以包扎。Ⅲ度及以上烫伤伤处使用消毒敷料覆盖,保护伤口,受伤部位抬高高于心脏,详细检查有无其他伤害,维持呼吸道畅通,禁止移去粘在伤处的衣物,必要时可将衣裤剪开。

(四) 监测治疗

需要了解失能老年人的既往病史、药物过敏史等,如果处于昏迷状态,或者难以沟通,则需要向照护者了解所需信息。烫伤程度严重者,通常都会存在体液流失的情况,遵医嘱补液,应用抗生素,以防止感染。在救治结束后,仍需要对患者进行密切关注,避免意外发生。

【效果评价】

1. 能够早期识别并移除热源。

2. 能够正确评估烫伤情况并给予正确处置,减少再次损害。

第六节　走　　失

【概念】

走失指由于高级皮层功能障碍,出现视空间障碍及定向力下降,导致迷路的事件。因其认知功能障碍,自我照护、判断及处理事件的能力均存在不同程度的受限,使得走失事件发生后,不能辨别自身所在地方,部分走失老年人不会寻求帮助,无法解决饥饱、冷暖问题,对所处环境的危害不能自知。家人及照护者会花费大量的时间、人力、物力、财力用于寻找走失者,但结果往往令人失望。

我国每年走失老年人约 50 万人,平均每天约走失 1 370 人。走失人群中 65 岁以上老年人比例高达 80% 以上。走失事件增加失能老年人发生跌倒、溺水、冻伤、脱水、交通事故、死亡等意外伤害的风险,死亡率高达 9.78%。

【危险因素】

走失的危险因素包括阿尔茨海默病、血管性痴呆等疾病所致失能老年人认知功能受损;情绪激动、易激惹、情绪低落等精神病性症状;无目的游荡、徘徊,行动能力强且伴有精神亢奋,变换居住场所等。

【预防措施】

（一）维持居住环境的稳定性

维持环境的稳定性,使存在走失风险的失能老年人尽可能生活在自己熟悉的环境中,避免突然变换住所及居室的布局和物品摆放,比如搬家、在不同子女家轮住、入住医院或养老院。必须变换居住环境时,尽量在居室内保留熟悉或喜欢的物品,如小件家具、老照片、图画等,帮助辨识周围环境。强化居所周围标志性建筑及标识,利于熟悉和记忆。在改变初期,照护者与其共同出入,反复讲解新居住环境的特点及标志性物体,缓解紧张情绪,更好地度过环境改变初期。

（二）适应现有生活及角色

照护者在日常沟通中反复告知失能老年人其目前的生活状态及目前承担的家庭、社会角色。可以带其去想完成事情的地方,如带老年人去曾经工作过的地方,告知已经退休且不需要再到单位上班了,在讲解过程中注意沟通方法,语气态度平和,以能够接受为宜。创造机会与家人一起进餐、聊天、外出散步、购物、做简单的家务,如一起择菜、做饭、洗餐具、擦桌子、进行园艺活动等,丰富日常生活。

（三）落实安全防范措施

告知存在走失风险的失能老年人,外出时家人的陪同不是监督,而是陪伴与关心。如有抵触情绪,照护者可在安全可视范围内陪同。佩戴联系卡或黄手环,告知其目的,讲述走失的风险及严重性。采取电子定位设备降低走失风险,使用具有定位功能的手机,并持续开启,安装定位功能小程序,启动小程序追踪功能,教会其电话使用技能,简化程序,为其设定手机快捷键及紧急联系人,外出时携带手机,可将手机用挂绳挂于胸前。拒绝使用定位设备者可将设备缝在老年人的衣服里面,外出期间家人主动联系。与邻居及社区相关人员沟通病情,以获取多方帮助。

【应急策略】

当不能确定失能老年人去向时,高度警惕走失事件,采取有效措施尽快找到失能老年人,减少或避免意外事件的发生。

(一) 积极寻找

立即拨打失能老年人联系电话,接通后嘱原地等待,询问所在位置或周围建筑特点,如表述不清时,可告知其寻找周围路人、警察等接听电话,协助告知具体位置并陪同。交流过程中注意语气及态度,避免斥责老年人。查看佩戴电子定位设备者具体位置。未联系到走失者,立即在周围实施寻找,注意其常去的活动地点。

(二) 寻求帮助

1. 通知其他照护者,前往失能老年人可能前往的地点,如常去锻炼、休闲的活动场所,具有特殊意义的地方,曾经居住或工作的地点等。如住院期间,立即通知当班医护人员,协同寻找,联系检查科室确定外出检查人员去向。无检查者,以病室为中心逐步扩大寻找范围。

2. 向周围人员提供近期照片,描述走失者体貌特征、着装、走失时间及地点,寻找线索。寻找周围监控设备,查看影像,力求尽快找到走失者所在位置。仍未找到走失者可报警或前往附近的警务工作站寻求帮助。

3. 扩大寻找途径,通过报纸、电视、社交软件等媒介发放走失者信息,撰写"寻人启事",注明走失者的姓名、性别、年龄、身高、体型、体貌特征、着装、随身携带物品、走失时间及地点、联系电话、详细住址、近期清晰照片等重要信息。

(三) 互通信息

未找到走失者前,寻找人员间保持联系,及时反馈进展。多人多组寻找时组间明确分工,相互配合,分析可能走失的路线并沿途寻找。一旦发现走失者,立即告知组员,将走失者带回。如走失时间过长,等待多方反馈消息的同时,及时替换人力继续寻找。

(四) 安全返回

找到走失者后,及时询问有无不适,评估其精神状态,查看有无外伤、骨折等,无不适可陪同返回,耐心询问其出走的原因,满足需求,避免指责、谩骂。当发现走失者受伤,评估受伤情况及身体状态,就地安置于安全环境中,寻求其他人员协助,必要时拨打急救电话。

【效果评价】

1. 能够识别存在走失风险的失能老年人。

2. 能够及时发现走失老年人并采取有效措施。

3. 能够妥善安置走失老年人并安全返回。

(魏　娜)

第八章　失能老年人功能障碍康复护理

衰老、疾病及医源性因素是失能老年人功能障碍的主要因素。多病共存增加了康复护理实施的难度，活动减少或长期卧床加重原本存在的功能障碍，使得康复的有效性降低。疾病与功能障碍相互影响、相互作用，造成康复治疗困难是失能老年人功能障碍的特点。失能老年人常见的功能障碍有运动功能障碍、吞咽功能障碍、认知功能障碍及语言功能障碍等。其康复的主要类型包括预防性康复、一般性医疗康复及康复治疗，帮助建立正确的运动模式，预防或降低残疾程度，减慢病情发展速度，改善或代偿功能障碍，有目的地恢复已丧失的功能，减轻失能程度。

康复护理(rehabilitation nursing)是指在康复实施过程中，为达到躯体、精神、社会和职业的全面康复目标，紧密配合其他康复人员的工作，对康复对象进行基础护理和各种专门的功能训练，帮助病、伤、残者等康复对象恢复生理功能，恢复生活能力，预防继发性残疾，减轻残疾的影响，以达到最大限度的康复和重返社会。

第一节　运动功能障碍康复护理

一、概念

运动是指骨骼肌的活动，包括随意运动和不随意运动。运动功能障碍是指由上运动神经元(锥体系统)、下运动神经元、锥体外系统和小脑组成的运动系统的任何部位受损所导致的骨骼肌活动异常,可表现为瘫痪、不自主运动及共济失调等症状。

二、失能老年人运动功能障碍的表现

失能老年人运动功能障碍的表现包括偏瘫、肌无力、肌张力障碍、关节活动障碍、步态异常、平衡功能障碍等。

三、康复护理实践

(一) 评估

实施运动功能障碍康复护理前须对失能老年人肌力、肌张力、关节活动度、平衡功能、步态等相关内容进行有效评估。

(二) 康复策略

1. 弛缓性瘫痪期护理

(1) 良肢位摆放:又称抗痉挛位,可防止或对抗痉挛姿势的出现,保护关节,早期诱发分离运动,是提高康复疗效的重要措施。患侧良肢位摆放可增加患侧的感觉输入,有利于患侧功能恢复,避免诱发或加重痉挛,使健侧的活动能力增强。健侧良肢位摆放有利于患侧肢体血液循环,预防患肢水肿。坐位良肢位摆放能够改善老年人的直立性低血压,提高失能老年人的躯干肌控制能力。日常护理中应注意保持对运动功能障碍的失能老年人进行良肢位摆放。

(2) 肢体被动运动:可预防关节活动受限,促进肢体血液循环,增强感觉输入。对失能老年人所有关节均做全范围的关节被动运动,预防关节粘连,一般从近端关节到远端关节循序渐进。上肢依次进行肩关节、肘关节、腕关节、手指关节被动运动,下肢依次进行髋关节、膝关节、踝关节被动运动。每个关节各方向运动 3~5 次,每日训练 2~3 次,直至恢复主动运动;训练时应注意观察失能老年人反应,出现不适时应及时停止。

(3) 肢体主动运动:鼓励失能老年人利用健侧肢体帮助患侧肢体进行活动,重点促进肩胛带和骨盆带的功能恢复。Bobath 握手可防止或减轻患侧上肢失用性肌萎缩,维持肩、肘关节活动度并抑制上肢痉挛。嘱失能老年人双手手指交叉,患侧手指置于健侧手指之上,充分利用健侧上肢带动患侧上肢活动,肘关节充分伸展。桥式运动可有效防止立位时因髋关节不能充分伸展而出现的臀部后突所致的偏瘫步态,可分为双侧桥式运动和单侧桥式运动,须根据失能老年人实际情况进行训练。双侧桥式运动:仰卧位,照护者帮助其将双腿屈曲,双足平踏在床上,照护者嘱失能老年人双足跟用力踩床,使臀部抬离床面并维持,如患髋外展、外旋肌力弱不能支撑时,照护者可帮助稳定患膝。单侧桥式运动:当失能老年人能完成双侧桥式运动后,可嘱伸展健腿,由患腿负重,完成屈膝、伸髋、抬臀的动作;也可以嘱其患侧腿屈髋屈膝,将健侧腿搭在患侧膝关节上,完成伸髋、抬臀的动作。主动运动期间照护者应注意对失能老年人的保护,避免失能老年人出现意外,同时注意观察失能老年人的生命体征,如出现不适应及时停止;主动运动应遵守循序渐进的原则,避免过于劳累。

2. 痉挛期护理

(1)卧位抗痉挛训练:采用 Bobath 握手上举上肢,嘱失能老年人肩胛骨向前,患侧肘关节伸直;桥式运动也有利于抑制下肢伸肌痉挛。

(2)被动活动肩关节和肩胛带:仰卧,Bobath 握手,用健侧上肢带动患侧上肢上举,伸直和加压患臂,以帮助上肢运动功能恢复,预防肩痛和肩关节挛缩。

(3)下肢控制能力训练:屈髋、屈膝训练。仰卧,上肢置于体侧或 Bobath 握手举至头顶,照护者一手将患足平踏在床上、足底支撑床面,另一手扶持患侧膝关节,维持髋关节内收,患足不离开床面而移向头端,完成髋、膝关节屈曲,再缓慢伸直下肢,反复练习。

3. 恢复期护理　恢复期初期患侧肢体和躯干肌肌力尚弱,没有足够的平衡能力,故应先进行平衡训练,再进行肢体的精细运动和协调运动训练,帮助失能老年人早日恢复日常自理能力。平衡训练包括坐位平衡训练和站立平衡训练,先进行静态平衡训练,再进行动态平衡训练,尤其是左右和前后动态平衡训练。

(1)坐位平衡训练

1)重心向健侧转移:失能老年人端坐位,照护者站在失能老年人面前,一手扶托失能老年人颈后部以增加失能老年人的安全感,嘱咐失能老年人用健侧肘关节接触床,然后再回到端坐位。重心向健侧转移过程中,从健侧回到端坐位时要避免健侧肘关节支撑。照护者应轻轻握住健侧手背慢慢抬起来,避免健侧手向下推的力量使身体坐直。

2)重心向患侧转移:失能老年人端坐位,照护者站在失能老年人面前,一手扶托失能老年人颈后部以增加失能老年人的安全感,另一只手帮助患侧上肢向患侧放直支撑于治疗床上。当重心通过患侧肘部时嘱咐失能老年人继续向患侧用力,此训练可以刺激肩周肌群的共同收缩,加强患侧肩关节的稳定性。

3)双腿交叉重心转移:失能老年人端坐位,照护者站在失能老年人面前,用一侧上肢环绕在失能老年人肩后,另一只手放在对侧大转子处帮助该侧臀部从床上抬起来。这种重心转换需要向两侧进行,重心总是转向位于下方的腿比较容易,即患侧腿在上方时重心向健侧腿转移。

4)双手交叉向前:失能老年人端坐位,双脚平放在地上,Bobath 握手,照护者引导失能老年人弯腰向前,双手去摸其脚尖。运动幅度要先小后大,开始时以失能老年人躯干前倾后能回到端坐位为宜,并且注意躯干前倾过程中足跟不能离地。照护者一定要注意保护失能老年人的安全,控制好患侧足,防止其向后滑动。

(2)站立平衡训练

1)坐位到站立位转换:失能老年人端坐位,坐于床边,双足分开与肩同宽,双侧足底着地,双足跟落后于双膝,患侧足稍后,以便于负重及防止健侧代偿。失能老年人 Bobath 握手双臂前伸,躯干前倾,使重心前移,患侧下肢充分负重,然后臀部离开床面,双膝前移,双腿同时用力慢慢站起,站立位时双腿同等负重。在站立过程中失能老年人不能低头,必须在双肩超过双膝时臀部才能离开床面,起立后防止膝关节过伸或是伴有踝关节跖屈、内翻的髋关节向后方摆动。

2)患侧下肢站立,健侧下肢内收、外展:失能老年人站立位。照护者坐在失能老年人面前,稍向患侧的一方,用自己的下肢保护其患侧下肢,使其自行站立,然后照护者一手协助其患侧髋关节伸展,在患侧下肢负重的情况下,使健侧下肢做内收、外展的动作。

3)患侧下肢站立,健侧下肢向前迈步:失能老年人于床边站立位,双脚与肩同宽。照护者在其患侧,一手固定患侧肩,一手固定患侧骨盆。嘱失能老年人健侧下肢向前内侧迈出,并越过中线。照护者引导患侧骨盆向前,使重心转移至患侧前足掌。照护者也可绕过失能老年人身后固定健侧髂前上棘诱导重心向前,以增强失能老年人的安全感及主动性。

4)患侧下肢站立,健侧下肢踏台阶:失能老年人站立位,在失能老年人健侧下肢的侧方放一低凳,健侧下肢外展,将足置于凳上。照护者一手置于失能老年人患侧髋关节协助保持伸展位,另一手置于健侧腰部,诱导重心向患侧下肢转移。患侧下肢及躯干维持原姿势不变,抬起健侧足在空中保持,再放回原处。反复训练多次后放回原位。当失能老年人没有辅助也可以完成时,照护者一手维持其患手腕关节背伸,手指伸展,利用胸部控制患侧上肢的伸展以抑制患侧上肢因联合反应而导致的上肢屈曲;另一手置于健侧腰部,维持患肢的负重。置于木凳上的健侧下肢不得出现外旋,足尖朝向正前方,以增加患侧下肢髋关节伸肌选择性活动的难度。

5)单腿站立训练:失能老年人站立位,患侧单腿站立,面前摆放 20cm 高的低凳,将健侧下肢踏在上面,照护者一手下压、前推患侧骨盆,辅助髋关节伸展;另一手置于健侧躯干协助将重心转移到患侧。随着失能老年人功能提高,可以增加踏凳的次数和延长负重时间。当以上动作可以正确地反复进行时,照护者立于患侧,用照护者下肢诱导失能老年人患肢的膝关节屈、伸运动控制,增强承重反应能力。

（三）效果评价

1. 失能老年人掌握肢体运动功能障碍康复训练的方法。
2. 失能老年人完成肢体运动功能康复训练。
3. 失能老年人肢体运动功能康复训练过程安全。

第二节　吞咽功能障碍康复护理

一、概念

吞咽功能障碍（dysphagia）指由于下颌、双唇、舌、软腭、咽喉、食管等器官结构和 / 或功能受损,不能安全有效地把食物由口送到胃内取得足够营养和水分的进食困难。

二、失能老年人吞咽功能障碍的表现

失能老年人吞咽功能障碍的表现包括流涎,饮水呛咳,食物残留口腔,声音浑浊,进食过程清嗓,难于咽下食物或哽噎以及咽部有异物感,鼻反流。

三、康复护理实践

（一）评估

通过颈部听诊、吞咽能力的评估判断吞咽障碍的程度及实施康复护理技术的方案。

（二）康复策略

1. 基础训练护理　进食前充分评估失能老年人进食安全,合理选择进食方式、食物种类及是否协助进食等。鼓励失能老年人健侧进食,避免残留食物误吸;失能老年人进食前应先进行排痰;口腔感觉差的失能老年人,把食物送入口中时,适当增加勺子下压舌部的力量,有助于刺激感觉;对饮水有呛咳的失能老年人,指导失能老年人避免进食汤类食物,应将食物做成糊状,如出现呛咳应立即停止进食；意识障碍的失能老年人禁止经口进食；进食前后注意清洁口腔,进食后及时清除口腔残留物；进食后让失能老年人在舒适的坐位或半卧位休息 30~40min,避免立即平卧导致的食物反流。

(1)唇部运动：包括闭唇、噘嘴和唇角上抬,可反复循环练习。失能老年人紧闭唇,照护者将示指与中指分别压于上下唇,施加阻力用力分开双唇,促进闭唇力量；失能老年人用力噘嘴,照护者用示指置于口角向外拉,给予阻力,坚持 5s,放松；失能老年人微笑,照护者将中指置于口角,抵抗口角上抬,坚持 5s,放松。

(2)下颌、面部及颊部运动训练：嘴尽量张大,维持 5s,然后放松；鼓腮,维持 5s,然后放松；鼓腮,使嘴里的空气快速地轮流在左右面颊内移动。以上动作做 10 次,每天重复做 3 次。

(3)舌运动：包括伸出、侧伸、舌尖抬高。失能老年人尽可能地向外伸舌,照护者用压舌板或勺子在舌中部快速向内压,给予阻力；失能老年人侧伸或在口内将两侧面颊顶起,照护者用压舌板给予阻力；舌尖做顺时针或逆时针清扫牙齿动作。

(4)咳嗽训练：失能老年人反复咳嗽,清嗓,提高清除能力。

(5)构音训练：失能老年人张口发"a"音,再发"i""u"音,每次每音发 5 遍。也可缩唇后发"hu"音,鼓励失能老年人多发音,或唱熟练的歌曲；通过张口、闭口动作,促进口唇肌肉运动和声门的闭锁功能。

(6)咽部冷刺激与空吞咽：冷刺激能有效强化吞咽反射,反复训练可使之易启动且吞咽有力；训练时,用冰棉棒轻刺激软腭、舌根及咽后壁,嘱失能老年人做空吞咽动作,3 次 /d,10min/ 次。

2. 摄食训练

(1)体位：以端坐位为最佳体位,如失能老年人病情许可,进食时选择端坐位,头部向前,颈部弯曲,全身放松；也可取半坐卧位,抬高床头 30° 以上,头前屈,偏瘫侧肩部以枕头垫起,头偏向健侧。该体位有利于食物运送到舌根部,不易从口中漏出,可减少向鼻腔逆流及误咽的危险。

(2)食物的种类和量：根据失能老年人饮食特点及吞咽障碍程度,选择适当黏性、不易松散、表面光滑、通过咽及食管时容易变形,且不在黏膜上残留的食物,食物形态选择顺序一般为软食、半固体、固体、液体；饮水呛咳失能老年人可尝试用食物增稠剂改变食物性状；应注意食物的营养、温度、色、香、味等。注意"一口量",即最适宜吞咽的每次摄食入口量,从小量(1~5ml)开始,逐步增加。一口量过多,食物会从口中漏出或引起咽部食物残留导致误吸；过少,则会因刺激强度不够,难以诱发吞咽反射。

（3）咽部残留食物去除吞咽方法：①反复吞咽，每次进食吞咽后，反复做几次空吞咽，使食物全部咽下，再继续进食；②交互吞咽，失能老年人交替吞咽固体食物和流食，也可每次吞咽后饮水 1~2ml；③侧方吞咽，咽部两侧的梨状隐窝最易残留食物，失能老年人分别向左右转下颌，做侧方吞咽，可除去梨状隐窝的残留食物；④点头样吞咽，颈部尽量前屈，形似点头，同时做空吞咽动作，以去除残留食物。

（三）效果评价

1. 失能老年人进食过程安全。
2. 失能老年人掌握吞咽功能障碍康复训练的方法。
3. 失能老年人能够完成吞咽功能康复训练。

第三节　认知功能障碍康复护理

一、概念

认知障碍是指认知功能中的一项或多项受损，当认知功能有两项或两项以上受累并影响个体的日常生活或社会能力时则是痴呆。认知功能障碍康复是指通过医护人员和照护者的协助，采用个体化干预手段或策略，帮助认知障碍失能老年人维持或改善某些日常生活能力或社会功能，如进食、服药和洗漱等。

二、失能老年人认知功能障碍的表现

认知功能受损的失能老年人常表现为记忆障碍、视空间障碍、执行功能障碍、计算力障碍、失语、失用、失认。

三、康复护理实践

（一）评估

通过对认知功能及日常生活能力的评估确定认知功能障碍康复训练的方案。

（二）康复策略

1. 记忆力训练

（1）恢复法：背诵学习数字串或词语列表，可以通过分组（例如三个词语为一组）或分类（不同的类型）记忆。

(2)关联法：一个人对儿时家中的场景记忆犹新，如卧室、客厅和餐厅，当他学习新的内容时，就指导他把要记忆的内容与特定的位置相互关联。记住家里的每个位置就促进了与之相互关联的项目的记忆。

(3)视觉想象：视觉想象包括想象一个和言语刺激相对应的视觉刺激。例如，一个人想要记住一对词语如"帽子"和"狗"，通过想象一个戴着帽子的狗，就能够促进这一对词语的记忆。

(4)提示法：运用失能老年人的穿着或携带的东西作为提示物，来提示重要的时间或任务。

(5)房间摆放照片等促进记忆信息。利用标识提示居家环境中各种场所的位置。

(6)辅助工具的训练：①记事本，这是一种最通用有效的方法。在日常生活中，建议参考及运用记事本，减轻因记忆力下降而带来的问题。②活动日程表，将有规律的每日活动制成大而醒目的时间表贴在失能老年人常在的场所，如床头边。③学习并使用绘图，用大地图、大字和鲜明的路线标明常去的地点和顺序，方便失能老年人使用。④记忆提示工具，包括清单、标签、记号、录音机提示等。

2. **注意力训练**　保证失能老年人充足的休息时间。减少干扰因素，尽量安排失能老年人在安静的环境中学习，必要时使用耳塞、住小卧室、消除噪声。每日记录集中注意力的时间长度，并对失能老年人的任何进步予以赞扬。在有信息，特别是新的信息进入时给予提醒。房间中避免使用单调的颜色，用大量照片装饰房间也可能有帮助。为失能老年人安排日常的任务时，将工作或学习任务分成各个部分来完成，一次只完成一个任务。

3. **计算力训练**　计算力训练强调失能老年人在计算过程中不使用任何计算工具（如纸笔、算盘、计算器），仅凭大脑思维运转计算出结果。训练过程中可使用加、减、乘、除等运算方法，数字由易至难，逐渐增加难度。强调日常生活中的运用。

4. **执行功能训练**　使失能老年人每天的活动尽可能变为常规，通过重复训练以改进行为。指导失能老年人调整自己的节奏，以保证有充足的额外时间以避免感觉匆忙。充分利用仍保存的技能或功能，补偿已损伤的功能。提供从基本到复杂的有等级的任务，让失能老年人逐步进步。适时给予失能老年人肯定与鼓励，训练难度与失能老年人能力相符。

5. **多认知域训练**　强调对失能老年人实施记忆力训练、语言交流能力训练、计算力训练、注意力训练、视空间及执行功能训练、定向力训练相结合的多认知域的训练，或者是以单个认知域为主的多认知域训练。

(1)手工制作:嘱失能老年人观察即将制作物品的颜色,整体构造,为失能老年人讲解制作步骤,请其复述制作步骤。制作过程中照护者可根据完成情况给予适当的提示或帮助,鼓励失能老年人完成训练。制作成品会增加失能老年人的信心。

(2)绘制路线图:请失能老年人叙述当日与照护者共同外出的地点、时间、碰到了什么人、做了什么事,写出或画出出行路线以及记忆深刻或感兴趣的建筑、人物、事件等。绘制的路线选择失能老年人感兴趣或熟悉的,在外出期间照护者适时讲述规划的出行路线、出行工具及标志性建筑等,利于锻炼失能老年人记忆力、理解力、视空间等认知域。

6. 手指操　　手指操通过各种手法锻炼手指的伸屈,通过敲击按压等方法反复刺激手部的穴位和筋络,促进血液流通,加强机体的新陈代谢,刺激大脑皮质。使大脑功能得到强化,改善认知水平。手指操简便易学,不受时间和场地的限制,部分活动受限的失能老年人也可参与,易于被失能老年人接受。手指操包括准备运动、抓手指、数手指、弯手指、爬手指、弹手指、压手指、对手指、翻手指、整理运动。

7. 日常生活能力训练

(1)进食:认知功能障碍的失能老年人会出现忘记是否吃饭、不会使用进食工具,后期会出现忘记咀嚼、吞咽等动作。每日固定进食时间,进食前告知失能老年人时间,使用颜色鲜明的餐具、桌椅以强化进食环境,指导失能老年人进食工具使用方法,并给予演示,如将勺子放在失能老年人手中,照护者演示勺子使用方法。食物准备以利于增进食欲、方便拿取为原则。

(2)洗漱沐浴:固定时间洗漱、沐浴,可通过昼夜的变化提示失能老年人。对遗忘洗漱动作的失能老年人,可通过视觉暗示帮助失能老年人,如失能老年人不能完成刷牙的一系列动作,可以将动作分步骤演示,上一个动作要结束时,提醒下一个动作,启发失能老年人有意识地活动,或用手帮助失能老年人进行下一个动作。

(3)如厕:如厕场所粘贴醒目标识,利于失能老年人如厕。行动不便者,指导并协助使用坐便器。训练失能老年人正确如厕步骤,失能老年人遗忘时可给予提示,选择易于如厕的衣裤。

(4)穿脱衣服:鼓励失能老年人完成穿脱衣服,适时给予提醒与帮助,通过演示与强化使失能老年人能够完成穿脱衣服的动作,通过展板、视频等视觉或听觉暗示提示失能老年人衣服的选择,准备方便易穿的服装利于失能老年人独立正确穿衣。

(三) 效果评价

1. 照护者及失能老年人掌握认知功能障碍康复方法。

2. 失能老年人可在照护者陪伴下进行有效的认知功能康复训练。

3. 失能老年人认知功能下降减缓。

4. 失能老年人日常生活能力有所改善。

第四节　语言功能障碍康复护理

一、概念

失语（aphasia）是指在神志清楚,意识正常,发音和构音没有障碍的情况下,大脑皮质语言功能区病变导致的言语交流能力障碍,表现为自发谈话、听理解、复述、命名、阅读和书写 6 个基本方面能力残缺或丧失,如失能老年人构音正常但表达障碍,肢体运动功能正常但书写障碍,视力正常但阅读障碍,听力正常但言语理解障碍等。语言功能障碍康复是通过对文字的发声、识别、理解、运用等方面进行干预,使失能老年人提高语言输出与接收的能力,通过多种形式增加语言训练的机会及巩固训练效果,改善语言功能,增进有效沟通,提高失能老年人生活质量。

二、失能老年人语言功能障碍的表现

失能老年人语言功能障碍的表现包括听理解、自发谈话、复述、命名、阅读、书写 6 个基本方面的一个或多个功能障碍,常见交流障碍表现为口语表达和 / 或口语理解障碍。语言表达障碍表现为形成语言信息困难、错语和 / 或杂乱语、说话费力、找词困难或命名障碍、刻板言语、持续言语、复述困难、语法障碍、模仿言语、表达不流畅。语言接收障碍表现为听理解(含接收障碍、感知障碍、词义障碍、句法障碍、特殊范畴障碍等)和听执行障碍。

三、康复护理实践

(一)评估

评估失能老年人语言功能障碍的程度,确定康复实施方案。

(二)康复策略

1. 听理解康复训练

(1)名词听理解:给失能老年人展示一张图片或一个实物,照护者说出展示物名称,示意失能老年人指出展示物。逐渐增加展示物数量,照护者说出其中一个展示物名称,让失能老年人指出相应展示物。当正确率达80%~90%,将展示物逐渐增加到3~6个,开始由非同类事物组成(例如,目标词为西瓜,干扰词可选蔬菜类的芹菜、工具类的尺子、服装类的帽子等),逐渐改变为同类事物(例如,目标词为西瓜,干扰词可选同类的橘子、苹果、菠萝等)。

(2)动词听理解:①完成动作指令。失能老年人听指令后,执行动作。如抬起左手、摘下帽子等。②动词听理解。展示3~4张动作图片,照护者读出一个动词,失能老年人指出对应的动作图片(如目标图片为游泳,干扰图片为排球、散步、跳绳等)。③执行两个或更多成分的指令(如指书,再指铅笔),执行两个动词的指令(如指出茶杯,拿起剪刀)。

(3)语句听理解:①照护者展示3~4张图片或实物,提出一个问题,失能老年人指出相对应的图或实物(如提问:"哪个是可以穿的东西?"指出图或实物)。②有关图画材料的问题,照护者展示一张图片,提出与图片相关的问题,失能老年人回答(如提问:"男孩在散步吗?"答案为:"不,男孩在睡觉。")。

2. 阅读理解康复训练

(1)名词阅读理解:①字词与图或实物匹配,展示一个字词,展示5~6张图片,失能老年人读字词后,找出相应的物体图片。②读短语填空,展示未完成的短语,展示3~4个词汇,失能老年人从展示词汇中选出恰当的词[例如:他今天穿了一件红色的 _____。(帽子、衬衫、拖鞋、手套)]。

(2)动词阅读理解:与听理解康复训练的内容和步骤相同,但以文字为刺激方式。

(3)语句阅读理解:①句与图匹配,展示一个句子和3~5张图片,失能老年人阅读句子后,找出相应的图片(如女孩抱着小猫)。②句填空,展示一句未完成句子,并展示3~4个答案,失能老年人将句子补充完整[如:天安门位于 _____。(河北、北京、天津)]。③读短句或长句回答问题,展示一个文字句子,失能老年人做出回答(如:今年是哪一年?回答为某年)。④读短篇或长篇文章回答多选题,展示一短篇或长篇文章和3~5个多选题,失能老年人阅读后,回答多选题。

(4)执行文字指令:照护者给失能老年人展示文字指令,失能老年人遵指令执行(如将杯子水倒满)。

3. 图片命名康复训练

(1)图填词:展示一张需要失能老年人说出词的图片,照护者说出语句的前半部分,失能老年人按照图片说出后半部分,如:"这是在天空中飞行的一架 _____(飞机)。"若失能老年人说出后半部分有困难,照护者可说出后半部分的第一个字,失能老年人说出最后一个字,如:"这是在天空中飞行的一架飞 _____(机)。"

(2)词选择:展示一张图片,照护者说出两个词,如:"这是帽子还是盘子？"失能老年人说出图片中的物品名称。

(3)语音暗示:照护者可以给予起始语音的暗示,并拉长语音,等待失能老年人说出后面的音。如照护者说:"我们从花园里摘了很多鲜 _____(花)。"失能老年人应说:"花。"

(4)图命名的范畴、功能及描述:如"自行车",提示可以"它是一种交通工具"(范畴),"是用来代步的"(功能),"它有两个轱辘"(特征描述)。逐步过渡到由失能老年人说出名词。

(5)手势暗示与动作配合:当要求失能老年人说出动词出现困难时,可做相应的动作给予提示。

4. 自发谈话康复训练

(1)展示一张简单的情景图片,让失能老年人说出图片内容,尽量连成一句话。失能老年人可熟练说出后,展示内容较为丰富的图片,让失能老年人尽量说全图片内容,连成一到两句话。

(2)出示一组连环画故事,让失能老年人尽量描述丰富。

(3)和失能老年人谈论一些关于他的爱好或工作、生活中的事,让失能老年人尽量表达清楚。

5. 语言功能康复训练的实施　居家失能老年人掌握语言功能康复训练方法后,可将训练形式重整,将多种训练方法融入一个游戏中,增加失能老年人训练积极性,体现寓教于乐。

(1)词语联想:展示一张文字图片(文字可为一个词或一句话),请失能老年人读出图片上文字,解释图片上文字表达的意思,用图片上每一个文字进行组词,并将所组词语写或画出。

(2)句式填词:展示一张文字图片(展示文字为一句话,其中有词空缺),失能老年人读出图片上文字,根据文字意思给空白处填词,请失能老年人说出所填词语所属类别,并举例说出生活中与所填词语同一类的词语。

(3)词语接龙:展示一张文字图片,请失能老年人读出文字,并用最后一个字作为词语开头进行组词,照护者与失能老年人轮流组词。

(三) 效果评价

1. 照护者及失能老年人掌握语言功能障碍康复训练方法。

2. 失能老年人可在照护者陪伴下进行有效的语言功能康复训练。

3. 失能老年人沟通效果改善,有效沟通提升。

4. 失能老年人的负性情绪有所改善。

第五节　心理问题康复护理

一、概念

心理问题是指个体内部心理不和谐、与外部适应不良的波动的心理状态,具体包括 5 个维度:认知效能、情绪体验、自我认识、人际交往和适应能力。心理问题康复是通过关注失能老年人的心理及情感状态,引导失能老年人从创伤后成长、疾病获益感等角度关注自身健康变化情况,以有效应对其负性情绪。

二、失能老年人常见心理问题的表现

失能老年人常见心理问题的表现包括抑郁、焦虑、孤独感、自卑感、病耻感等。

三、康复护理实践

(一) 评估

评估失能老年人心理问题的类型及严重程度,确定康复实施方案。

(二) 康复策略

1. 认知行为疗法　通过识别情绪、驳斥非理性信念、改变认知偏差及改变个体的内在语言来纠正失能老年人的不良情绪状态。可采用提问的方式对非理性信念进行驳斥,也可通过让失能老年人书写情绪日志来发现不合理的信念。

2. 支持性干预

(1)支持性心理治疗:以关切的语气、开放性提问与失能老年人交流,当失能老年人倾诉时要认真倾听,并进行共情和恰当的情感和价值反应。让失能老年人的负性情绪充分宣泄后再向失能老年人讲解疾病的常识、治疗及康复知识,解除失能老年人心理顾虑,指导失能老年人应对身体和心理问题,并对失能老年人关注的问题给予积极的解释和适当的保证,鼓励其树立战胜疾病的信心,从而缓解失能老年人的不良心理。

(2)支持性小组:小组工作者指导和协助小组组员讨论自己生命中的重要事

件,表达经历这些事件时的情绪感受,建立互相理解的共同关系,达到相互支持的目的。小组工作者在小组活动中设计一些活动唤起组员分享和回忆他们共同的人生经历,产生共情和归属感,组员在小组活动中形成支持关系,改变缺少交往的状态,可改善和缓解内心的孤独感。

(3)家庭心理治疗:将失能老年人与其生活中的重要人员聚在一起,由心理工作者带领进行家庭式的心理交流,让家庭成员之间分享各自的心理感受、想法和期待,认识家庭成员有效沟通的重要性和成员之间不恰当的交流给每个人的心理造成的负面影响,并探讨家庭中新的交流模式,给失能老年人和家庭成员带来的积极影响。

3. 正念减压疗法　在训练中运用自己内在的身心力量和逐渐增强的正态意念来调控人的呼吸,培育正念,可以改变原来的错误认识,同时增加积极的认识。帮助失能老年人管理情绪,减轻消极情绪和痛苦心理。帮助失能老年人避免陷入心理困扰和盲目的反应模式中,以积极向上的心态面对疾病给身体带来的危害,增加他们的内心幸福指数,增强免疫功能,降低复发恐惧感,增强自我效能,从根本上改善失能老年人对身体疾病的看法和态度,进而降低失能老年人的心理压力,缓解抑郁症状。

4. 放松训练　包括渐进性肌肉放松方法、引导想象、沉思等。可选择在一间安静的房间里以最舒服的姿势坐着,闭上眼睛,用鼻呼吸,尽可能慢且深。想象自己正处在某一平时自己最喜欢的自然景观。例如:在美丽宽阔的大草原上,你静静地坐在一个蒙古包前,眼前的草原像一张绿色的地毯一直铺到天边,和蔚蓝色的天空连成一片,四周是这样的寂静,只是偶尔随风送来几声牛羊的叫声,你呼吸着草原上清新的空气,感觉放松、放松,从未有过的放松。也可仰卧在床上,手脚舒适地伸展放平,闭上眼睛,缓慢而深深地呼吸。你觉得心中有不快,深深地吸气,长长地呼气,烦恼也将随着呼出的气而消散净尽;深深地吸气,缓慢地完全呼出,你的烦恼被分散开了;深深地吸气,完全地呼出,你的烦恼消失了,你感到轻松了。

5. 叙事疗法　鼓励失能老年人先讲出自己的生命故事,以此作为主轴,再通过治疗者的重写,丰富故事内容。将问题与人分开,把贴上标签的人还原,让问题是问题,在消极的自我认同中,寻找隐藏在其中的积极的自我认同。使失能老年人直接回忆及构建失能经历并计划未来的生活,在此过程中找到新的生命旅程的可能性。失能老年人通过支持性的交谈,表达自己的忧虑和需求,发现自己的价值和兴趣。

6. 怀旧疗法　通过采用引导物包括照片、来往信件、经典电影、歌曲、戏曲等让失能老年人及其照护者一起怀念过去的美好事情,从而帮助失能老年人更好地应对疾病。也可以根据失能老年人的不同情况,实施个体或者团体的怀旧疗法,还可以针对失能老年人夫妻二人同时实施怀旧疗法。

7. 中医情志护理　根据老年人的特点辨证施护,通过一种或多种情绪调节,控制和克服另外一种情绪或多种情绪,使负性情绪得以宣泄和消除,能有效改善老年人心理问题,提高生活质量。采用说理开导法、顺情从欲法、移精变气法、暗示法等多种方法,涉及太极拳、八段锦、针灸等多项技术,可将两种或两种以上中医情志护理方法联合应用于老年人,能够改善老年人不良心理状态,使其在心理和生理上处于接受治疗的最佳状态,促进疾病的早日康复。

8. 自杀的预防　注意聆听和关注老年人的需求,使老年人能感受到生命的价值;拓展老年人的社交网络,加强老年人与其他人的联系;时刻注意老年人的言行举止,发现不良信号要及时处理;陪伴老年人度过情绪低潮时期,使之得到情绪上的安宁,打消自杀的念头。对可能存在自杀倾向的失能老年人进行重点管理。失能老年人所处环境的布置应光线明亮、空气流通、整洁舒适,墙壁以明快色系为主,挂上壁画,摆放适量的鲜花等。凡能成为失能老年人自伤工具的物品都应严格管理,妥善保管老年人的药物,避免老年人一次性大量吞服,造成急性药物中毒等。与失能老年人积极沟通,鼓励老年人积极参与社会活动。对于有强烈自杀倾向的失能老年人要专人 24h 看护,不离视线,必要时给予约束,以防意外。夜间、凌晨、午间、节假日等要特别注意防范。

9. 照护者心理问题护理指导　照护者主动学习,通过询问医护人员、主动参与照顾专业知识培训等方式,了解、熟悉失能老年人疾病相关知识,学习护理方法,可提高对疾病的应急处理能力,从而提升照护能力,减少焦虑、抑郁等负性情绪的产生。照护者要积极应对,可向亲人、朋友或他人倾诉,把心中的不快、郁闷、愤怒、困惑等消极情绪说出来,会使心理上轻松起来;经常进行正向的自我激励,给自己信心,注意调节情绪,微笑面对生活;学习将针对老年人的转移注意力的方法运用于自身。在照顾的间隙适当打盹,适时进行体育活动,简单放松身体,缓解压力。照护者在照护失能老年人的过程中应转化思维,从积极的角度看问题,并于照护中发现并感知获益,构建生活的积极意义。

（三）效果评价

1. 照护者及失能老年人掌握心理问题康复训练方法。

2. 失能老年人和照护者的负性情绪改善。

3. 失能老年人和照护者均未出现自杀等意外事件。

（张艳明　董凯生）

第九章　安宁疗护

第一节　概　　述

一、概念

老年人安宁疗护(elderly tranquil care)指由医疗健康照顾人员和志愿者为终末期老年人提供的全方位照护,包括生理、心理、精神和社会支持,目标是帮助终末期老年人舒适、平静和有尊严地离世。原国家卫生和计划生育委员会于 2017 年提出将临终关怀、舒缓医疗、姑息治疗等统称为安宁疗护。

世界卫生组织(WHO)根据全球死亡率数据提出老年人如患以下疾病,包括痴呆、癌症、心血管疾病(排除急性死亡)、肝硬化、慢性阻塞性肺疾病、糖尿病、获得性免疫缺陷综合征、肾功能衰竭、多发性硬化、帕金森综合征、风湿性关节炎、耐药结核病,需要以控制症状为主、以提高生活质量为目的的姑息照护模式,当患者疾病进展或进入终末期,则需要通过安宁疗护模式进一步加强。目前安宁疗护的服务覆盖率低,WHO 指出全球每年约有 4 000 万例临终患者需要安宁疗护服务,但仅有 14% 的患者可获得此种服务。我国国家统计局数据显示,每年死亡人数约 960 万~990 万人,但仅有少部分人获得安宁疗护服务,且获得者死亡质量评价较低,需要我们去更多地关注和发展安宁疗护。

二、安宁疗护的发展

1967 年桑德斯博士在英国伦敦创办"圣克里斯多弗临终关怀医院",被誉为"点燃了世界临终关怀运动的灯塔",标志着安宁疗护的开始。之后,在英国、加拿大、澳大利亚、新西兰、芬兰、德国等多个国家相继开展了安宁疗护服务。

我国安宁疗护于 1981 年在台湾省开始发展。1988 年在天津医学院成立临终关怀研究中心,建立了中国第一家临终关怀病房。2006 年中国生命关怀协会成立。2017 年 2 月,国家卫生和计划生育委员会发布了《安宁疗护中心基本标准和管理规范(试行)》《安宁疗护实践指南(试行)》等安宁疗护相关的指导性文件,为我国安宁疗护的发展确定了方向。2017 年 9 月,我国选定了北京市海淀区、上海市普陀区、吉林省长春市、河南省洛阳市、四川省德阳市 5 个地区为安宁疗护试点。2018 年 6 月,国家卫生健康委员会、国家发展和改革委员会等 11 部门联合印发《关于促进护理服务业改革与发展的指导意见》,指出需要全面推进安宁疗护工作,完善安宁疗护服务供给。截至 2020 年底,全国设有国家老年疾病临床医学研究中心 6 个;设有老年医学科的二级及以上综合性医院 2 642 所,设有临终关怀(安宁疗护)科的医院 510 个。

三、老年人安宁疗护的目的及意义

(一) 维护生命尊严

使老年人在生命的最后旅程能最大程度减少痛苦,发现生命的价值、生存的意义。在临终护理中,尽量满足老年人的需求,既要做到生理关怀,又要做到心理关怀,维护他们的人格和尊严。

(二) 倡导人文关怀

树立以人为本,倡导以临终老年人及照护者为中心的服务理念,通过人文关怀和优质护理服务彰显人道主义精神,培养良好的职业道德和职业情感。护理人员应该具有专业的道德情怀,维护老年人的生命尊严和实现其生命价值。

(三) 树立科学的生死观

临终和死亡是生命发展的必然趋势和结果,接纳死亡是辩证唯物主义和历史唯物主义的世界观,代表人类对自身和外部世界的认识发展到了一个新的水平。

(四) 提高临终老年人的护理质量

针对临终老年人这一特殊群体的需求,帮助其解除痛苦,提供个体化、专业化、整体化和优质化的护理服务。

(五) 提升临终老年人及照护者的生活质量

通过减轻痛苦、心理支持、精神关怀和舒适护理,满足临终老年人"善终"和临终老年人照护者"善后"的服务需求,提高其生活质量。

四、安宁疗护的组织形式

(一) 居家照护

居家照护指终末期失能老年人住在家里,由照护者提供基本生活照顾,由医疗机构工作人员定期巡诊,提供帮助,巡诊小组由经过专业培训的医生、护士、药师、营养师、理疗师、心理咨询师等多学科人员组成,为失能老年人提供药物注射、伤口换药、疼痛控制、生活护理、心理支持等。志愿者可参与陪伴和提供支持。居家照护满足了一部分失能老年人希望最后的时间能和家人在一起的愿望,且费用低。

(二) 住院照护

住院照护指终末期失能老年人住在医疗机构接受安宁疗护。凡接收重症失能老年人的医疗机构都承担着安宁疗护任务,在失能老年人的疾病进展期及终末阶段为其提供舒适照护和支持。住院照护模式实施的场所包括医院的临终关怀病房、临终关怀院、护理之家、康复院等。

1. 独立的临终关怀院　专门提供临终关怀服务的机构,不属于任何一家医疗机构,其软硬资源较齐备,具有医疗、护理设备,一定的娱乐设施,家庭化的危重病房设置,提供适合临终关怀的陪护制度,并配备专业人员,为临终患者提供临终服务,提供身体、心理、社会和精神全面的照护。

2. 医院附设临终关怀病房　在医院、社区卫生服务中心等机构中设置的临终关怀病房、临终关怀单元等。有的医院在肿瘤科或者老年病房独立开设临终关怀病床,被称为"关怀共照"。附设的临终关怀机构是最常见的临终关怀服务机构类型,主要为临终患者提供医疗、护理及生活照料,可利用综合医院的资源,临终照护的水平较高。

3. 养老院或护理院　在养老院或护理院组织临终关怀团队,对临终失能老年人和慢性疾病终末期老年人,以照料为中心,提供无微不至的生活护理、症状控制、身体舒适照护、爱心陪伴和心理支持等全方位的服务。

第二节 安宁疗护的实施

一、照护理念

(一) 全人照护

全人照护就是身、心的整体照顾。除照顾老年人的身体,减轻疼痛不适,还应满足终末期老年人心愿,使其坦然面对病症和死亡,消除恐惧,照顾好其心理、家庭等问题,因此称为全人照顾。

(二) 全家照护

临终老年人最终会走向死亡,而死亡是整个家庭乃至全家族的大事,因此除了照顾老年人外,也要照顾家属,同时解决因亲属即将离去所带来的体力、心理和悲伤等问题。帮助他们正视亲属即将离去的现实,减轻悲伤情绪。

(三) 全程照护

全程照护是指从老年人接受安宁疗护(包括住院及居家照顾)开始,一直到老年人死亡的全过程,其中包括对家属悲伤辅导的过程,使其悲伤程度减至最轻,而不至于产生一些后遗症。

(四) 全队照护

全队照护是指由跨学科的安宁疗护专业团队成员分工合作,共同照顾老年人及其家属,为其提供安宁疗护和临终老年人的护理。成员包括医生、护士、社会工作者、药师、营养师、心理咨询师等,凡是老年人所需要的都可以是团队的成员,与老年人医疗有关的科室人员都需要加入团队服务。团队成员须经过适当培训和/或取得在其专业领域工作的资格认证,并为其提供足够的训练和临床支持。

二、舒适护理

(一) 环境管理

评估所处环境的空间、光线、温度、湿度、卫生,评估房间的安全保障设施。保持室内温度、湿度、空气清新和光线适宜。保持物体表面清洁,地面不湿滑。指导照护者了解防跌倒、防坠床、防烫伤等安全措施。对临终老年人应做到说话语气温和、走路轻、操作轻、关门轻。

（二）床单位管理

评估床单位安全、方便、整洁程度。卧床者定期更换被单,告知临终者床单位管理的目的及配合方法,指导照护者正确使用床单位辅助设施,更换过程中要观察生命体征、病情变化、皮肤情况,注意保暖,保护隐私,合理使用床档,避免坠床。

（三）口腔护理

观察口唇、口腔黏膜、牙龈、舌苔有无异常;口腔有无异味;牙齿有无松动,有无活动性义齿。每日给予 1~2 次口腔护理,指导照护者正确的口腔护理方法,操作时避免弯钳触及牙龈或口腔黏膜,昏迷或意识模糊者棉球不能过湿,操作中注意夹紧棉球,防止其遗留在口腔内,禁止漱口,有活动性义齿者协助清洗义齿。

（四）会阴护理

评估会阴清洁程度,会阴皮肤黏膜情况,会阴部有无伤口,阴道流血、流液情况。告知其会阴护理的目的及配合方法。观察分泌物的性状和有无异味等。操作时,水温要适宜,为其保暖,保护隐私。避免牵拉引流管、导尿管。

（五）协助沐浴和床上擦浴

协助沐浴,告知其沐浴时不应用湿手接触电源开关,不要反锁浴室门以及沐浴时预防意外跌倒和晕厥的方法。浴室内应配备防跌倒设施(防滑垫、浴凳、扶手等)。床上擦浴时,调节室温和水温,保护隐私,给予遮蔽,由上至下、由前到后顺序擦洗,随时观察病情,注意与其沟通。观察并记录老年人在沐浴中及沐浴后病情变化及沐浴时间。保护伤口和管路,避免浸湿、污染、伤口受压或管路打折扭曲。

（六）床上洗头

评估病情、配合程度、头发卫生情况及头皮状况。为其保暖,观察患者病情变化,有异常情况应及时处理。操作中保持体位舒适,保护伤口及各种管路,防止水流入耳、眼。

（七）卧位护理

了解诊断、治疗和护理要求,选择体位。评估自主活动能力、卧位习惯。协助并指导其按要求采用不同体位,掌握更换体位时保护各种管路的方法。告知其调整体位的意义和方法,注意适时调整和更换体位,如局部感觉不适,应及时通知其他人员。注意各种体位承重处的皮肤情况,预防压力性损伤。注意各种体位的舒适度,及时调整。注意各种体位的安全,必要时使用床档或约束带。

（八）体位转换

评估病情、意识状态、皮肤情况、活动耐力及配合程度、体位是否舒适,翻身或体位改变后,检查各导管是否扭曲、受压、牵拉。轴线翻身时,保持整个脊柱平直,翻身角度不可超过 60°,有颈椎损伤时,勿扭曲或旋转患者的头部,保护颈部。卧位到坐位的转换,长期卧床者注意循序渐进,先半坐卧位,再延长时间逐步改为坐位。注意各种体位转换间的安全,保护管路。

三、症状护理

(一) 疼痛

大部分的临终老年人主诉全身不适或疼痛,表现为烦躁不安,血压及心率改变,呼吸快或慢,呻吟,出现疼痛面容,即五官扭曲、眉头紧锁、眼睛睁大或紧闭、双眼无神、咬牙等。评估疼痛的部位、性质、程度、发生及持续的时间,疼痛的诱发因素、伴随症状、既往史及心理反应;根据认知能力和疼痛评估的目的,选择合适的疼痛评估工具,对其进行动态的连续评估并记录疼痛控制情况。

根据疼痛的部位协助其采取舒适的体位;提供安静、舒适环境;遵医嘱给予镇痛药,缓解疼痛症状时应注意观察药物疗效和不良反应;有针对性地开展多种形式的疼痛教育,鼓励其主动讲述疼痛,教会其疼痛自评方法,告知其及家属疼痛的原因或诱因及减轻和避免疼痛的其他方法,包括音乐疗法、注意力分散法、自我暗示法等放松技巧。

(二) 呼吸困难

临终老年人感觉空气不足,呼吸费力,严重时出现鼻翼扇动、端坐呼吸,并可有呼吸频率、深度及节律的异常。评估老年人病史、发生时间、起病缓急、诱因、伴随症状、活动情况、心理反应和用药情况等。

为其提供安静、舒适、洁净、温湿度适宜的环境;每日摄入适量的热量;根据营养支持方式做好口腔护理;痰液不易咳出者采用辅助排痰法,协助老年人有效排痰,必要时给予吸痰;根据病情取坐位或半卧位,改善通气,以老年人自觉舒适为原则;指导老年人进行正确、有效的呼吸功能训练,有计划地进行休息和活动。

(三) 咳嗽、咳痰

临终老年人因为长期卧床或伴有肺炎、慢性阻塞性肺疾病、肺恶性肿瘤等肺部疾病,气道分泌物增多。而临终老年人因为体质虚弱,痰液和其他呼吸道分泌物蓄积在气管及喉部,容易堵住呼吸道,造成呼吸不畅,严重者引起呼吸困难,危及生命。评估咳嗽的发生时间、诱因、性质、节律、与体位的关系、伴随症状、睡眠等。评估咳痰的难易程度,观察痰液的颜色、性质、量、气味和有无肉眼可见的异常物质等。必要时评估生命体征、意识状态、心理状态等,评估有无发绀。

协助老年人保持舒适体位,避免诱因,注意保暖。对于慢性咳嗽者,给予高蛋白、高维生素、足够热量的饮食,多次少量饮水。促进有效排痰,包括深呼吸和有效咳嗽、湿化和雾化疗法,如无禁忌,可予以胸部叩击与震动、体位引流以及机械吸痰等。记录痰液的颜色、性质、量,正确留取痰标本并送检。指导老年人掌握正确的咳嗽方法,正确配合雾化吸入。

(四)咯血、呕血和便血

评估咯血、呕血和便血的颜色、性状及量,伴随症状,治疗情况,心理反应,既往史及个人史。评估生命体征、意识状态、面容与表情等。

大咯血老年人绝对卧床,取患侧卧位,出血部位不明老年人取平卧位,头偏向一侧。及时清理老年人口、鼻腔血液,安慰老年人,帮助老年人缓解紧张情绪。必要时给老年人吸氧。观察、记录咯血量和性状。床旁备好吸引器等抢救用品。保持排便通畅,避免用力排便。避免用力拍背、频繁吸痰,注意言语及动作安抚,必要时使用镇静类药物。对有咯血风险的老年人应加强预防性宣教及沟通,使其有一定的思想准备。咯血期间避免口服药物,可采取其他用药方式。

(五)恶心、呕吐

恶心与呕吐是临床临终老年人最常见的症状之一,常常会伴有头晕、乏力等,严重时伴迷走神经兴奋,如脸色苍白、心跳过缓、流涎、出冷汗和呼吸窘迫等。评估恶心与呕吐发生的时间、频率、原因或诱因,呕吐的特点及呕吐物的颜色、性质、量、气味,伴随的症状等。评估生命体征、意识、营养状况,有无脱水表现,腹部体征。

出现症状时协助老年人取坐位或侧卧位,预防误吸。及时清理呕吐物,更换清洁枕套、床单。必要时监测生命体征,记录每日出入量、尿比重、体重及电解质平衡情况等。剧烈呕吐时暂禁饮食,遵医嘱静脉补充水分和电解质。适度的言语或非言语安抚,协助清理呕吐物及老年人肢体活动,尽早纠正诱因及使用对症处理药物,预防误吸、消化道出血等。

(六)腹胀

常见的临终老年人腹胀原因有胃肠道胀气、各种原因所致的腹水、腹腔肿瘤等。评估腹胀的程度、持续时间、伴随症状,腹胀的原因,排便、排气情况,治疗情况,心理反应,既往史及个人史。

根据病情协助老年人采取舒适体位或行腹部按摩、肛管排气、补充电解质等方法减轻腹胀。遵医嘱给予相应治疗措施,观察疗效和副作用。合理饮食,适当活动。非药物治疗如热敷、针灸、适度按摩,指导老年人、家属及照护者观察反馈。

(七)水肿

临终老年人水肿常表现为局限性,也有老年人在疾病末期因全身脏器功能衰竭,营养不良,导致全身性水肿。水肿部位肿胀、皮肤绷紧、弹性降低、组织重量增加,皮肤破损处可有组织液溢出。评估水肿的部位、时间、范围、程度、发展速度,与饮食、体位及活动的关系,患者的心理状态,伴随症状,治疗情况,既往史及个人史。观察生命体征、体重、颈静脉充盈程度,有无胸腔积液、腹水,营养状况、皮肤血供、张力变化等。

通过加强皮肤护理、加压处理、运动及按摩四肢等措施减轻老年人的不适。监测生命体征和体重变化,必要时记录 24h 出入量。轻度水肿老年人限制活动,重度水肿者绝对卧床休息,取适宜体位,注意抬高患肢。限制钠盐和水分的摄入,必要时遵医嘱使用利尿药或其他药物以减轻老年人的不适。针对肢体水肿,增加末梢肢体的液体回流,限制淋巴液在肢体的蓄积。阴囊水肿者可用托垫将阴囊托起,女性会阴部水肿者,避免用力擦洗,使用柔软纱布蘸洗,眼睑、面部水肿者可垫高枕头。为老年人床上翻身时避免拖、拉、拽。根据病情摄入适当蛋白质,水肿严重者短期内给予无盐饮食,多食利尿消肿的食物,如绿豆、冬瓜、芹菜、马铃薯等,避免腌制食物和含钠高的饮料。做好皮肤护理,观察皮肤完整性,保持床单柔软、干燥无皱褶,预防压力性损伤的发生。给老年人准备的衣物要宽松,避免过紧的衣物和鞋子。

(八) 发热

临终老年人发热时,常伴随头痛、疲乏无力及肌肉酸痛、面部潮红或苍白、呼吸增快、心率加快、寒战及出汗症状。评估发热的时间、程度、诱因、伴随症状等。评估意识状态、生命体征的变化。

监测体温变化,指导老年人卧床休息。高热老年人给予物理降温或遵医嘱药物降温。降温过程中出汗时及时擦干皮肤,随时更换衣物,保持皮肤和床单清洁、干燥;注意降温后的反应,避免虚脱。降温处理 30min 后复测体温。做好口腔、皮肤护理。低热情况以擦浴等物理降温方式为主,中高热情况适度使用退热药物,注意皮肤失水及电解质紊乱的纠正。高热或超高热可考虑冰帽、冰毯和 / 或冬眠疗法。

(九) 畏食 / 恶病质

临终老年人出现体重减轻、极度消瘦、倦怠无力、畏食、嗜睡、贫血、眼窝深陷、憔悴、皮肤干燥松弛、肋骨外翻、舟状腹、电解质紊乱等表现时,应评估进食、牙齿、口腔黏膜情况。评估有无贫血、低蛋白血症等消化系统及内分泌系统疾病表现。评估皮肤完整性,有无影响进食的药物及环境因素。

可遵医嘱给予改善食欲的药物治疗,患口腔疾病且可干预的老年人可考虑治疗口腔疾病。建议根据老年人喜好提供食物,增加食欲,在进餐时减少可能导致情绪紧张的因素。少量多餐,提供一些方便咀嚼的食物。注意照顾老年人的情绪,循序渐进。根据具体病情及老年人、家属意见选择喂养或营养支持方式,如经口、鼻饲、胃空肠造瘘管饲或静脉营养。

(十) 口干

口干是临终老年人较常见的症状之一,是多因素引起的症状,可发生于多种疾病,如糖尿病、恶性贫血、呼吸困难、口腔疾病、口腔感染等疾病或癌症的放化疗以及药物引起的不良反应。临终老年人因为畏食及摄水量的减少,常常伴有口唇干裂、口腔黏膜破溃感染等。鼓励老年人少量多次饮水。评估患者口腔黏膜完整性及润滑情况,有无口腔烧灼感。评估有无咀嚼、吞咽困难或疼痛以及有无味觉改变。评估有无引起口干的药物及治疗因素。

饮食方面鼓励其少量多次饮水。增加病房中空气的湿度。口腔护理每日两次。必要时常规使用漱口剂,可鼓励老年人使用平常喜欢的液体含漱或者湿敷,例如果汁、咖啡等。口腔护理时动作轻柔,勿强行剥脱血痂、表面覆膜,警惕润滑液误吸情况。

四、心理护理

(一) 临终者心理护理

评估其心理状况和情绪反应,应用恰当的评估工具筛查和评估焦虑、抑郁程度及有无自杀倾向,评估是否由于文化和信仰的差异而存在特殊的习俗,评估其知情权和隐私权是否得到尊重。鼓励其充分表达感受。恰当应用沟通技巧表达对其的理解和关怀(如倾听、沉默、触摸等)。鼓励家属陪伴,促进家属和临终者的有效沟通。指导其使用放松技术减轻焦虑,如深呼吸、放松训练、听音乐等。如出现愤怒情绪,帮助查找引起愤怒的原因,进行有针对性的个体化辅导。如有明显抑郁状态,请心理咨询师或治疗师进行专业干预。如出现自杀倾向,应及早发现,做好防范,预防意外发生。提供安宁、隐私的环境,减少外界对情绪的影响。为其提供医疗护理信息,包括治疗护理计划,允许患者及其家属参与医疗护理决策、医疗护理过程。尊重临终者的权利和意愿,在诊疗护理过程中能平等地对待患者。

(二) 家属心理护理

安宁疗护团队与家属开始接触初期应关注家属的悲伤情绪。对于预期性悲伤的有效应对,可使家属在老年人离世前得到缓解。评估家属有无情绪困扰、对疾病的认知、家庭沟通等方面的问题。指导家属与老年人进行坦诚沟通,尊重老年人的自主权,共同应对终末期的各种问题。教会家属理解和应对老年人在不同疾病阶段的情绪反应,指导家属陪伴、倾听、支持和关怀老年人,引导和帮助老年人进入接受期。老年人进入临终阶段,通常感受着复杂的生理、心理、精神及社会关系方面的痛苦体验,照护者应指导家属有效的居家护理措施,协助家属帮助老年人寻找现实可及的目标,并帮助他们完成心愿。

死亡临近时,照护者对家属的照顾尤为重要,持续沟通病情变化,解释死亡临近的症状和体征,指导家属一起参与老年人的护理。在老年人濒死期,告诉家属可以坐下来陪伴、触摸,表达他们对亲人的爱;允许亲人离开,向老年人保证他/她离开后自己会好好活着,让老年人毫无牵挂地离开;提醒家属主动与老年人沟通,了解老年人离开前还希望见到哪些人,并与他们道别。

当老年人逝去后,观察家属的悲伤情绪反应及表现,评估家属心理状态、意识情况、理解能力、表达能力和支持系统,适时进行哀伤辅导。为其提供安静、隐私的环境,在遗体料理过程中,尊重逝者和家属的习俗,允许家属参与,满足家属的需求,陪伴、倾听,鼓励家属充分表达悲伤情绪,采用适合的悼念仪式让家属接受现实,与逝者真正告别,鼓励家属参与社会活动,顺利度过悲伤期,开始新的生活。采用电话、信件、网络等形式提供居丧期随访支持,表达对居丧者的慰问和关怀,充分发挥志愿者或社会支持系统在居丧期随访和支持中的作用。应注意悲伤具有个体化的特征,其表现因人而异,医护人员应能够识别正常的悲伤反应。

(三)社会支持照护

社会支持照护主要由多学科团队与老年人及其家属共同发挥作用,为老年人提供舒适的环境,关心其家庭、生活状况,帮助解决经济困难等。遵守法律法规、保护老年人隐私。定期进行医生和其他跨学科团队成员与老年人及其家庭照护者会议,以提供信息,讨论治疗目标、治疗方案、疾病预后,预设目前医疗法规允许范围内的医护照顾计划,并将老年人的治疗目标转换成适用的医嘱,包括贯穿一个方案的长期医疗、紧急医疗服务和住院医疗护理。鼓励家属多陪伴老年人,指导家属如何与老年人沟通,排查、发现哀伤高风险人群。对有特殊需求的老年人,邀请精神科医师和心理治疗师等提供专业、个性化心理疏导;邀请经过专业培训的志愿者每周进入病房2次,为老年人提供陪伴等多种帮助。制订和实施全面的社会服务计划,解决老年人和照护者社会及法律服务需求,包括社会生活、伦理咨询等各方面问题。

第三节　老年人的死亡教育

一、死亡教育的概念

死亡教育（death education）是指临终关怀工作人员通过各种方法使人们正确认识和对待生死问题，获得健康的死亡知识，懂得尊重和维护生命，提高生命质量，降低无效医疗费用，最终改善、维护和提高生存质量和死亡质量。死亡教育的对象应包括家属，提供以老年人和家属为中心的照顾是安宁疗护的重要原则。

二、死亡教育的发展

英国是全世界死亡教育机构成立较早，也是死亡教育较成功的国家，早在1976年，英国皇家学院就成立了全世界最早的死亡教育机构。美国是全世界对死亡教育认识较早的国家，也是系统开展死亡教育学校数量较多的国家，美国不仅有超过6 000所中小学开设了死亡教育课程，各高等院校也普遍开设与死亡教育相关的课程和培训。日本死亡教育的显著特点不仅在于全社会的积极参与，还得到各类社会组织的积极响应和参与。

我国的死亡教育也在逐步发展。1995年，孟宪武编写的《话说临终关怀》开启了我国死亡教育的科普之路。2008年广东药学院开设了"死亡教育"课程并编制了教材，成为我国最早的死亡教育教材。

三、死亡教育的意义

（一）对老年人的意义

1. 正确认识生死观　运用生死学的知识和理念，帮助生命终末期老年人解决死亡恐惧问题。要广泛开展积极的正面的宣传教育，将"优死"与"优生"同等对待。通过各种方式帮助人们认识生死是自然规律，想方设法减轻生命终末期老年人的恐惧心理，提倡尊严死亡。

2. 重塑人生价值感　引导老年人的照护者、亲朋好友、单位同事、医护人员等注重对其的人文关怀，提升其存在感和价值感，了解并帮助完成生命终末期老年人的最后意愿，如让他们说出对同事、家人、亲朋好友的感恩之情，忏悔做过的错事，完成平时想做但未来得及做的事宜等。在此过程中,尊重、体谅、理解、安慰他们,让其感到自己是被尊重的、被重视的,是最重要的人。使他们不留遗憾地安详、平静、有尊严地离世,也让亲人安心地送他们最后一程。

3. 减轻恐惧心理 要注重对于生命终末期老年人的临终关怀,尽量化解、减轻他们对死亡来临的恐惧心理。除了帮助他们平静、无痛苦地告别亲人以外,也要帮助他们的亲人更理智地、冷静地面对,珍惜他们生命的最后时刻,正确处理亲人逝去所造成的巨大伤痛。

4. 实施生前预嘱 重视以人为本的人文关怀,对生命终末期老年人给予精神、心灵及身体上的全面关注,尊重他们对于自己病情的知情权及如何度过生命末期的选择权。通过实施生前预嘱,尊重生命终末期老年人自己的意愿,实现善终的目的。

(二)对照护者的意义

朝夕相处的亲人从患病到临终,亲属的心理都是非常复杂的,一般会经历震惊、怀疑、怀念、不满、苦闷绝望、识别、重组恢复几个阶段。对照护者进行死亡教育,可以使其面对现实,珍惜与亲人的短暂相处时间,做完未做的事情而不留遗憾,尽快走出失去亲人的阴影,从而正确面对死亡。

四、老年人对死亡的态度

随着衰老和身体功能的不断退化和丧失,老年人通常比年轻人更害怕和回避死亡,在缓慢接近死亡的过程中会有焦虑、恐惧等情绪。也有一部分老年人由于经历过诸如家庭成员和亲友的逝世、身体生理功能衰退等事件,会经常思考死亡等相关问题,正确看待死亡。影响老年人对死亡态度的因素很多,包括性别、社会经济地位、居住环境、健康状况、自我效能、丧亲经历、社会支持和积极心理品质等。老年人对待死亡和濒死的态度主要有以下几种表现。

(一)理智、客观对待死亡的来临

能安排好家庭、工作及身后之事,这类老年人一般受过良好教育,文化程度和心理成熟程度较高。他们能从容地面对死亡,意识到个人对家庭的意义和影响,尽量避免自己的死亡给家人和亲友带来太多的痛苦。

(二)积极应对

部分老年人有更强烈的生存意识,能忍受病痛的折磨和诊治带来的痛苦,以顽强的意志力与病魔做斗争,想尽各种办法延长生命。

（三）恐惧死亡

有些老年人极端害怕死亡，不惜一切代价寻找起死回生的治疗方法，因为他们不想失去现在的美好生活。

（四）接纳死亡

有些老年人认为死亡是一种自然规律，自己是自然的一部分。很多老年人用春夏秋冬、落叶归根来比喻死亡，表现对死亡的接纳。

（五）无所谓

有些老年人不理会死亡，只求眼下生活得快乐、幸福，对待死亡持无所谓的态度，这些老年人往往没有生活压力，精神轻松愉悦，生活质量会更高。

（六）解脱

有的老年人由于生理问题、心理精神问题和社会适应问题所造成的痛苦而不再留恋生活，对生活已没有任何兴趣。这类老年人大多性格抑郁，沟通能力较差。

五、老年人应对死亡的心理变化

临终老年人的心理极为敏感、复杂，心理护理是临终老年人护理的重要部分。随着对死亡的知晓及临近，临终老年人的心理变化可出现否认、愤怒、协议、忧郁、接受等不同阶段。护理人员应及时了解老年人真实的想法，随时掌握老年人的心理变化情况，根据各自不同的职业、心理反应、社会文化背景，有针对性地进行精神安慰和心理疏导。

（一）否认期

当老年人间接或直接听到自己可能会死亡时，第一个反应就是否认："不可能""他们一定是搞错了"，否认病情恶化的事实，希望出现奇迹。有的老年人到临终前一刻仍乐观地谈论未来的计划及病愈后的设想。照护者应具有真诚、忠实的态度，不要轻易揭露老年人的防卫机制，也不要欺骗老年人。注意为老年人维持适当的希望，应根据老年人对其病情的认识程度进行沟通，耐心倾听老年人的诉说，在沟通中注意因势利导，循循善诱，实施正确的人生观、死亡观的教育，使老年人逐步面对现实。经常陪伴在老年人身旁，注意非语言交流技巧的使用，尽量满足老年人心理方面的需求，使他们感受到护理人员给予的温暖和关怀。

（二）愤怒期

当老年人经过短暂的否认而确定无望时，一种愤怒、妒忌、怨恨的情绪油然而起，"为什么是我？这太不公平了！"于是把不满情绪发泄在接近他的医护人员及亲属身上。对临终老年人的这种愤怒,应该看成是正常的适应性反应。一定要有爱心、耐心,认真地倾听老年人的倾诉,应将老年人的发怒看成是一种有益健康的正常行为,允许老年人以发怒、抱怨、不合作行为来宣泄内心的不满、恐惧,同时应注意预防意外事件的发生。给老年人提供表达或发泄内心情感的适宜环境。做好老年人照护者和朋友的工作,给予老年人关爱、理解、同情和宽容。

(三) 协议期

承认死亡的来临,为了延长生命,会提出种种协议性的要求,希望能缓解症状。积极主动地关心和指导老年人,加强护理,尽量满足老年人的需要,使老年人更好地配合治疗,以减轻痛苦、控制症状。为了不让老年人失望,对于老年人提出的各种要求,照护者应尽可能地予以答应,以满足老年人的心理需求。最重要的还是给予老年人更多的关爱。护理人员应鼓励老年人说出内心的感受,尊重老年人的信仰,积极教育和引导。

(四) 忧郁期

尽管采取多方努力,但病情日益恶化,老年人已充分认识到自己接近死亡,心情极度伤感,郁郁寡欢,此时老年人可能很关心死后家人的生活,同时急于交代后事。多给予老年人同情和照顾、鼓励和支持,使其增强信心。应经常陪伴老年人,允许其以不同的方式发泄情感,如忧伤、哭泣等。创造舒适环境,鼓励老年人保持自我形象和尊严。尽量取得社会方面的支持,给予精神上的安慰,安排亲朋好友见面,并尽量让照护者多陪伴在其身旁。密切观察老年人,注意心理疏导并进行合理的死亡教育,预防老年人的自杀倾向。

(五) 接受期

经历一段忧郁期后,老年人的心情得到了抒发,面临死亡已有准备,极度疲劳衰弱,常处于嗜睡状态,表情淡漠,却很平静。照护者应积极主动地帮助老年人了却未完成的心愿,继续给予关心和支持;尊重老年人,不要强迫与其交谈。给临终老年人提供安静、舒适的环境,减少外界干扰;加强身心护理,使老年人平静、安详。

六、死亡教育的实施流程

(一) 评估

评估老年人的生理状况、心理状况、性格特征、文化背景、个人经历及老年人的家庭社会关系等,为制订恰当的教育目标与措施提供依据。与老年人建立和维持一种开放、坦诚、相互信任的关系,主动了解老年人的需求,采取尊重、倾听、肯定的态度,给老年人最大的支持,以减轻老年人的孤独感并维持希望。

（二）建立目标

死亡教育的目标应由教育实施者和受教育者协商共同确定。引导老年人回顾人生，寻找生命的意义。用象征、比喻、艺术的表达帮助老年人理解疾病和死亡的含义，艺术品和文学作品常常用形象、符号和声音表达生命、死亡和超越的主题，让人们在感受的过程中认识和应对死亡。

（三）制订计划

在制订计划时，教育实施者之间应密切配合、有效沟通，根据受教育者的情况选择恰当的教育内容和方式。通过这样的方式增强自我认同感，在当前状况下找到现实可及的目标，并协助其获得必要的资源，将大目标分解成小目标去逐一实现，帮助老年人达成目标和完成心愿。

（四）实施形式

死亡教育可选择团体、家庭或个体一对一形式进行。选择安静适宜的环境，注意保护个人隐私。进行死亡教育时，对教育对象始终保持热情和尊重，及时了解其真实想法，允许其表达个人感受和情绪，避免单纯说教。可以运用幽默的方式化解与老年人谈论死亡时的凝重，发掘死亡的寓意，幽默有时可能驱散死亡焦虑。

（五）实施内容

死亡教育的实施内容主要是介绍死亡相关知识，包括生命历程、死亡与濒死的各方观点与理论、死亡文化、死亡相关的特殊议题。建立健康的死亡态度，以正确的态度面对死亡，以恰当、温和及舒适的态度与临终老年人沟通，省思个人价值和人生意义。

（六）评价

通过对死亡教育的实施，评价老年人对死亡的态度，通过对评价结果的再分析，持续跟进死亡教育的实施过程，使老年人能够坦然面对。

（肖树芹　范凯婷）

第十章　沟　通

第一节　概　述

一、概念

沟通是指信息的传递和交流的过程,包括大众沟通和人际沟通。大众沟通又称传媒沟通,是一种沟通媒体中介的信息交流过程。人际沟通是个体之间的信息、情感、需要、态度等心理因素的传递与交流过程。

二、沟通的要素

沟通过程由信息源、信息、通道、信息接收者、反馈、障碍、背景7个要素构成。各要素均对沟通的结果具有影响作用。

(一) 信息源

信息源又称信息的发送者,即信息发出的源头,是具有信息并试图沟通的个体,它确定沟通对象、选择沟通目的,发动沟通过程。沟通前一般需要准备阶段,明确需要沟通的信息,充分了解接受者的情况,选择合适的沟通渠道。沟通的准备阶段是个体的整体思路,是对自己的身心状态更明确化的过程。

(二) 信息

信息是沟通者试图传达给他人的观念和情感。同样的信息,发送者和接收者可能有着不同的理解,与两者在经验、知识、沟通技能、文化背景等方面的差异、过多干扰信息等有关。在沟通过程中,双方应根据具体情况恰当选择沟通符号,词语是最重要的沟通符号,可以是声音的,也可以是文字形式。同时还包括沟通者心理状态的信息,这些信息可使沟通双方产生情绪的相互影响。

(三) 通道

通道是沟通过程的信息载体。人体的各种感官都可以接收信息,以视听信息的比例较大。人际沟通是以视听沟通为主的沟通。沟通通道的选择对信息传递及沟通效果有直接影响,应根据信息内容要求选择适宜通道进行传递。

(四) 信息接收者

信息接收者是沟通的另一方。个体接收带有信息的各种符号后,根据自己已有的经验进行"转译",理解沟通者试图发送的信息或态度、情感。由于是两个不同的经验主体,发送与"转译"和理解后的信息内容具有差异,这种差异的大小决定沟通的质量。

(五) 反馈

反馈是一个双向互交的过程。沟通过程中,双方不断地把信息回送给对方,这种信息回返的过程称为反馈。反馈可告知发送者接收者接收和理解信息的状态。同时反馈还可来自自身,可从发送信息的过程和已经发送的信息中获得反馈。这种自身反馈是沟通顺利进行、达到目的的重要前提。

(六) 障碍

从信息发送者到接收者的沟通过程并非都是畅通无阻的,沟通过程中经常存在这样或那样的障碍,从而导致沟通失败或无法实现沟通的目的。沟通障碍存在于沟通过程的各个环节,对沟通过程产生重要影响的是发送者的障碍与接收者的障碍。发送者的障碍表现为:①目的不明确,导致信息内容不确定;②表达不清,导致信息传递失真;③选择失误,导致信息误解的可能性增大;④形式不当,导致信息失效。接收者的障碍表现为:①过度加工,导致信息模糊或失真;②知觉的选择性,导致对信息的理解出现偏差;③心理定式,导致对信息的理解片面和极端;④思想差异,导致对信息的交流困难和中断;⑤文化差异,导致对同一信息有不同的理解和认识;⑥忽视反馈,导致信息传递受阻或重复。

(七) 背景

背景是沟通发生时的情景,包括心理背景、物理背景、社会背景、文化背景,可影响沟通的各个要素及整个沟通过程。沟通过程中,许多意义是背景提供的,词语和表情等的意义也会随背景不同而改变。

第二节　沟通的目的与原则

一、沟通的目的

沟通可以建立问候,并通过问候表达情感,使信息接收者产生感应,达成目标。沟通也是陈述事实的过程,通过交流引发信息接收者思考,影响接收者的见解。

二、有效沟通的原则

有效沟通过程中应遵循尊重、真诚、理解、宽容的原则,使沟通更加有效。尊重原则即对沟通对象要尊重,耐心倾听、真诚回应、不命令、不否定。真诚原则即要开诚布公。理解原则即要理解对方的意愿、诉求,懂得换位思考。宽容原则即不要求全责备,要发现对方优点,在鼓励、适度让步中进行沟通。

三、沟通的功能

沟通是人与人之间获取信息的手段及思想交流与情感分享的工具,是满足个人需求、维持心理平衡的重要因素,也是减少冲突、改善人际关系的重要途径,通过沟通调节群体内行为,以促进效率提高及组织目标实现。

第三节　影响沟通的因素

一、主观因素

(一)心理因素

人的个性心理特征和心理过程有很大差异性,沟通过程常受到人的认知、情感、态度等心理因素的影响。人们往往会根据自己的经验、兴趣、身份、地位及职业等对作用于自身感觉器官的客观事物进行选择性的认识。为提高沟通的有效性,进行沟通前应了解沟通对象的心理特点,以达到更好的沟通效果。老年人随着老化及患病,心理状态会发生相应的改变,包括:①自卑及缺乏自信,疾患使失能老年人的角色由照护者变为被照护者,同时老化过程为失能老年人带来体态的萎缩,自我形象降低造成自卑感或缺乏自信,在沟通过程中应使其感到被尊重;②孤独和不安全感,家庭是失能老年人主要的互动场所和精神寄托,儿女成家离开、配偶离世、亲人故去、生活环境变化等生活事件加重孤单感和不安全感,随着活动和自理能力下降,他们渴望在生活上得到照护和帮助,情感上得到温暖与关怀;③难以接受他人意见,失能老年人积累了几十年的人生经验和个人习惯,有时候较难接受别人的意见,对过于以自我为中心的失能老年人,在人际关系方面需要很大程度的适应。

(二)情绪状态

情绪是沟通过程中的感情色彩因素,直接影响沟通的效果。在某些情绪状态下,会出现容易吸收或很难接收外界信息,如急躁、骄傲等会使不良情绪的影响扩大,阻碍沟通的进行。失能老年人由于生活范围缩小,社会活动减少,人际交流减少,生活失去目标,容易出现孤独空虚感、郁郁寡欢、自卑、猜疑、嫉妒等不良情绪,或者因为一些生活小事而情绪激动,大声吵闹。

(三)认知水平

沟通活动常受人的认知、情感、态度等因素的影响,由于个人经历、受教育程度、生活环境的不同,使得每个人的认知范围、深度、广度及认知领域存在差距,在进行沟通时须考虑沟通对象的知识水平、职业等,选用对方能够听懂的语言进行交流。在与失能老年人沟通时应充分考虑其受教育程度、个人经历及生活环境,使用更易接受的交流方式进行沟通。

(四)健康状况

沟通者的健康状况、身体舒适程度是完成有效沟通的重要条件。如极度衰弱、疼痛、外伤等情况会分散沟通者的注意力,使沟通双方很难完成沟通过程,或使所需信息获取受限。疾病或老化所致高级皮层功能下降,增加沟通难度,可在沟通前准确判断失能老年人的高级皮层功能及身体其他功能受限的程度,使用适合沟通对象现阶段能力水平的语言进行沟通,必要时加用辅具,降低沟通难度,提高信息有效传递。如视觉功能减退者,可向其介绍周围的人或环境,鼓励佩戴眼镜,加强室内光线,文字展示时字体要大而清晰。听觉障碍者对其说话声音要大,但避免尖细的声音,说话速度要慢,正面面向失能老年人,鼓励失能老年人佩戴助听器,配合使用表情、手势。

(五)个性特征

个性是人对现实的态度和行为方式所表现出来的心理特征。个体是否善于沟通,沟通效果如何,与其个性有很大关系。两个个性独立且主观性强的人沟通时常不易建立和谐的沟通关系。照护者在与失能老年人沟通时应注意根据其个性特征选择适宜的沟通技巧。同时照护者应具有开朗乐观的性格,正确对待事情,不断修正个人的情感、直觉、性格、品德。

(六) 文化背景

文化包括知识、信仰、艺术、道德、习俗、个人能力及习惯等,它规定和调节人们的行为,不同文化背景的人在沟通行为及所赋予的意义方面各不相同。文化习俗又称风俗习惯,是在一定文化历史背景下形成的、具有固定特点的、调整人际关系的社会因素,如道德观念、传统礼节等,忽视文化习俗的因素,常导致沟通失败。每一位失能老年人都有个性化的特殊文化背景,不同的民族与国度,不同的语言、习惯、风俗都是影响与其有效沟通交流的因素。用失能老年人能够理解的、生活当中的例子解释,必要时加以图片、指导等来帮助理解。

(七) 价值观

价值观是人们对事物重要性的认识。人们具有多种多样的感受及思想,是由于他们的知识、经验、信念、看法和价值观所形成的。而每个人的价值观受多种因素影响,如文化水平、经济状况、健康情况、年龄、家庭、需求等。沟通过程中尊重他人的价值观是尤为重要的,避免偏见或将个人的价值观强加于他人,使沟通双方相互理解,达到沟通效果。

(八) 语言技巧

语言是非常重要且极其复杂的沟通工具,沟通过程中应注意语言技巧的应用,否则会影响沟通效果,常见的影响因素有语义不明造成歧义影响沟通、语言结构不当造成费解、用语习惯不当造成误会、方言差异引起隔阂等。

二、客观因素

(一) 沟通环境

安静的沟通环境是保证口头信息有效传递的必要条件,会使沟通更加有效。沟通环境中出现多种声源、声音过大或过于嘈杂会导致信息接收错误或遗漏,影响沟通的效果。因此在与失能老年人沟通时应积极创造安静的环境,降低不必要声源的干扰,如关闭门窗、电视/收音机类音响设备等避免分散沟通双方的注意力。沟通时环境的温度、光线及美观程度也可影响沟通,应当选择有温和明亮的光线、适宜的温度、舒适的房间色彩及饰品布置的房间用于沟通。通过对环境的布置增加温馨感,有利于照护者与老年人有效地沟通。同时还应根据失能老年人功能受损的程度适时使用辅具,如对于视力减退者,沟通时应当使房间光线明亮,增加安全感。

（二）隐私保护

沟通涉及个人隐私的内容时,安全、隐私的沟通环境是影响沟通效果的重要因素。尽量选择相对独立的空间,减少无关人员在场,语音降低。当涉及失能老年人在意的一些隐私性问题时,照护者应当首先考虑选择一个有隐秘性的环境,最好是能避免他人打扰的房间,同时降低音量,以失能老年人能够听清交谈内容为宜,未征得本人同意不应将相关隐私信息告知他人。

（三）肢体语言与倾听

保持笑容和眼神交流,可以通过握手,轻拍肩膀,拥抱等肢体语言表达对沟通的肯定。在日常的照顾中,照护者也要试着观察失能老年人的言行与动作,失能老年人的某一个动作可能是他特定的表达自己的方式。当照护者感觉失能老年人好像明白了你所说的话的时候,"不是他明白了你,而是你明白了他",是你已经了解到了属于他特有的独特语言。认真倾听,让失能老年人说出内心想法与感受,适时给予鼓励与肯定,避免否定或指责。

（四）沟通距离

沟通过程中保持不同的距离会产生不同的效果,较近距离易形成融洽的氛围,但过于近的距离或出现肢体接触时也会增加不适感,距离较远时易造成敌意或攻击的氛围,同时对参与也会造成一定的影响。因此在沟通过程中须保持一定的社交距离,以利于沟通的有效进行。

第四节 沟通技巧的应用

沟通过程中应注意保持尊重、友善和诚恳的态度,富有耐心,给予失能老年人充足的时间以避免仓促的解释。在分析失能老年人话语时宜小心谨慎,未完成表达时不要轻易评判,避免争辩。应对其沟通的程度进行定期评估,明确沟通障碍所产生的影响、形成沟通障碍的原因、适合的沟通模式、相应的处理方法,尝试用不同的沟通方法进行有效沟通,实施过程中也需要融入恰当的沟通技巧,提升失能老年人的自信和自尊。

一、沟通过程中不同技巧的应用

(一) 建立沟通氛围

沟通初期会给失能老年人留下第一印象,应建立和谐的沟通氛围,尝试对方想要讨论的问题。此阶段有效运用沟通技巧对沟通的准确性、有效性,医/护患关系的性质产生重要影响,同时也是沟通过程中其他阶段顺利完成的重要基础。使用恰当的非语言方式,如微笑、目光交流,表示对失能老年人的欢迎并进行自我介绍。根据年龄、性别、职业信仰等选择恰当的称呼及问候语。及时向失能老年人说明自己的角色,表明此次会谈的目的及性质,征得对方同意。表现出对失能老年人的尊重、对沟通内容的兴趣。持续关注失能老年人的舒适情况及其影响因素,如环境温度、光线、体位、目光接触、态度等会影响其身体及心理舒适程度。

(二) 自我介绍

当希望了解他人情况、认识他人时首选进行自我介绍,缩短双方距离。如想成功进行自我介绍,须选择在对方有兴趣、有需要、干扰少时进行,态度要自然、友善、亲切、随和。良好的自我介绍有利于建立更好的第一印象,使沟通更加顺畅。进行介绍的同时还应告知失能老年人本次谈话的目的、时长等。通常使用问候式、关心式、夸赞式、言他式等形式自然地开始交谈。

(三) 提问技术

提问技术包括开放式(发散式)提问技术及封闭式(会聚性)提问技术。开放式提问技术是指导出一个探寻的范围,而不过分限制或聚焦回答的内容,将其引导在一个特定范围,允许回答者更加随意,可获取更多的信息。闭合式提问技术是指特定的、经常使用一个词来回答的问题,答案被限定在很窄的范围,可更加条理清晰、缩小讨论范围、更易获取重点。两者各有特点,应结合使用。访谈时首先采用开放式提问技术,以获得从失能老年人视角看待的问题及总体概况,逐步锁定特定问题,运用闭合式提问技术引出忽略的其他信息。开放式提问技术可使失能老年人更完整地阐述事件,避免信息获取不全,提供充足的时间倾听与思考,有更多的时间提出解决问题的方案,更好地理解失能老年人对患病的个人体验,利于失能老年人主动参与疾病的管理。在提问过程中还需要注意语气平和、真诚,不要随便打断对方讲话,围绕交谈的主要问题进行,避免误导。

(四) 倾听

倾听是一个积极参与的过程,有效倾听是沟通初期最重要、最基本的技巧。对于疑虑、抱怨、重复语言者,照护者应耐心倾听,如谈话内容偏离可适时给予提示,不应干扰其对自身症状和心理痛苦的诉说。倾听的过程是一个主动引导、积极思考、澄清问题、建立关系、参与帮助的过程。有效的倾听需要展示专注的神态、明晰对方阐述的问题、领会对方表达的情绪和情感。沟通过程中要合理运用倾听技巧。

1. 等待时间 可使失能老年人有充足的时间表达他们的想法,当情绪激动时有利于缓解激动的情绪。适当的等待利于双方消除紧张情绪、充分思考问题,促使交谈顺利进行。

2. 辅助性回应 对沟通内容做出回应,引起失能老年人的注意及表达的欲望,鼓励其按照自己的思路继续讲述。

3. 非语言性技巧 非语言信息可通过动作、表情、目光、空间距离等表达。这些非语言行为会立即向失能老年人强烈地暗示我们对问题是否感兴趣及其程度。运用恰当的非语言行为以表达对失能老年人的尊重。保持自然放松的体态,调动自身积极的体态语,表达自身感受,如用柔和目光注视失能老年人,在适当的时候偶尔移开视线,确保目光的交流,可表示倾听者在认真聆听,还可激发双方交流的意愿,提高沟通效果。

4. 提取语言和非语言的线索 失能老年人的一些看法、担忧、期望等经常通过非语言线索及间接评论表达出来。因此在倾听过程中应全神贯注,善于运用视听等感觉器官选择性获取语言及非语言信息,并从中筛选出有价值的信息予以关注。

（五）反馈

反馈使沟通成为一个双向的交互过程。沟通过程中,双方不断将信息回送给对方,这种信息回返的过程称为反馈。有效的反馈尊重事实,避免责备;尊重对方人格;选择批评的氛围;正确运用表扬和批评。而在沟通过程中应掌握相应的技巧使之体现积极的反馈。

1. 恰当选择反馈媒介 根据实际情况选择多种媒介进行反馈:①电话沟通,灵活快捷、可进行双向交流;②面对面沟通,可及时反馈,并能够借助身体语言进行辅助反馈;③书面沟通,较为正式,保存久远;④电子沟通,迅速、高效,可进行多方位反馈。

2. 以表扬开始谈话 称赞与表扬使人感到心情愉悦,通过赞扬稳定对方情绪,引起共鸣,同时委婉提出应改正的内容。

3. 对人称赞对事批评 当语言充满积极向上的感情时,对方进行深入交谈的愿望会得到提升。称赞时,以人为中心,会让自己感到被认可、更优秀。批评时,以事为中心,使对方更易接受批评意见。

4. 以积极的方式结束谈话　确保谈话在友好气氛中结束,如谈话中涉及对方不足时,尽量在结束时谈一些轻松的话题,给对方以肯定及称赞。

(六) 非语言沟通

非语言沟通是指通过某些媒介(不包括讲话和文字)传递信息的过程。是对语言沟通的补充和延伸。在不同场景中,非语言沟通起到重复语言表达、强调语言信息、替代语言、否定自身语言传递的信息以及对语言信息的补充与调节作用。

1. 非语言沟通的特点

(1)真实性:能够表达传递信息真实的意思。

(2)模糊性:体态语言的不确定性。

(3)广泛性:运用体态语言进行沟通是每个人与生俱来的能力。

(4)共同性:体态语言能表达相近或一致的含义。

(5)直观性:体态语言直接作用于视觉器官。

(6)局限性:受时间和空间的限制。

2. 非语言沟通的传递途径

(1)姿势体态:人的姿势体态是思想、情感、文化教养外在的体现,可表达自信、乐观、积极向上或相反的语义。

(2)微观动作:主要指手、鼻等微观部位的动作。能直观地表达人们的心理状态。

(3)面部表情:面部表情是人内心世界的表象,可以和语言及动作相互配合、补充。

(4)空间距离:是一种空间范围,指各种场合时人与人身体间保持的距离间隔,以表明对他人的态度及关系。

(七) 语音

得体的声音可彰显表达者的沉稳与冷静,吸引他人注意力,更有说服力。在沟通过程中,应注意语气、语调。柔和的语气使对方感到轻松,更容易接受你的观点。说话时声音避免过大,以能够听清且不感到吵闹为宜。语速适中,过快易造成疲劳感,过慢会失去兴趣,注意力分散。说话的声音不可千篇一律,通过轻重抑扬恰到好处地进行表达。

二、失能老年人沟通过程中常见问题

失能老年人因自身疾病、老化等因素可增加沟通的难度,如感官功能下降或障碍影响信息通道的畅通、不适应个人角色的转变抵触沟通等,致使交流能力持续下降,无法正确表达自己的意愿,无法理解他人的语言,只会使用简单词语或微笑、点头等方式表达,出现沟通障碍。在沟通过程中,应充分评估失能老年人的沟通习惯、文化背景、个人信仰以及沟通的环境等,应允许失能老年人有自主行为,使其感到被尊重。采取有效的沟通技巧进行正性沟通,更好地与失能老年人进行情感、思想、观点的交流,有助于及时发现失能老年人的需求,减轻失能老年人不良情绪与意外事件的发生,增进失能老年人的获得感、存在感,从而更好地照护失能老年人,减轻照护者负担。

(一) 不能听清交谈内容

沟通环境应相对安静、独立。站于失能老年人面前,以引起注意。充分评估听力情况,使用失能老年人能够听到的音量进行沟通。沟通过程中语速放慢,吐字清晰,沟通内容简短,重复谈话内容,使用手势、文字、图片、物品等协助表达信息。给失能老年人充分的反应与理解时间。在失能老年人接受的距离内尽可能缩短双方距离,靠近耳边说话。对于听觉障碍严重的患者,可使用助听器,并确保助听器正常运行、佩戴正确、音量适合。

(二) 表达有误并坚持己见

出现此类问题时,照护者不要与其争论与纠正,给予适当解释或安慰,让失能老年人感到被理解。若老年人听不懂时可重复,也可配合一些图片、照片或非语言的沟通方式来表达。

(三) 不爱说话

照护者应与失能老年人多接触,增加沟通的机会,谈论失能老年人感兴趣的话题,通过长期细致的观察,找出适合失能老年人的沟通交流方式。

(四) 说不出来

当失能老年人说不出来时,不要催促,要耐心等待,给失能老年人思考的时间和适时的提醒,可通过物品、图片或肢体语言提示失能老年人,减轻其挫败感。通过握手、拥抱等肢体语言增加与失能老年人的亲密感,缓解其紧张情绪。

(五) 不理解交谈内容

照护者在与失能老年人沟通时要心态平和、耐心倾听。有些时候失能老年人没有及时回复或者答非所问可能是由于不能理解照护者说话的内容,照护者可以重复说或用肢体语言或借助物体表达,给失能老年人充分的思考时间。

(六) 反复说同一件事

当失能老年人反复说一件事情或一句话时,不要感到厌烦,要保持冷静和耐心,注意失能老年人的情绪,体谅其感受。不要因为失能老年人反复询问而做出强烈反应,即使已经告诉其很多遍答案,依然要再次用简短通俗的语言回复。可通过照片、便条等提醒,也可以带失能老年人做其他事情,转移注意力。切记不要说类似"您都说了很多遍了"的话,更不要不理睬或强令停止,以免增加失能老年人的不安全感。

(七) 注意力不集中

在沟通过程中,减少周围干扰源,经常使用正确的称呼,如叔叔、阿姨等,以引起失能老年人的注意。不要随便打断失能老年人的话。当失能老年人不愿意沟通时,不要勉强,可以陪失能老年人做一些感兴趣的事情,待其愿意沟通时再进行。

(乔雨晨)

第十一章　适老环境

一、概念

适老环境亦称为居养适老功能环境,是指为养老机构或居家而设计的适合老年人居养的环境,分为养老机构适老环境与居家适老环境。养老机构适老环境是养老机构为提高失能老年人独立生活能力,防止跌倒、跌倒不受伤害及跌倒能被及时发现而设置的具有平衡功能的环境。居家适老环境由失能老年人居家生活空间、功能障碍潜能替代、适老辅具、护理人员照护能力构成,具有补偿、代偿、适应性地预防失能老年人跌倒、跌倒不受伤害及伤害能被及时发现的功能性居家养老环境。通过对居住环境的适老化设计改造及营造良好的社会环境,使失能老年人更好地适应现有生活,降低安全风险及受伤程度,调整心理状态,更好地适应失能后的生活。

适老环境设计不是为失能老年人刻意营造一个完全无障碍、全角度关怀的环境条件,而是充分利用现有环境为失能老年人创造一个可以实现自我价值而又有尊严的生活场所,过度且刻意的设计会给失能老年人心理造成不良的暗示,打击自信心。从失能老年人的视角出发,以满足其生理以及心理需求,为日常生活和出行提供尽可能的方便。在设计过程中应充分考虑:①可将危险或意外行为导致的不利影响降至最低;②易于掌握使用方法;③及时传达必要的信息;④不受体型或身体姿势的限制,便于使用。

二、居住环境适老设计

(一) 基本要求

1. 视觉环境设计 空间形态明朗。采用形象简洁、对比强烈、易于识别的造型元素。古朴典雅、柔和大方的色彩较为适合。客厅和卧室的天花板宜采用白色或与墙面同色系的浅色,墙面采用浅黄、白色等浅色系。地面与墙面的颜色最好形成深浅对比,提高视觉层次感。餐厅与厨房选用洁净色彩,有助于增进食欲。卫生间的墙面宜采用浅白、浅黄等浅色系,扶手则用深色以便于失能老年人识别。

2. 听觉环境设计 居住环境安静。在声源控制上应降低噪声的发生强度,也可通过设计对声音的传播过程进行干预。空气隔音须高于 50dB,噪声低于 45dB。居室的临街外墙进行隔音处理,安装双层窗户。房间之间进行隔音处理,避免使用衣柜或橱柜进行空间隔断。

3. 触觉环境设计 加强空间认知度。减弱家具设备边缘对失能老年人身体的擦撞损伤,减少不必要的造型带来的辨识困难。老年人更容易接受温暖、柔和等"手感好"的材质,例如布艺、绸缎、皮革,而这些材质也更能营造出温馨、柔和的空间感受。失能老年人常使用拐杖等辅具,还要考虑材料的吸音性,以免影响家庭其他成员休息。

(二) 基本设置

1. 照明 采用相对柔和的筒灯光源,避免强光直射。床头位置要安装台灯或壁灯,功率为 25~40W。在床头对面可设二级吊顶,安装筒灯。选用感应式开关(感应灯)、遥控式开关或者双控开关。夜间启用夜灯照明,走廊、卫生间、厨房、楼梯、床头等处预留夜灯。建议卧室为南向,有充足的采光照射,居住用房和主要活动用房每日满窗日照不宜 <2h。室内避免采用反光性强、炫目的材料,窗帘宜采用遮光布帘与纱帘双层设计,适当调节自然光源。

2. 出入口 室内主通道宽度不小于 90cm,出入口内外预留不少于 150cm×150cm 轮椅回旋面积。门宽度以 80cm 以上为宜,房门不应采用全玻璃门,以免失能老年人使用器械行走时碰碎玻璃。选用旋转轴较长的拉手,避免球形设计,高度 90~100cm 为宜。门口地面避免门槛或门槛处加装高低斜边门槛压边条,有高度差时宜采用不超过 1:4 坡比的斜坡设计。不同高度地面间应有警示带或颜色区分。窗台高度 75cm 左右,长期卧床的失能老年人应放低到 40~50cm。窗台宽度一般不小于 25cm,以便放置花盆等物品或扶靠观景,矮窗台里侧应设置高 90~100cm 的安全栏杆。开启窗口设置纱窗。

3. 扶手　走廊、厕所、楼梯、浴室等经常活动区域,安装固定扶手。可行走者,扶手以直径 3~4cm、高度 70~90cm、与墙之间的间距 3~5cm 为宜。使用轮椅者,安装时应满足失能老年人站起时身体前倾的空间,即握住扶手时头部向前探出超过脚的位置,扶手高度大约与坐位时人的脐部高度相同,为 50~60cm,站起时距扶手的距离为椅子前腿与墙之间的距离,为 50~60cm。楼梯扶手要延伸并超出坡道和楼梯两端,高度适当,在扶手结束前 10cm 处要有触觉信号。

4. 急救呼叫设备　床旁、餐桌旁、坐便器旁等处安装紧急呼叫设备,便于及时求助。通常设置在床头靠墙、扶手一侧,利于触及。选择按钮式设备,卫生间宜选用按钮加拉绳结合的使用方式。

5. 卧室　床的设置要符合失能老年人的身体特征,高度以坐于床边双足底可触及地面为宜,床垫软硬适中,避免过窄。床高、床的折角应便于调节,适应不断变化的身体状况。配备辅助上下床的装置,如扶手、引体绳等降低离床难度。储物柜的深度以 45~55cm 为宜,隔板为可调节式,能够根据失能老年人的身高及使用需求调节,可在隔板处安放辅助灯光设备,便于取放、翻找物品。地面防滑、不反光、便于清洁、无障碍,避免使用地毯,如果有地毯,应保证地毯下有防滑底垫,踩踏不宜滑动,地毯边缘固定良好,不会因边缘翘起而绊倒。地板选择环保、质软、隔音、耐划痕的材质,避免打蜡,配备地暖功能等。避免高空收纳,避免椅子过矮且没有扶手,应设置座椅让老年人坐位穿鞋。

6. 卫生间　卫生间近卧室设计,内设排风扇,保证空气流通。地面防水、防滑,地漏位置合理,排水通畅。淋浴和盆浴分开设置,避免站在浴缸中淋浴。浴室配备浴凳并合理放置,可安装于墙壁,底部有支撑,凳面能锁死,方便折叠安放,也可以选择防滑材料压模成型的洗澡椅,坐面有孔便于排水。在浴缸边放置与浴缸等高的浴凳,便于出入浴缸时使用。浴缸靠背缓坡处理并内设台座及扶手。冷热水标识清楚,可选择恒温水龙头(恒温智能热水器)控制水温。水龙头开关宜为杠杆型或掀压式,容易接触的深度约 30cm,接触到水流的深度约 30cm(出水向外倾斜),吐水高度在 10cm 以上。站立时,洗漱台深度需要达到 60cm,舒适高度为80cm,可以减少腰部的负担,以及水不容易流向肘部而滴落。使用轮椅者洗漱台最低处不应低于 60cm,以供轮椅出入,使洗漱台下方拥有足够的空间避免碰撞膝关节和脚。可选择挂墙式智能马桶,高度约为 43cm,使用轮椅者约为 50cm,利于使用,易于清洁,节省空间。

7. 厨房　日常使用时应随时保证地面干燥,清除不必要的杂物,以免造成跌倒。保证有效采光和通风量,加强机械排风,保证油烟气味能及时散出。根据身高设计操作台高度,使用轮椅者根据腿部情况高度 +18cm,在 73~85cm 之间。台面的宽度与深度大于普通家用台面。炉灶不要过于靠近厨房的门和窗,以免火焰被风吹灭或行动时碰翻炊具。热水管采用隔热材质,以免发生烫伤。此外,伴有记忆力下降的失能老年人使用的炉灶应配备自动断火功能,或者使用电磁炉,安装瓦斯警报器、烟雾探测器、防干烧安全燃气灶等安全设备。

8. 客厅 选择窗户面积较大的向阳区域,空间布局合理。通道宽敞,入口处可提供鞋凳。茶几高度约 55cm,电视机距离坐席 200~300cm 左右,坐席区避免置于空调出风口处。家具摆放预留轮椅通行所需空间,避免过于封闭。

9. 餐厅 尽量避免与客厅混用,餐桌大小及高度可调节,适宜失能老年人使用。餐桌旁可设置餐柜,以便拿取物品。若条件允许可采用自然采光,增加就餐时的愉悦心情及进餐欲望。

(三)失能老年人居住环境适老设计

在失能老年人居住环境适老设计过程中除考虑上述基本设置外,还应注重功能状态缺失、无障碍及功能辅助等因素,提高其自我照护的能力,降低安全风险,更好地适应现有身体状态。轻度失能老年人自主活动能力有所下降,但活动意愿较为强烈。居住环境适老设计中除考虑活动的安全性以外,还须考虑其康复需求,应控制私密空间周围遮挡物的高度,保障空间内、外视线的通透,适当增设坐凳、树池等休息设施。中度失能老年人日常活动范围及类型受到一定制约,部分须借助辅助设施,加之自我情绪调节能力的下降,因此除环境改造外,舒缓该类老年人因失能产生的消极情绪亦是重点内容。可增设能促进各层级失能老年人集中活动的开放空间,尽可能提升日照范围,以保持良好的身心状态。重度失能老年人日常生活自主行为能力逐渐降低甚至丧失,日常活动通常部分或完全需他人协助,日常活动范围缩小,应尽可能鼓励其与他人交流。增加活动的空间,增加外出散心的机会,户外空间还应考虑照护者的随行照护空间,比如在开放、半开放空间旁进行局部拓展,设置便于看护失能老年人但又不会侵犯活动需求的辅助性空间。

三、社会环境的改善

社会支持是改善失能老年人社会环境的重要因素,是提升老年人心理健康与生活质量的有效手段。失能老年人及其家人、照护者应主动寻求他人、专业人员及社会的支持及帮助,使其感到温暖与关爱。帮助失能老年人适应现有角色,调整心态,鼓励其主动与家人、朋友等沟通或表达诉求。家人及照护者理性面对,与失能老年人有效沟通,避免盲目帮助,鼓励失能老年人外出活动、参与做家务,提高自我效能。

　　加强与其他家庭成员及亲朋好友合作，共同为失能老年人带来支持和帮助，满足失能老年人内心想要与外界融合的需求，使失能老年人感受到亲情的温馨，消除不良情绪。积极争取社会的帮助和支持，主动与社区、街道、残联等保持联系，积极参与社区的康复知识普及以及亲友培训活动，了解帮扶失能老年人的知识和技巧。使失能老年人充分利用社会资源，协助自我心理调节，减轻病态心理，积极地配合康复功能训练和治疗，提高日常生活能力。

（乔雨晨）

参考文献

1. 党俊武, 王莉莉. 老龄蓝皮书: 中国老龄产业发展报告 (2021—2022)[M]. 北京: 社会科学文献出版社, 2023.

2. 国家市场监督管理总局, 国家标准化管理委员会. 老年人能力评估规范 [EB/OL].(2022-12-30) [2023-09-11]. https://openstd. samr. gov. cn/bzgk/gb/newGbInfo？hcno=D8A0B4F27794EC73C5 11F1B948103256

3. PATRIZIO E, CALVANI R, MARZETTI E, et al. Physical functional assessment in older adults [J]. J Frailty Aging, 2021, 10 (2): 141-149.

4. DE MELO M L, HOTTA A J, GIUSTI ROSSI P, et al. Performance of an adapted version of the timed up-and-go test in people with cognitive impairments [J]. Journal of Motor Behavior, 2019, 51 (6): 647-654.

5. 中国老年保健医学研究会老龄健康服务与标准化分会, 北京老年医院, 北京市老年健康服务指导中心, 等. 医疗服务机构老年综合评估基本标准与服务规范 (试行)[J]. 中国老年保健医学, 2018, 16 (3): 3-10.

6. 中华人民共和国卫生部. 老年人跌倒干预技术指南 [EB/OL].(2011-09-06)[2023-09-11]. http:// cdcp. gd. cn/jkjy/jkzt/mxfcrxjbfz/content/post_3439370. html

7. 中华人民共和国民政部. 养老机构预防压疮服务规范 [EB/OL](2019-12-12)[2023-09-11]. https://www. mca. gov. cn/images3/www2017/file/201912/1577177463031. pdf

8. 杨培增, 范先群. 眼科学 [M]. 9 版. 北京: 人民卫生出版社, 2018.

9. 孙建萍, 张先庚. 老年护理学 [M]. 4 版. 北京: 人民卫生出版社, 2018.

10. 杨莘, 程云. 中华护理学会专科护士培训教材: 老年专科护理 [M]. 北京: 人民卫生出版社, 2019.

11. 席淑新, 赵佛容. 眼耳鼻咽喉口腔科护理学 [M]. 4 版. 北京: 人民卫生出版社, 2017.

12. 贾建平, 陈生弟. 神经病学 [M]. 8 版. 北京: 人民卫生出版社, 2018.

13. 尤黎明, 吴瑛. 内科护理学 [M]. 6 版. 北京: 人民卫生出版社, 2017.

14. 常红, 杨莘. 神经科常见症状与体征护理 [M]. 北京: 中国人口出版社, 2015.

15. 郑洁皎. 老年康复学 [M]. 北京: 人民卫生出版社, 2018.

16. 常红, 乔雨晨. 阿尔茨海默病居家照护指导手册 [M]. 北京: 人民卫生出版社, 2019.

17. 常红, 杨莘. 老年人居家照护指导手册 [M]. 北京: 人民卫生出版社, 2018.

18. JIA L, DU Y, CHU L, et al. Prevalence, risk factors, and management of dementia and mild cognitive impairment in adults aged 60 years or older in China: a cross-sectional study [J]. Lancet Public Health, 2020, 5 (12): e661-e671.

19. SUSKIND AM, VAITTINEN T, GIBSON W, et al. International Continence Society white paper on ethical considerations in older adults with urinary incontinence [J]. Neurourol Urodyn, 2022, 41 (1): 14-30.

20. 中华医学会, 中华医学会杂志社, 中华医学会消化病学分会, 等. 慢性便秘基层诊疗指南 (2019 年)[J]. 中华全科医师杂志, 2020, 19 (12): 1100-1107.

21. 张学军. 皮肤性病学 [M]. 8 版. 北京: 人民卫生出版社, 2013.

22. 老年慢性非癌痛诊疗共识编写专家组. 老年慢性非癌痛药物治疗中国专家共识 [J]. 中国疼痛医学杂志, 2016, 22 (5): 321-325.

23. 李小寒, 尚少梅. 基础护理学 [M]. 7 版. 北京: 人民卫生出版社, 2022.

24. 李乐之, 路潜. 外科护理学 [M]. 7 版. 北京: 人民卫生出版社, 2021.

25. 中华医学会糖尿病学分会. 胰岛素注射相关皮下脂肪增生防治中国专家共识 [J]. 中华糖尿病杂志, 2021, 13 (12): 1115-1122.

26. Wound, Ostomy and Continence Nurses Society, Guideline Development Task Force. WOCN Society clinical guideline: management of the adult patient with a fecal or urinary ostomy-an executive summary [J]. Wound Ostomy Continence Nurs, 2018, 45 (1): 50-58.

27. LI PK, CHOW KM, CHO Y, et al. ISPD peritonitis guideline recommendations: 2022 update on prevention and treatment [J]. Perit Dial Int, 2022, 42 (2): 110-153.

28. 陈香美. 腹膜透析标准操作规程 [M]. 北京: 人民军医出版社, 2010.

29. 金龙, 邹英华. 梗阻性黄疸经皮肝穿刺胆道引流及支架植入术专家共识 (2018)[J]. 临床肝胆病杂志, 2019, 35 (03): 504-508.

30. 中国老年保健医学研究会老年内分泌与代谢病分会, 中国毒理学会临床毒理专业委员会. 老年人多重用药安全管理专家共识 [J]. 中国糖尿病杂志, 2018, 26 (9): 705-717.

31. 葛均波, 徐永健, 王辰. 内科学 [M]. 9 版. 北京: 人民卫生出版社, 2018.

32. AL-KHATIB S M, STEVENSON W G, ACKERMAN M J, et al. 2017 AHA/ACC/HRS guideline for management of patients with ventricular arrhythmias and the prevention of sudden cardiac death: Executive summary: A Report of the American College of Cardiology/American Heart Association Task Force on Clinical Practice Guidelines and the Heart Rhythm Society. Heart Rhythm, 2018, 15 (10): e190-e252.

33. 中华心血管病杂志编辑委员会, 中国生物医学工程学会心律分会, 中国老年学和老年医学学会心血管病专业委员会, 等. 晕厥诊断与治疗中国专家共识 (2018)[J]. 中华心血管病杂志, 2019, 47 (2): 96-107.

34. 裴福兴, 陈安民. 骨科学 [M]. 2 版. 北京: 人民卫生出版社, 2016.

35. SAFARPOUR M, HOSSEINI S R, MOHAMADZADE M, et al. Predictors of incidence of fall in elderly women: asix-month cohort study [J]. Bull Emerg Trauma, 2018, 6 (3): 226-232.

36. CANO-DE-LA-CUERDA R, MOLERO-SÁNCHEZ A, CARRATALÁ-TEJADA M, et al. Theories and control models and motor learning: clinical applications in neuro-rehabilitation. Ne [J]. Neurologia, 2015, 30 (1): 32-41.

37. CASAUBON L K, BOULANGER J M, GLASSER E, et al. Canadian stroke best practice recommendations: acute inpatient stroke care guidelines, update 2015 [J]. Int J Stroke, 2016, 11 (2): 239-252.

38. 贾建平. 中国痴呆与认知障碍诊治指南 [M]. 2 版. 北京: 人民卫生出版社, 2016.

39. 陈晓春, 潘晓东. 神经科查体及常用量表速查手册 [M]. 北京: 化学工业出版社, 2013.

40. 认知训练中国专家共识写作组, 中国医师协会神经内科医师分会认知障碍疾病专业委员会. 认知训练中国专家共识 [J]. 中华医学杂志, 2019, 99 (1): 4-8.

41. 国家卫生计生委办公厅. 国家卫生计生委办公厅关于印发安宁疗护实践指南 (试行) 的 通 知: 国 卫 办 医 发〔2017〕5 号 [A/OL]. http://www. nhc. gov. cn/cms-search/xxgk/ getManuscriptXxgk. htm ? id=83797c0261a94781b158dbd76666b717.

42. 胡亦新, 余小平. 中国老年医疗照护: 技能篇 (常见疾病和老年综合征)[M]. 北京: 人民卫生 出版社, 2016.

43. WARREN H F, LOUIE B E, FARIVAR A S, et al. Manometric changesto the lower esophageal sphincter after magnetic sphincteraugmentation in patients with chronic gastroesophageal refluxdisease [J]. Ann Surg, 2017, 266 (1): 99-104.

44. NAKADA K, MATSUHASHI N, IWAKIRI K, et al. Development and validation of a simple and multifaceted instrument GER-TEST, for the clinical evaluation of gastroesophageal reflux and dyspeptic symptoms [J]. World J Gastroenterol, 2017, 23 (28): 5216-5228.

45. ANGER J, LEE U, ACKERMAN A L, et al. Recurrent uncomplicated urinary tract infections in women: AUA/CUA/SUFU guideline [J]. J Urol, 2019, 202 (2): 282-289.

46. 中华医学会糖尿病学分会, 国家基层糖尿病防治管理办公室. 国家基层糖尿病防治管理手册 (2019)[J]. 中华内科杂志, 2019, 58 (10): 713-735.

47. 李秋萍. 护患沟通技巧 [M]. 2 版. 北京: 科学出版社, 2018.